消化内科疾病诊疗与内镜治疗学

刘平平 等 主编

吉林科学技术出版社

图书在版编目（CIP）数据

消化内科疾病诊疗与内镜治疗学 / 刘平平等主编
. -- 长春 : 吉林科学技术出版社 , 2024.3
ISBN 978-7-5744-1096-1

Ⅰ . ①消 … Ⅱ . ①刘 … Ⅲ . ①消化系统疾病—内窥镜
—诊疗Ⅳ . ① R570.5

中国国家版本馆 CIP 数据核字 (2024) 第 059327 号

消化内科疾病诊疗与内镜治疗学

主　　编　刘平平　等
出 版 人　宛　霞
责任编辑　张　楠
封面设计　刘　雨
制　　版　刘　雨
幅面尺寸　185mm × 260mm
开　　本　16
字　　数　308 千字
印　　张　14.25
印　　数　1~1500 册
版　　次　2024 年 3 月第 1 版
印　　次　2024 年12月第 1 次印刷

出　　版　吉林科学技术出版社
发　　行　吉林科学技术出版社
地　　址　长春市福祉大路5788 号出版大厦A 座
邮　　编　130118
发行部电话/传真　0431-81629529 81629530 81629531
81629532 81629533 81629534
储运部电话　0431-86059116
编辑部电话　0431-81629510
印　　刷　廊坊市印艺阁数字科技有限公司

书　　号　ISBN 978-7-5744-1096-1
定　　价　84.00元

前 言

随着科学技术的迅速发展，消化系统疾病的诊断与治疗水平在不断提高，近年来提出了不少新的诊断手段与治疗方法；国内学者也撰写了不少学术水平较高的专著，对新知识、新理论的推广起到了重要作用。但在临床实践中，我们感到工作在临床第一线的广大医生需要一本既实用又能反映最新诊疗方法的案头参考书，因此通过参考各个方面之后编辑了本书。

本书简明实用，对病因及发病机制做了简要介绍，列出了临床实用的诊断依据与方法，重点介绍了治疗方法及最新进展。本书主要内容包括消化系统急诊、消化道感染、胃与食管疾病、肠道疾病、传染性肝炎、消化系统常见疾病的实验室检查与诊断和消化内镜治疗。

由于时间仓促，书中不足之处在所难免，恳请广大同道批评指正。

目 录

第一章　消化系统急诊

第一节　急性胰腺炎

急性胰腺炎（AP）是胰酶对胰腺组织自身消化导致的化学性炎症，常呈急性上腹痛，伴血清淀粉酶升高，轻者病程1周左右，预后良好；重症患者可发展为多器官功能障碍，病死率高达15%。

一、病因

（一）胆道疾病

胆石症、胆道感染等胆道疾病至今仍是急性胰腺炎的主要病因，当结石嵌顿在壶腹部、胆管炎、胆石移行时损伤Oddi括约肌等，将使胰液不能正常进入十二指肠，导致胰管内高压。胆囊结石伴发感染时，细菌毒素、炎症介质通过胆胰间淋巴管交通支扩散到胰腺。

（二）酒精

酒精可通过胆囊收缩素（CCK）介导，促进胰液分泌，大量胰液遇到相对狭窄的胰管，将增加胰管内压力。此外，过度饮酒还可使大量胰酶在腺泡细胞内提前活化，在胰腺内氧化过程中产生大量活性氧（ROS），继而激活NF-κB等炎症介质，引发急性胰腺炎。

（三）胰管阻塞

胰管结石、蛔虫、狭窄、肿瘤（壶腹周围癌、胰腺癌）可引起胰管阻塞和胰管内压升高。胰腺分裂症系胰腺导管的一种常见先天发育异常，即腹胰管和背胰管在发育过程中未能融合，其在人群中的发生率大概为10%。当副胰管经狭小的副乳头引流大部分胰腺的胰液时，引流不畅可导致胰管内高压。

（四）手术与创伤

腹腔手术、腹部钝挫伤等直接或间接损伤胰腺组织或导致胰腺微循环障碍，可引起急性胰腺炎。经内镜逆行胰胆管造影（ERCP）插管时导致的十二指肠乳头水肿、注射造影剂压力过高等也可引发急性胰腺炎。

（五）代谢障碍

高脂血症与急性胰腺炎有病因学关联，但确切机制尚不清楚。可能与脂球微栓影响微循环及胰酶分解甘油三酯致毒性脂肪酸损伤细胞有关。Ⅰ型高脂蛋白血症见于小儿或非肥胖非糖尿病青年，因严重高甘油三酯血症而反复发生急性胰腺炎。

甲状旁腺肿瘤、维生素 D 过多等所致的高钙血症可致胰管钙化、促进胰酶提前活化而引发急性胰腺炎。

（六）药物

可促发急性胰腺炎的药物有噻嗪类利尿药、硫唑嘌呤、糖皮质激素、磺胺类等，多发生在服药最初的 2 个月，与剂量无明确相关。

（七）感染

可继发于急性流行性腮腺炎、传染性单核细胞增多症、柯萨奇病毒、肺炎衣原体感染等，常随感染痊愈而自行缓解。

（八）其他

十二指肠球后穿透溃疡、邻近十二指肠乳头的肠憩室炎等炎症可直接波及胰腺。各种自身免疫性的血管炎、胰腺血管栓塞等血管疾病可影响胰腺血供。遗传性急性胰腺炎罕见，是一种有 80% 外显率的常染色体显性遗传病，其发病被认为是阳离子胰蛋白酶原基因突变导致。少数病因不明者，称为突发性急性胰腺炎。

二、发病机制

在上述病因作用下，胰管内高压及胰腺微循环障碍都可使胰腺腺泡细胞内的 Ca^{2+} 水平显著上升。细胞内钙的失衡，一方面使含有溶酶体酶的细胞器质膜脆性增加，增加胞内溶酶体与酶原颗粒融合；另一方面使消化酶原与溶酶体水解酶进入高尔基体后，出现“分选”错误；溶酶体在腺泡细胞内激活酶原，使大量胰酶提前活化，超过生理性的对抗能力，发生针对胰腺的自身消化。活化的胰酶、自身消化时释放的溶酶体水解酶及细胞内升高的水平均可激活多条炎症信号通路，导致炎症反应，其中核因子 -κB（NF-κB）被认为是炎症反应的枢纽分子，它的下游系列炎症介质，如肿瘤坏死因子 -α（TNF-α）、白介素 -1（IL-1）、花生四烯酸代谢产物（前列腺素、血小板活化因子）、活性氧等均可增加血管通透性，导致大量炎性渗出；促进小血管血栓形成，微循环障碍，胰腺出血、坏死。

三、病理

（一）急性水肿型

急性水肿型较多见，占 90% 以上。病变可累及部分或整个胰腺，以尾部为多见。胰腺肿大变硬，间质充血、水肿和炎细胞浸润是其组织学特点。

（二）急性出血坏死型

胰腺肿大变硬，腺泡及脂肪组织坏死以及血管坏死出血是急性出血坏死型的主要特点。肉眼可见胰腺内有灰白色或黄色斑块的脂肪组织坏死病变，出血严重者，则胰腺呈棕黑色并伴有新鲜出血。脂肪坏死可累及肠系膜、大网膜后组织等。常见静脉炎、淋巴管炎和血栓形成。

急性出血坏死型既可由急性水肿型发展而来，也可在发病开始即发生出血及坏死。急性出血坏死型胰腺炎的炎症易波及全身，故可有其他脏器，如小肠、肺、肝、肾等脏器的炎症病理改变；由于胰腺大量炎性渗出，常有腹水、胸腔积液等。

四、临床表现

临床上将急性胰腺炎分为下列两种类型：①轻症急性胰腺炎（MAP），具备急性胰腺炎的临床表现和生化改变，且无器官功能障碍和局部并发症。②重症急性胰腺炎（SAP），在 MAP 的基础上出现其他器官功能障碍甚至衰竭，病程 1 个月左右可出现局部并发症，如假性囊肿或胰腺脓肿。

（一）MAP 的症状及体征

腹痛为 MAP 的主要和首发症状，常在饮酒、脂餐后急性起病，多位于中上腹及左上腹，也可波及全腹，常较剧烈，部分患者腹痛向背部放射。多数患者病初伴有恶心、呕吐。可有轻度发热，中上腹压痛，肠鸣音减少。患者因呕吐、胰腺炎性渗出，可呈轻度脱水貌。

（二）SAP 的症状及体征

腹痛持续不缓解、腹胀逐渐加重，可陆续出现。

（三）后期并发症

1. 胰腺假性囊肿

重症急性胰腺炎胰腺内或胰周坏死、渗液积聚，包裹成囊肿，囊壁缺乏上皮，故称假性囊肿，多在重症急性胰腺炎病程进入第 4 周后出现。胰腺假性囊肿通常呈圆形或卵圆形，亦可呈不规则形，大小为 2 ～ 30cm，容量为 10 ～ 5 000mL。小囊肿可无症状，大囊肿可出现相应部位的压迫症状。一般当假性囊肿＜ 5cm 时，约半数患者可在 6 周内自行吸收。假性囊肿可以延伸至邻近的腹腔，如横结肠系膜，肾前、肾后间隙及后腹膜。

2. 胰腺脓肿

胰腺内或胰周的脓液积聚，外周为纤维囊壁。患者常有发热、腹痛、消瘦等营养不良症状。

3. 肝前区域性门静脉高压

胰腺假性囊肿压迫脾静脉或脾静脉栓塞导致胃底静脉曲张破裂出血。

五、辅助检查

（一）反映炎症及感染

1. 白细胞

总数增加，以中性粒细胞升高为主，常有核左移现象。

2. C 反应蛋白（CRP）

C 反应蛋白是一种能与肺炎球菌 C 多糖体反应形成复合物的急性时相反应蛋白。在各种急性炎症、组织损伤、细菌感染后数小时迅速升高。CRP 对急性胰腺炎诊断不具特异性，主要用于评估急性胰腺炎的严重程度。CRP 正常值＜ 10mg/L，当 CRP ＞ 150mg/L 时，提示重症急性胰腺炎。

（二）急性胰腺炎的重要血清标志物

1. 淀粉酶

淀粉酶主要由胰腺及唾液腺产生。急性胰腺炎时，血清淀粉酶于起病后 6 ～ 12h 开始升高，48h 开始下降，持续 3 ～ 5 天。血清淀粉酶超过正常值的 3 倍可诊断急性胰腺炎。胆石症、胆囊炎、消化性溃疡等急腹症时，血清淀粉酶一般不超过正常值的 3 倍。血清淀粉酶高低与病情程度无确切关联，部分重症急性胰腺炎血清淀粉酶可不升高。正常时约有 3% 淀粉酶通过肾脏排泄，急性胰腺炎时尿淀粉酶也可升高，但轻度的肾功能改变将会影响检测的准确性和特异性，故对临床诊断价值不大。当患者尿淀粉酶升高而血清淀粉酶不高时，应考虑其来源于唾液腺。此外，胰源性胸腔积液、腹腔积液、胰腺假性囊肿中的淀粉酶常明显升高。

2. 脂肪酶

血清脂肪酶于起病后 24 ～ 72h 开始升高，持续 7 ～ 10 天，对就诊较晚的患者有诊断价值，其敏感性和特异性均略优于血清淀粉酶。

（三）了解胰腺等脏器形态改变

腹部超声波是急性胰腺炎的常规初筛影像学检查，在没有肠胀气的条件下，可探及胰腺肿大及胰内、胰周回声异常。然而急性胰腺炎时，常有明显胃肠道积气，腹部超声波对胰腺形态学变化多不能作出准确判断。对于重症急性胰腺炎后期，腹部超声波也是胰腺假性囊肿、脓肿诊断和定位的重要方法。

腹部增强 CT 被认为是诊断急性胰腺炎的标准影像学方法。其主要作用有：①确定有无胰腺炎。②对胰腺炎进行分级。③诊断、定位胰腺假性囊肿或脓肿。

（四）了解有无胆道疾病作为急性胰腺炎的病因

诊断急性胰腺炎通常并不困难，搜寻原因有时却颇费周折。胆道结石是急性胰腺炎的首要病因，腹部超声波较易发现大的胆石，但对于作为胆源性急性胰腺炎第一位原因的小胆石（＜ 5mm）、胆泥或微胆石，腹部超声波的敏感性较差。临床上对于急性胰腺炎胆道疾病病因的搜寻，多以腹部超声波为常规初筛检查，若无阳性发现，应选择准确率较高的磁共振胰胆管成像（MRCP）。若仍为阴性，而临床高度怀疑胆道疾病，则应给以超声内镜（EUS）或 ERCP。内镜下 Oddi 括约肌切开术（EST）是检出胆泥或微胆石的金标准方法，集诊断与治疗于一体。

六、诊断

患者在入院后 18h 内应明确诊断，急性胰腺炎的诊断应包括下列内容。

（一）确诊急性胰腺炎

一般应具备：①急性、持续中上腹痛。②血清淀粉酶增高超过正常值 3 倍。③胰腺炎症的影像学改变。④排除其他急腹症。部分患者可不具备第②条。

（二）确定轻症抑或是重症

多数重症患者经历了不同时间的轻症阶段，因此，在起病 72h 内对轻症患者应密切观察病情变化，及时发现 SAP 的症状及体征，动态了解相关实验室检测数据及胰腺形态的改变。

出现下列任一情况，应考虑重症急性胰腺炎：①出现全身炎症反应综合征。②出现器官衰竭。③起病后 72h 的胰腺 CT 评分＞ 6 分。④ APACHE Ⅱ评分≥ 8，可被视为重症。

（三）寻找病因

住院期间应使大于 80% 患者的病因得以明确，尽早解除病因有助于防止病情向重症发展及避免日后复发。进食常作为诱因促发急性胰腺炎，潜在的病因需仔细排查。详细地了解病史对寻找病因甚为重要。胆道结石是急性胰腺炎的首要病因，若病史及体征高度提示胆源性急性胰腺炎，则应逐级采用腹部超声、MRCP、EUS、ERtT 甚至 EST 等使之明确。在应激状态下，血清甘油三酯常升高。当血清甘油三酯＞ 11mmol/L 时，可考虑为急性胰腺炎的病因。

（四）确定并发症

近期并发症包括腹膜炎、败血症、急性肝损伤、急性呼吸窘迫综合征（ARDS）、应激性溃疡、肾功能不全、胰性脑病等。后期并发症多在急性胰腺炎后 1 个月甚至更长时间得以诊断。

七、鉴别诊断

急性胰腺炎作为常见的急腹症之一，须与消化性溃疡、胆石症、急性肠梗阻、心肌梗死等相鉴别。鉴别时应抓住各疾病的特点，收集相关证据。

八、治疗

急性胰腺炎的治疗原则在于祛除潜在的病因和控制炎症。

MAP 经内科治疗后多在 5 ～ 7 天内康复。SAP 则需在内科治疗的基础上根据病情给予器官支持，后期并发症可通过内镜或外科手术治疗。如诊断为胆源性急性胰腺炎，宜在本次住院期间完成内镜治疗或在康复后择期行胆囊切除术，避免日后复发。

（一）内科治疗

1. 监护

由于急性胰腺炎患者病情变化较多，细致的监护对及时了解病情发展很重要。病程初期监测内容除体温、血压、呼吸、心率、意识等生命体征外，腹痛、腹胀、肠蠕动、腹膜炎体征、血氧饱和度、尿值、粪便、胃肠减压引流物、有无黄疸及皮肤瘀斑等均应逐日记录。入院初即应检测前述反映病理生理变化的实验室指标，以后根据病情决定复查的间隔时间。有心律失常者应给予心电监测。

对重症患者应给予肺、肾、循环、肝、肠等器官的功能支持，医院的重症监护室（ICU）可为此提供良好的条件。由训练有素、多学科组成的 SAP 专门治疗小组对患者选择最佳的多学科综合治疗至关重要。

2. 补液

补液是维持血容量、水、电解质平衡的主要措施。重症患者胰周有大量渗液集聚，如果心功能容许，在最初的 48h 静脉补液量及速度为 200 ～ 250mL/h。补液不充分被认为是胰腺炎向重症发展的重要原因之一。补液量及速度也可根据中心静脉压（CVP）进行调节。急性胰腺炎时常有明显腹胀、麻痹性肠梗阻，用股静脉插管测量的 CVP 可受腹腔压力异常升高，不能代表真正的 CVP，应予注意。重症患者还应根据病情补充白蛋白、血浆或血浆代用品，提高血浆胶渗压，才能有效维持脏器功能。

3. 吸氧

动脉氧饱和度宜大于 95%。

4. 镇痛

未控制的严重腹痛可加重循环不稳定。由于吗啡可增加 Oddi 括约肌压力，故临床常用哌替啶止痛，50 ～ 100mg/ 次，肌内注射。胆碱能受体拮抗药（如阿托品）可诱发或加重肠麻痹，也不宜使用。胃肠减压可在一定程度上减轻腹胀。

5. 预防和抗感染

胰腺感染是病情向重症发展，甚至死亡的另一个重要原因。导致胰腺感染的主要细菌来自肠道。预防坏死胰腺的感染可采取：

（1）为减少肠腔内细菌过生长，可采用导泻，促进肠蠕动和清洁肠道。导泻药物可选硫酸镁，每次口服 5 ～ 20g，同时饮水 100 ～ 400mL；也可用磷酸钠等洗肠液，中药（大黄、番泻叶）导泻在临床上也广为应用。在此基础上，口服抗生素（如诺氟沙星、多黏菌素等）清除肠腔内细菌。

（2）早期肠内营养，有利于维持肠黏膜屏障的完整，减少细菌移位。

（3）预防性全身给予抗生素（喹诺酮类或头孢类）。

当患者出现胰腺或全身感染，致病菌主要为革兰阴性菌和厌氧菌等肠道常驻菌，应选择喹诺酮类或头孢类抗生素，联合针对厌氧菌的甲硝唑。严重败血症或上述抗生素疗效欠佳时应使用亚胺培南等。要注意真菌感染的可能，可经验性应用抗真菌药。

6. 减少胰液分泌

旨在降低胰管内高压，减少胰腺的自身消化。常用措施如下。

（1）禁食、胃肠减压：食物和胃液是胰液分泌的天然刺激物，禁食和胃肠减压则有助于减少胰液分泌。

（2）抑制胃酸：可用 H_2 受体拮抗药或质子泵抑制药。

（3）生长抑素及其类似物：生长抑素是胃肠黏膜 D 细胞合成的 14 肽，它可抑制胰泌素和胆囊收缩素刺激的胰腺基础分泌，使基础胰液分泌减少，胰液、碳酸氢盐、胰蛋白酶产量明显减少。生长抑素 250 ～ 375μg/h 静脉滴注；生长抑素类似物奥曲肽 25 ～ 50μg/h 静脉滴注，MAP 一般持续静脉滴注 2 ～ 3 天，SAP 则用药时间约 1 周甚至更长。

7. 营养支持

轻症患者，只需短期禁食，通过静脉补液提供能量即可。重症患者在短期肠道功能恢复无望，为避免胰液分泌时，应先给予肠外营养。每日补充能量约 134kJ/（kg·d），肥胖者和女性减 10%。热氮比以 418.6kJ∶1g 或氨基酸 1.2g/（kg·d）为宜，根据血电解质水平补充钾、钠、氯、钙、镁、磷，注意补充水溶性维生素和脂溶性维生素，采用全营养混合液方式输注。

病情趋向缓解时，应尽早过渡到肠内营养。经口、胃或十二指肠给予的营养剂将促进胰酶和碳酸氢盐分泌，而经空肠者则不刺激胰液分泌。为此，初期肠内营养可借助内镜将鼻饲管置入空肠，并给予已充分消化的专用空肠营养剂。开放饮食从少量、无脂、低蛋白饮食开始，逐渐增加食量和蛋白质，直至恢复正常饮食。

（二）内镜治疗

对起因于胆总管结石性梗阻、急性化脓性胆管炎、胆源性败血症及胆道蛔虫的急性胰腺炎应尽早行 EST 等内镜治疗，取出胆道结石、蛔虫等，放置鼻胆管引流，胆道紧急减压，既有助于阻止急性胰腺炎病程，又可迅速控制感染。这种在 ERCP 基础上发展的内镜下微创治疗效果肯定，创伤小，可迅速缓解症状，改善预后，缩短病程，节省治疗费用，属于对因治疗，可避免急性胰腺炎复发。

适宜于内镜治疗的其他导致急性胰腺炎的病因包括华支睾吸虫病、胰管结石、慢性胰腺炎、胰管先天性狭窄、壶腹周围癌、胰腺癌、Oddi 括约肌功能障碍及胰腺分裂等。对重症急性胰腺炎的后期并发症，如胰腺假性囊肿和脓肿也可予以内镜治疗。

确定急性胰腺炎行 ERCP 治疗的指征，应根据不同影像学资料确定。

1. B 超、MRCP 或 EUS

发现胆总管结石、胆总管直径＞ 0.7cm 或胆囊切除术后胆总管直径＞ 0.8cm，胆道蛔虫，胰管扩张、扭曲、狭窄等，这些均为 ERCP 治疗的明确指征。

2. B 超阴性

血清甘油三酯＜ 11mmol/L，排除酒精、高钙血症、药物、病毒感染等因素，应行 MRCP 或 EUS。

3. MRCP/EUS 阴性

但有下列情况，应行 ERCP：

（1）TB 升高，DB ＞ 60%，ALT 升高，腹痛伴畏寒发热。

（2）复发性胰腺炎。

（3）胆囊切除术后，间歇发作性胆绞痛症状。

（4）曾有胆道手术史。

（5）胆囊小结石。

4. ERCP

发现胆总管微胆石、胆泥、Oddi 括约肌功能障碍、胰腺分裂、胰管狭窄、壶腹周围癌、胰腺癌，这些均为 ERCP 治疗的明确指征。

（三）外科治疗

多数急性胰腺炎不需要外科干预，即使是重症急性胰腺炎也应尽可能采用内科及内镜治疗。临床实践表明，重症急性胰腺炎时经历大的手术创伤将加重全身炎症反应，增加病死率。当重症患者内科及内镜治疗不能阻止胰腺进一步坏死时，可行经皮腹膜后穿刺引流，必要时以微创方式清除胰腺坏死组织。

与急性胰腺炎相关的主要手术治疗是胆囊切除术以解决病因。目前，胆囊切除术多采用腹腔镜完成。新近的临床研究认为，对于有 1 次急性胰腺炎发作史患者，有结石的胆囊即应切除；对轻中度胆囊结石相关急性胰腺炎，胆囊切除术应在本次胰腺炎恢复后 10 天左右实施，SAP 则应在恢复后 4 周左右施行；不及时切除，在 6 ～ 18 周内，有 25% ～ 30% 患者将再次发生急性胰腺炎。

微创治疗无效的胰腺假性囊肿、脓肿和脾静脉栓塞等并发症需要外科开腹手术治疗。

九、预后

轻症患者常在 1 周左右康复，不留后遗症。重症患者病死率约 15%，经积极抢救幸免于死亡的患者容易发生胰腺假性囊肿、脓肿和脾静脉栓塞等并发症，遗留不同程度胰腺功能不全。未去除病因的部分患者可经常复发急性胰腺炎，反复炎症及纤维化可演变为慢性胰腺炎。

十、预防

积极治疗胆胰疾病，适度饮酒及进食，部分患者需严格戒酒。

第二节　上消化道出血

人体的消化道以屈氏韧带（Treitz 韧带）为界分为上消化道与下消化道，其中上消化道包括口腔、咽部、食管、胃、十二指肠及上段空肠。上消化道出血是ICU常见病，患者既有可能因大出血收入ICU，也可能在ICU住院期间发生，所以是ICU医师必须认识与掌握的疾病。肝胆系统出血与胰腺出血也属于上消化道范畴。口腔与咽部出血概率较低，通常为局部损伤或全身疾病的局部表现，诊断及治疗上没有太多特殊之处，在此不予赘述。

常见的上消化道出血的病因包括以下4种

1. 上消化道病变

食管、胃及十二指肠病变，如消化性溃疡、肿瘤及胃十二指肠糜烂等。

2. 门静脉高压导致的相关病变

最常见的为食管胃底静脉曲张破裂，此外门静脉高压性胃病也可导致出血。

3. 上消化道邻近器官或组织病变

如胆道出血、胰腺疾病，主动脉瘤破入食管、胃或十二指肠，纵隔肿瘤或脓肿破入食管等。

4. 全身性疾病的局部表现

全身的血管性疾病或血液系统疾病均可表现为上消化道出血，此外某些特殊感染，如流行性出血热等也可有此临床表现。其中，最常见的出血原因依次为消化性溃疡、食管胃底静脉曲张破裂、急性糜烂出血性胃炎、胃部恶性肿瘤。在ICU收治患者中发生上消化道大出血的原因以应激性溃疡与食管胃底静脉曲张破裂占大多数，以下将特别阐述。

一、应激性溃疡

应激性溃疡是指在重大应激，例如严重烧伤、颅脑外伤、神经外科手术和其他中枢神经系统疾病、严重外伤或大手术、严重的内科疾病（如严重感染、各种原因导致的休克）等情况下在胃或十二指肠产生的急性溃疡。Goodman在1972年提出可将应激性溃疡分为四类：

（1）颅脑外伤和神经外科手术后发生的神经源性应激性溃疡，即通常所说的Cushing溃疡，其特点为深而具穿透性，偶尔整块局部胃肠壁完全溶解，易引起穿孔。

（2）严重烧伤后食管、胃底和十二指肠发生的Curling溃疡，多在烧伤后最初数天内发生，此时表现为急性多发性浅表性溃疡，位于胃底部，少数发生在烧伤的恢复期，通常位于十二指肠，多为慢性，穿孔概率小。

（3）大量或长期使用酒精、激素及非甾体抗炎药（如阿司匹林等）引起的急性胃黏膜病变，溃疡表浅，多发于胃底部，一般仅限于黏膜，不侵及肌层，愈合后不留瘢痕。

（4）大手术、休克、脓毒症等引起的胃黏膜糜烂，狭义的应激性溃疡就是这一类，临床上曾用名包括急性糜烂性胃炎、出血糜烂性胃炎等。

其病灶有四大特点：

（1）急性发生，通常能找到明确的应激病史。

（2）是多发型的。

（3）病变散布在胃体及胃底含壁细胞的泌酸部位，胃窦部甚为少见，仅在病情发展或恶化时才偶尔累及胃窦部。

（4）一般不伴高胃酸分泌。

（一）发病机制

应激性溃疡是胃黏膜细胞被胃酸和胃蛋白酶消化破坏而引起的。胃黏膜在正常情况下因为胃黏膜上皮细胞的正常代谢和不断更新而维持屏障功能完整。在休克等应激情况下患者都有不同程度的低灌注和微循环障碍，胃黏膜缺血缺氧，细胞功能障碍，发生自溶、破坏、死亡。同时由于能量不足，DNA 合成受影响，细胞无法再生，坏死的细胞没有再生细胞来替换更新，形成溃疡。胃黏膜细胞的能量（糖原）储备很少而代谢率较高，比其他脏器（如肝、肌肉等）更加容易因缺血而影响代谢。胃黏膜上皮细胞中以胃底的上皮细胞代谢率为最高，这可以解释为何应激性溃疡多发生在胃底。造成应激性溃疡的可能原因如下。

1. 黏膜缺血

严重而持久的应激导致的强烈交感神经兴奋和循环儿茶酚胺水平的增高，胃黏膜血管痉挛收缩，血流量减少，可使胃十二指肠黏膜下层的动静脉短路开放。此时，正常应流经胃、十二指肠黏膜毛细血管床的血液便分流至黏膜下层动静脉短路而不再流经黏膜。那么，在严重应激期间黏膜就会发生缺血，可持续数小时甚至数天，最终造成缺血性改变并发生黏膜坏死，从而形成应激性溃疡。此时，胃酸和胃蛋白酶的消化作用可以加速应激性溃疡的形成，缺血的胃及十二指肠黏膜较正常黏膜更易被盐酸和胃蛋白酶消化。

2. 急性血栓形成

严重疾病或应激状态下弥散性血管内凝血可引起胃黏膜血管内急性血栓形成，加重局部缺血性坏死。

（二）临床表现

应激性溃疡如无症状，临床不易诊断而被忽视，其实际发生比例相当高，对严重创伤、大面积烧伤、严重感染或休克的患者进行胃镜检查，绝大多数可发现胃黏膜出血、糜烂的改变，甚至有报道其发生率可高达100%。临床上有明显消化道出血者仅占 5% ～ 10%，大量出血占 2% ～ 5%，说明病灶穿透黏膜肌层。应激性溃疡的主要临床表现有以下特点：

（1）无明显的前驱症状（如胃痛、反酸等），主要临床表现为上消化道出血。出血根据出血量的大小以及出血的速度可能表现为胃管引流出咖啡色胃液或鲜血，乃至失血性休克。对无明显出血的患者，胃液或粪便潜血试验阳性、不明原因血红蛋白浓度降低多于 20g/L，应考虑有应激性溃疡伴出血的可能。

（2）出血一般发生在应激情况开始后 5 ～ 10 天。出血时不伴疼痛。出血是间歇性的，有时可能间隔数天。另外，由于病灶分批出现，可同时有愈合中的陈旧病灶和正在形成的新病灶。

（3）多数患者没有典型的腹痛症状，仅表现为中上腹隐痛不适或有触痛。严重的应激性溃疡发生穿孔后方表现为明显腹痛，急性穿孔患者表现为骤发性剧烈腹痛，性质为刀割样，呈持续性或阵发性加重。疼痛初始位于上腹部或剑突下，很快波及全腹，但仍以上腹部为重，有时伴有肩背部放射。此时，患者查体可发现比较典型的腹膜炎体征，影像学检查或诊断性腹腔穿刺可以协助诊断。

（4）应激性溃疡多发生在疾病的第 2 天到第 2 周，发生时间跟应激或疾病的严重程度有一定关系。

（三）诊断

当患者具备急性重大应激的病史，就应警惕应激性溃疡的发生。尤其当患者胃肠减压引流液呈咖啡色或血性，或引流物及大便潜血试验阳性时高度怀疑有应激性溃疡伴出血。确立诊断应首选急诊内镜检查，其内镜下特征是胃体胃窦黏膜充血、水肿，点片状糜烂、深浅不一的多发性溃疡，溃疡面与糜烂处有新鲜出血或凝块，边缘整齐。溃疡深度可至黏膜下、固有肌层及浆膜层，但一般溃疡愈合后不留瘢痕；病变以胃体部最多，也可见于食管、十二指肠及空肠。

（四）治疗

应激性溃疡发生大出血是临床急症之一，需积极治疗。由于患者全身情况差，多合并器官功能不全，难以耐受手术，加之术后再出血发生率高所以一般先用内科治疗，无效时才考虑外科治疗。内科治疗的方法包括以下几个方面。

1. 安置胃管

留置胃管的主要目的是了解出血情况以便下一步治疗选择；可持续吸引防止胃急性扩张；能部分清除胃内胃酸和积血；便于局部用药。

2. 局部用药

可采用冰盐水或血管收缩剂洗胃，冰盐水灌洗（每次 60mL，每半小时到 1h 可重复一次）或血管收缩剂（去甲肾上腺素 8mg 放在 100mL 生理盐水中）分次灌洗，均可使黏膜血管收缩达到止血目的。也可使用促凝药物，如凝血酶或云南白药等溶解后经胃管注入止血。此外还可采用氢氧化铝凝胶 20mL，一天 3 ～ 4 次管喂保护胃黏膜，促进止血。

3. 药物治疗

最常用的药物是制酸剂，即抑制胃酸分泌药。由于胃酸及胃蛋白酶会干扰内、外源性凝血过程，抑制血小板因子Ⅲ的活性及血小板聚集，并可破坏血凝块，所以治疗上会采用 H_2 受体拮抗剂或质子泵抑制剂来抑制胃酸分泌，快速提高胃内 pH。由于质子泵抑制剂制酸效果迅速而确切，维持 pH ＞ 6.0 的能力可靠，所以临床上常用奥美拉唑、埃索美拉唑或泮托拉唑等。制酸剂既有预防应激性溃疡发生的作用，也有治疗作用。一般预防剂量为 40mg，一天两次；而治疗剂量，以奥美拉唑为例，可采用“80+8”的用法，即对于溃疡大出血的患者先予 80mg 静脉推注，再以 8mg/h 静脉持续泵入，可迅速确切地达到治疗所需胃内 pH 要求。另外还可予生长抑素，既可以抑制胃酸分泌及胃蛋白酶、促胃液素的释放，又可显著减少内脏血流。用药方式为开始先静推 250μg（3 ～ 5min 内），继以 25μg/h 静脉滴注（6mg/d），止血后应连续注射药 48 ～ 72h。

4. 行选择性动脉插管

经胃左动脉内持续泵注垂体后叶激素 0.2U/min，出血停止后逐渐减量。

5. 手术治疗

仅 10% 应激性溃疡出血患者需手术治疗。手术的指征为难以控制的大出血，迅速发生失血性休克，经快速输血而血压仍不能维持；或反复出血，24 ～ 48h 输血量超过 2 000mL。在一般情况下采用降胃酸、切除部分黏膜的手术或胃血管的断流术。对于术后再出血的患者应尽早再次手术，最好采用全胃切除术等止血效果可靠的手术，因为这类患者很难耐受反复手术打击。

6. 重症治疗

短时间内大量出血可能导致失血性休克，临床表现可见心率增快、血压降低、口唇黏膜苍白、肢端湿冷苍白、少尿甚至无尿、意识状态变差等。胃管引流液往往为鲜红或黯红色，当胃管被血凝块阻塞时引流液可突然减少。实验室检查能发现血蛋白降低、乳酸增高。需加强监护。除无创血流动力学监测外，若患者血管条件差或循环极不稳定可建立深静脉置管测压，指导液体治疗及血管活性药物应用，按照低容量性休克处理原则进行液体复苏，注意维持患者平均动脉压在 8.0 ～ 9.3kPa 即可。液体复苏所用液体以晶体为主，若需短时间内快速提高灌注可用人工胶体或清蛋白溶液。局部及全身止血措施如前所述，必要时请相关专科，消化科或胃肠外科会诊。

（五）预防

重症应激时患者发生应激性溃疡的可能性极大，所以对于这类患者应提高警惕，及时处理。首先控制导致应激的原发疾病最为重要，其他处理包括保证充足循环血容量，纠正循环障碍，改善组织灌注；保证通气，给氧；抗生素预防感染等。应激性溃疡患者的胃酸虽不一定有过度分泌，但胃酸是产生应激性溃疡的必要条件，所以对严重应激时的患者应留置胃管：一是持续吸引酸性胃内容物保持胃内 pH 不致明显下降；二是防止因胃潴留及扩张而加重胃壁缺血；三是可随时观察胃内容物的性状及颜色，早期发现出血征象。预防性使用制酸剂：静脉注射 H_2 受体拮抗剂或质子泵抑制剂，常用药物包括奥美拉唑、埃索美拉唑等。可使用抗酸药（氢氧化铝）管喂中和胃酸。急性期患者，尤其是活动性出血期患者暂禁食，应激情况解除后可进温冷软食或流食。

根据 ASHP 指南，具有以下一项以上高危因素患者即应采取预防措施：

（1）呼吸衰竭。

（2）凝血机制障碍，1 年内有消化性溃疡或上消化道出血病史。

（3）烧伤面积＞ 35%。

（4）器官移植，部分肝切除。

（5）多发性创伤。

（6）肝肾功能不全。

（7）脊髓损伤。

具有以下两项以上危险因素患者也应采取预防措施：

（1）败血症。

（2）ICU 住院时间＞ 1 周。

（3）潜血阳性持续时间＞ 6d。

（4）应用大剂量糖皮质激素（相当于 250mg/d 以上氢化可的松）。

二、食管胃底静脉曲张破裂

食管胃底静脉曲张是门静脉高压症的主要临床表现之一，在肝硬化的患者中，30% ～ 70% 有食管静脉曲张；门静脉高压患者发生上消化道出血最常见的病因是静脉曲张破裂，其比例高达 50% 左右。一旦发生静脉曲张破裂，患者预后不良，首次出血病死率可达 40% ～ 84%，即使幸存，5 年生存率也很低。

（一）发病机制

门静脉高压定义为肝静脉－门静脉压力梯度（HVPG）＞ 0.679kPa，其发生机制是肝硬化高动力循环状态时，体循环血管扩张引起内脏血流增加或肝内及门脉侧支血管阻力增加。

各种原因导致的门静脉高压症的直接后果是门静脉与体循环之间侧支循环的建立和开放，食管胃底静脉曲张就是其中临床意义特别重要的侧支循环。曲张静脉中的压力受门脉压直接影响，当门脉压力增高时，曲张静脉渐渐半径增大，管壁变薄，而当周围组织的支撑作用因炎症、糜烂等因素受损时，就容易发生破裂。静脉曲张破裂的危险性与血管壁张力密切相关。根据修订的 Laplace 定律，曲张静脉壁的张力（T）= 曲张静脉跨壁压（TP）× 血管半径(l) / 管壁厚度（w），其中 TP= 曲张静脉腔内压（TP_1）－食管腔内压（TP_2）。门静脉高压时门脉侧支血流增加造成曲张静脉腔内压（TP_1）增加，进而导致曲张静脉扩张及血管壁变薄，直至管壁张力超过曲张静脉所能承受的压力，难以进一步扩张而破裂出血。一般来说，只要 HVPG 低于 1.6kPa，曲张的静脉就不会发生破裂出血。其他导致食管胃底静脉破裂出血的发病机制还有：胸腔负压使该处静脉回流血量增加；胃内酸性物质反流侵蚀食管黏膜以及进食粗硬食物等机械因素。

（二）临床表现

门静脉高压患者一般有以下三个方面的临床表现。

1. 原发病的症状

90% 以上门脉高压因肝硬化引起，而肝硬化患者典型临床表现包括疲倦、乏力、食欲减退、消瘦，皮肤晦暗，皮下或黏膜出血点，蜘蛛痣、肝掌及内分泌紊乱表现，如性功能低下、月经不调、男性乳房发育等。

2. 门静脉高压的症状

胸腔积液、水肿、腹壁静脉曲张、痔静脉曲张及脾大等。

3. 出血症状

牙龈、皮下及黏膜出血是常见症状。而一旦发生静脉曲张破裂则会有典型上消化道大出血的症状。

呕血和黑便是上消化道大出血的典型临床表现，食管胃底静脉曲张破裂出血也不例外。出血量若不大，呕血可不明显，由于胃酸将血红蛋白转化成正铁血红蛋白，呕出的可以是咖啡色胃液；但因为曲张静脉管壁薄，周围组织支撑作用弱，所以出血量常常非常大。呕血常呈鲜红或黯红色，有血凝块，患者在短期内即可出现失血性休克的临床表现，如心律不全、血压降低、肢端湿冷、烦躁不安、神志不清、尿少等。此外患者的蜘蛛痣和肝掌可暂时消失，脾脏缩小，而进行容量复苏后又可复原。由于患者常并发肝脏功能不全，因此在大出血后易出现肝功能恶化，症状为黄疸、胸腔积液增加，甚至肝肾综合征等；由于血液中尿素氮增高，称为肠源性氮质血症；脑灌注不足以及血氨增高，易诱发肝性脑病。

（三）诊断

结合患者肝硬化或其他肝脏疾病的病史，曾接受输血或血液制品，有血吸虫病史或接触史，长期酗酒，腹部外伤或手术史等，一旦出现上消化道大出血时应首先考虑食管胃底曲张静脉破裂出血。诊断首选急诊胃镜检查，但正在出血时，涌出的血液常会遮盖病灶，难以看清；而出血停止后检查又看不到活动性出血的病灶，所以检查时机的选择目前尚无统一标准，一般主张在出血 48h 内行胃镜检查。血管多普勒超声可以显示较大的曲张静脉，可作为胃镜检查的候选检查，其他还有食管和胃的钡餐造影。当患者不能耐受内镜或内镜检查失败时，还可考虑做血管造影，可检出的最小出血速度为 0.5mL/min。少量出血者（速度 0.1mL/min）适宜行核素扫描。

评估静脉曲张的部位和大小，即将出血、首次急性出血或者再出血的征象，以及原发肝病的病因和严重程度也是诊断过程中需注意的。

（四）治疗

食管胃底静脉曲张破裂出血一般表明门静脉高压的存在，所以对基础肝病的治疗也是治疗重点。一般治疗包括充分卧床休息，高蛋白质、高糖、低脂以及富含维生素的食物，蛋白质需要量按 1.5 ～ 2g/（kg·d）供给，但当有肝性脑病前兆时需降低含氮物质摄入量。忌粗糙坚硬及乙醇。可适当使用免疫增强制剂如丙种球蛋白等。使用保肝药物要注意长期治疗中的药物不良反应，以免加剧肝损害。

在食管胃底曲张静脉破裂出血时，控制出血的一线治疗是药物，在急性出血停止及患者情况相对稳定时（一般 24 ～ 48h）应做急诊内镜明确诊断，了解静脉曲张的程度与部位。门静脉高压药物治疗的目的是通过降低门脉压力达到预防和控制食管胃底静脉曲张破裂出血。药物治疗所期望的血流动力学反应结果是 HVPG 在原基础水平降低 20% 以上或降至 1.6kPa 以下。一旦内镜治疗失败或为胃底曲张静脉破裂出血，可根据患者肝功能情况决定手术还是 TIPS 行急诊减压。预防再出血的一线治疗仍为内镜治疗和药物治疗。终末期肝硬化患者反复出血可考虑肝移植。

1. 药物治疗

预防和治疗食管胃底曲张静脉破裂出血的药物可以分为以下几类：第一类是缩血管药物，如垂体加压素、特利加压素、生长抑素以及 β 受体阻滞剂，其作用为直接或间接地收缩内脏血管，减少门静脉血流，降低门静脉压力；第二类是血管扩张剂，如硝酸盐类、哌唑嗪、可乐定等，通过扩张肝内和侧支血管，降低门静脉阻力，还可通过刺激压力感受器，反射性地收缩内脏血管，减少门静脉侧支血流降低门静脉压力；第三类药物如利尿剂，通过降低循环血容量达到降低门静脉压力作用。以上药物最终目的都是降低门静脉压力。以下把几种常用药物做一介绍。

（1）血管升压素：血管升压素作用是使动脉平滑肌收缩，引起门脉血流阻力增加，减少门脉血流，从而降低门脉压力。用法是以 0.4U/min 速度持续静脉泵入或静脉滴注，不超过 12h；出血停止后减量（0.2U/min）泵入或滴注 24h。常与硝酸甘油（舌下含服或静脉滴注）同用以减少并发症的发生和提高控制出血的疗效。

（2）特利加压素：特利加压素是一种合成的长效加压素，其降低门脉压、减少侧支血流及曲张静脉压的作用均十分稳定，不良反应少。推荐剂量为 1 ～ 2mg 静脉注射，4 ～ 6h 1 次，出血控制后可半量使用。特利加压素与硝酸甘油合用可降低病死率，是目前唯一证实有改善生存率作用的控制急性出血药物。

（3）生长抑素及其类似物：生长抑素通过对扩血管激素（胰高血糖素等）的抑制作用导致内脏血管收缩，从而降低门脉和侧支压力；并通过提高下食管括约肌张力而减少曲张静脉血流，降低曲张静脉压力。人工合成的生长抑素（施他宁）用法为：首剂 25μg 静脉推注后，以 250μg/h 持续静脉滴注 72h，如发生再出血，可再次给予静脉推注。

（4）非选择性 β 受体阻滞剂：如普萘洛尔引起心排量减少，内脏小动脉收缩，门静脉血流减少，从而降低门静脉压力。同时它对门静脉侧支循环有特异性作用，可降低静脉血流。长期使用 β 受体阻滞剂可预防出血。晚期肝硬化或心率过慢（＜ 60 次 /min）的患者，有心力衰竭、支气管哮喘、不稳定性糖尿病的患者禁用。普萘洛尔常用剂量 20 ～ 30mg，每日 2 次或每日 3 次，逐渐可增量至 80 ～ 100mg，每日 2 次或 3 次。

对急性曲张静脉破裂出血的处理首选垂体后叶激素或特利加压素与硝酸甘油（舌下或静脉滴注）联合应用，硝酸甘油用量以维持收缩压不低于 12.0kPa 以上为宜；生长抑素或奥曲肽（100mg 静脉注射以后 20 ～ 50mg/h 滴注）；止血药：维生素 K、卡巴克洛（安络血）、6- 氨基己酸、氨甲苯酸（止血芳酸）、凝血酶、云南白药等全身或局部使用，巴曲酶（立止血 1kU 静脉及肌内注射，可连用 2 ～ 3 天。利尿剂可以通过降低血容量，引起反射性内脏血管收缩降低内脏动脉血流而降低门静脉压力和奇静脉血流。

即使在病情早期已经成功治疗，食管胃底静脉曲张破裂再出血发生率仍高达70%，因此预防再出血具有重要意义。硬化剂治疗、皮圈结扎术、非选择性β受体阻滞剂及长效硝酸盐制剂均能降低再出血发生率，可根据患者病情选择。

2. 食管胃底曲张静脉破裂压迫止血

采用三腔双囊管压迫止血是一暂时止血办法，总止血率在40%～60%，再出血率6%～60%，不能改善预后，且有诸多并发症。仅用于经积极治疗后仍有出血，为争取时间准备手术的患者。

3. 食管胃底曲张静脉破裂出血内镜治疗

近年来的经验提示内镜下套扎（橡皮圈或尼龙线）加小剂量硬化剂的疗效优于单纯使用硬化剂，而且不良反应小。硬化治疗对食管静脉曲张破裂出血效果好于胃底静脉曲张，甚至胃底静脉曲张也可能是硬化剂注射的后遗症之一。

4. 食管胃底曲张静脉破裂出血介入治疗。

（1）经皮经肝门静脉栓塞术。

（2）经皮经股动脉脾动脉栓塞术。

（3）经颈静脉肝内门体分流手术（TIPS手术）：TIPS手术是20世纪80年代末发展起来的一种介入放射学技术，已经广泛用于防治门静脉高压及其并发症。目前关于TIPS的适应证较为一致的意见是：肝移植患者在等待供体期间发生食管胃底静脉曲张破裂大出血，经内镜下注射硬化剂无效者；食管胃底静脉反复出血，经内科及内镜治疗无效以及由于胃十二指肠静脉曲张、回肠或结肠道口附近静脉曲张引起的出血，又不宜进行外科分流者；外科分流术后通道阻塞者；手术风险极大的急诊食管胃底曲张静脉破裂大出血。禁忌证是：凝血功能异常，经内科治疗难以纠正者；肝功衰竭、肝性脑病；心、肺、肾衰竭；感染、败血症；大量胸腔积液。

5. 食管胃底曲张静脉破裂出血手术治疗

（1）肝移植：在国外已作为常规手段治疗终末期肝硬化患者，适用于并发门静脉高压通过药物及内镜治疗仍有反复食管胃底曲张静脉破裂出血的患者，移植后可使门静脉压力恢复正常。但在我国作为常规手段还有一定困难。

（2）门体分流术：分流手术后门静脉压力降低，从而可防止胃食管静脉再次破裂出血。但分流后由于肝血供减少以及门体分流，故肝性脑病发病率明显上升。

（3）门体断流术：通过手术阻滞门静脉与体静脉之间的循环，以达到治疗出血的目的。与分流术相比，门体断流术操作简单易行，由于不降低门静脉压力，可保证肝脏的门静脉血供不易出现术后肝损及肝性脑病，但是术后再出血发生率较高。

6. 重症治疗

食管胃底曲张静脉破裂出血常导致短时间内大量出血，进而发生失血性休克。治疗要点首先要保护患者气道，尤其是无人工气道的患者需注意头侧向一边，相对头低位，若意识状态或呼吸状态欠佳应积极建立人工气道。监测及循环支持治疗同前节所述。

第三节　胆囊炎和胆石症

一、胆道解剖学

（一）胆囊

胆囊是呈梨形的囊状器官，长 8 ～ 12cm，容量为 40 ～ 60mL，可储存和浓缩胆汁。它借疏松结缔组织附着于肝脏表面的胆囊窝内，故可与肝一起随呼吸上下移动，特别是当胆囊病态增大时，体格检查容易发现这种现象。

胆囊分底、体、颈三部分，底稍突出于肝下缘，其体表投影相当于右锁骨中线或右腹直肌外缘与右肋弓的交点处。体部位于底与颈之间，伸缩性较大。颈部弯曲且细，位置较深，其起始部膨大，称 Hartmann 袋，胆囊结石常滞留于此。

胆囊上为肝脏，下为横结肠及十二指肠，左为胃幽门部，前为腹前壁。胆囊的形态变异并不多见，偶有双胆囊、系膜胆囊、中隔胆囊、憩室胆囊以及肝内胆囊等。此外，还有胆囊阙如或在胆囊颈部只有一指甲大的厚壁囊状结构的情况。

胆囊管长 2 ～ 3cm，直径约 0.3cm。一端连于胆囊颈，另一端多呈锐角汇入肝总管右侧壁，并向下延续为胆总管。

（二）肝管、肝总管及胆总管

1. 肝内胆管、肝管

肝内胆管起自毛细胆管，继而汇集成小叶间胆管，肝段、肝叶胆管及肝内部分的左、右肝管。肝内胆管和肝内肝动脉、肝门静脉及其各级分支的分布和走行大体一致，三者同为一结缔组织鞘（Glisson 鞘）所包裹。左、右胆管为一级支，左内叶、左外叶、右前叶、右后叶胆管为二级支，各肝段胆管为三级支。

2. 左、右肝管和肝总管

左、右肝管出肝后，在肝门部汇合形成肝总管。左肝管较为细长，长 2.5 ～ 4cm，全程位于肝门横沟内，与肝总管间呈 90° 夹角；右肝管较粗短，长 1 ～ 3cm，与肝总管间呈约 150° 夹角。肝总管直径为 0.4 ～ 0.6cm，长 2 ～ 4cm，位于肝十二指肠韧带中，其下端与胆囊管汇合形成胆总管。有时肝总管前方有肝固有动脉发出的肝右动脉或胆囊动脉越过，胆道手术时应予注意。

3. 胆总管

肝总管与胆囊管汇合形成胆总管。胆总管长 7 ～ 9cm，直径 0.6 ～ 0.8cm。若直径超过 1cm，应视为病理情况。根据其行程和毗邻关系，胆总管分为四段。

（1）十二指肠上段：始于肝总管与胆囊管汇合处，止于十二指肠上缘。此段经网膜孔前方，肝十二指肠韧带右缘下行，肝动脉位于其左侧，门静脉位于两者后方。胆总管探查、取石及引流手术多在此段进行。

（2）十二指肠后段：行经十二指肠第一段后方。其后方为下腔静脉，左侧有门静脉和胃十二指肠动脉。

（3）胰腺段：在胰头后方的胆管沟内或实质内下行。

（4）十二指肠壁内段：胰腺段胆总管下行至十二指肠降部中段后，斜行进入肠管后内侧壁，长 1.5 ～ 2cm。85% ～ 90% 的入胆总管与主胰管在肠壁内汇合形成一共同通道，并膨大形成胆胰壶腹，亦称乏特壶腹。壶腹周围有括约肌（称 Oddi 括约肌）使十二指肠黏膜隆起形成皱襞。壶腹末端通常开口于十二指肠降部下 1/3 或中 1/3 处的十二指肠大乳头。另有 15% ～ 20% 的胆总管与主胰管分别开口于十二指肠。Oddi 括约肌主要包括胆管括约肌、胰管括约肌和壶腹括约肌，它具有控制和调节胆总管和胰管的排放，以及防止十二指肠内容物反流的重要作用。

二、急性胆囊炎

急性胆囊炎是胆囊的急性炎症性病变，通常由胆囊结石引起，占 90% ～ 95%。其他原因尚有局部缺血、化学损伤，以及细菌、原虫、寄生虫等感染、胶原病、过敏反应等。急性胆囊炎是一种常见的外科急腹症，在腹痛患者中 3% ～ 10% 为急性胆囊炎，发病率仅次于急性阑尾炎，居第 2 位。

（一）病因

1. 胆囊管梗阻、胆汁排出受阻

其中 80% 是由胆囊结石引起的，尤其小结石易嵌顿在胆囊颈部引起梗阻。其他原因有胆囊管扭转、狭窄等。梗阻后胆汁排出受阻，使胆汁滞留、浓缩，受压的局部黏膜释放炎症因子，包括溶血卵磷脂、磷脂酶 A 及前列腺素等，引起急性腹痛。

2. 细菌感染

致病菌可通过胆道逆行侵入胆囊，也可经血液循环或淋巴途径入侵。致病菌主要为革兰阴性杆菌、厌氧菌等。并且，一旦胆囊管梗阻或胆囊内胆汁排出不畅时，胆囊的内环境则更有利于细菌繁殖和生长。

（二）病理

急性胆囊炎病理上主要症状为黏膜充血水肿，上皮细胞变性、坏死脱落，管壁内不同程度的中性粒细胞浸润。常表现为卡他性胆囊炎，病变继续发展可成为蜂窝织炎性胆囊炎，浆膜面常有纤维素和脓性渗出物覆盖。如胆囊管阻塞，可引起胆囊积脓、痉挛、水肿、阻塞以及淤胆等，导致胆囊壁的血液循环障碍，可发生坏疽性胆囊炎，甚至发生穿孔，引起胆汁性腹膜炎。

（三）临床表现

1. 症状

（1）腹痛：突发右上腹阵发性绞痛是本病的典型症状。多在进食油腻食物后突然发作。早期腹痛可发生于中上腹部，后转为右上腹疼痛。疼痛常呈持续性、膨胀样或绞痛性，可放射至右肩部、肩胛部和背部。呼吸和改变体位常常能使疼痛加重，因此患者多喜欢右侧静卧，以减轻腹痛。部分患者，特别是急性非结石性胆囊炎，起病时可能没有明显的胆绞痛，而是为上腹部及右上腹部持续性疼痛。由于老年人对疼痛的敏感性降低，可无剧烈腹痛，甚至可无腹痛的症状。

（2）恶心和呕吐：患者常伴恶心、呕吐、厌食等消化道症状，可引起电解质紊乱。严重时可呕吐胆汁，呕吐后腹痛不缓解。

（3）发热：大多数患者伴有38℃左右的发热，通常无畏寒。当发生化脓性胆囊炎时可有寒战、高热、谵妄等。

2. 体征

右上腹可有不同程度、不同范围的压痛、反跳痛及肌紧张。莫菲（Murphy）征阳性，是急性胆囊炎的特征性症状。Murphy 征阳性的特异性为79% ～ 80%。有时由于病程较长，肿大的胆囊被大网膜包裹，在右上腹部可触及边界不清楚的炎性肿块。另外，部分患者可出现黄疸症状。

（四）辅助检查

1. 实验室检查

对于急性胆囊炎目前尚没有特异性的血液检测指标。白细胞计数和 C 反应蛋白有助于证实炎症的存在。此时，C 反应蛋白及白细胞计数增高，白细胞计数为（10 ～ 15）$\times 10^9$/L，分类见中性粒细胞增高。严重感染时，白细胞计数可达 20×10^9/L。血小板计数、BUN、血肌酐、胆红素，以及 PT 值也可用来评估疾病的严重程度。并发胰腺炎时还可出现血清淀粉酶增高。

2. 影像学检查

（1）腹部 B 超：可发现胆囊增大、囊壁增厚水肿，呈现“双边”征，以及胆囊内结石光团。此法简便易行，无论操作者是专门技术人员还是急诊医师都能获得满意证据，故对于所有怀疑急性胆道感染的患者均应行腹部超声检查。

（2）腹部 X 射线片：在少数患者胆囊区可见结石影，并发气肿性胆囊炎时可见胆囊壁及胆囊周围有积气。

（3）胆道造影：急性胆囊炎一般均有胆囊管梗阻。如果胆管显影而胆囊不显影支持急性胆囊炎的诊断。

（4）CT 或 MRI：可以见胆囊区胆囊胀大及结石影。CT 可获得与 B 超相似的效果，前者在证实胆道扩张和胆道积气时更具优势。

（五）诊断及鉴别诊断

1. 诊断

根据典型临床表现，结合实验室及影像学检查，典型的急性胆囊炎临床上较容易诊断，但一些轻症病例或发病早期容易误诊。诊断时应注意与消化性溃疡穿孔、急性胰腺炎、高位阑尾炎、肝脓肿、结肠肝曲肿瘤或憩室穿孔，以及右侧肺炎、胸膜炎和肝炎等疾病鉴别。

2. 鉴别诊断

（1）消化性溃疡穿孔：大多数患者有 1 ～ 5 年或以上的胃或十二指肠溃疡病史，有少数患者无溃疡病史而以溃疡穿孔为首发症状，尤其以老年患者多见。溃疡急性穿孔后，胃、十二指肠消化液及食物流入腹腔，强烈刺激腹膜，出现典型的腹膜刺激征。腹部 X 射线检查、腹腔穿刺和 B 超有助于诊断本病。

（2）急性胰腺炎：该病可继发性于急性胆囊炎和胆管炎，腹痛较急性胆囊炎剧烈，呈持续性，范围较广并偏向腹部左侧，压痛范围也较为广泛，并可向腰背部放射。血与尿淀粉酶一般均明显升高。

（3）急性阑尾炎：高位急性阑尾炎常被误诊为急性胆囊炎，鉴别主要在于详细询问病史和认真体格检查。Rovsing 征（按压右下腹阑尾压痛点可引起疼痛）有助于鉴别。急性胆囊炎患者年龄多在中年以上，过去常有反复发作史，疼痛性质为阵发性绞痛，可向右肩放射，并伴有轻度黄疸。

（4）肝脓肿：位于肝右叶前下方的脓肿，触诊时易把肿大的肝脏误认为炎性肿大的胆囊。

（5）胆道蛔虫病：发病突然，腹痛在剑突下呈阵发性钻顶样疼痛，呕吐频繁，常有呕吐蛔虫史，腹痛可自行缓解。早期上腹部压痛不明显，无腹肌紧张。

（6）冠心病：凡 50 岁以上患者有腹痛症状而同时又有心悸、心律失常、血压过高者，应检查心电图和心肌酶以资鉴别。

（六）并发症

急性胆囊炎并发症的发生率为 7.2% ～ 26%。

1. 胆囊穿孔

临床上出现胆囊明显肿大、局部腹膜刺激征明显、高热、白细胞计数显著增高时，高度提示胆囊穿孔的可能。胆囊穿孔引起胆汁性腹膜炎时病死率较高，特别是年老的患者。穿孔有以下几种形式。

（1）游离性穿孔：最少见且最为严重。可引起弥漫性胆汁性腹膜炎，预后差。

（2）局限性穿孔：穿孔后被周围组织包裹粘连，形成胆囊周围脓肿。

（3）穿破肝脏胆囊床形成肝脓肿。

（4）胆囊结石通过瘘管进入肠腔，常形成胆囊－十二指肠、结肠或胆管瘘。

2. 胆囊积脓

因持续性胆囊管梗阻引起。患者症状为右上腹剧痛、全身中毒症状明显，右上腹可触及肿大伴明显压痛的胆囊，白细胞计数及中性粒细胞明显增高。

3. 气肿性胆囊炎

为罕见而严重的并发症。常与产气细菌感染有关，如梭状芽孢杆菌、大肠埃希菌、厌氧链球菌等。腹部 X 线平片可见胆囊壁增厚积气、胆囊积气、胆囊周围积气等征象。

（七）治疗

1. 非手术治疗

（1）一般治疗：禁食；呕吐严重者行胃肠减压以减少胆汁分泌；纠正水、电解质紊乱和酸碱平衡失调；营养支持。

（2）解痉、镇痛：可使用阿托品、山莨菪碱、盐酸戊乙奎醚、哌替啶等。

（3）抗生素的应用：应选择在血中和胆汁中浓度较高的抗生素，如氨苄西林、克林霉素、氨基糖苷类、喹诺酮类等，并尽量选择肝毒性小的药物。

非手术治疗对大多数（为 80% ～ 85%）早期急性胆囊炎的患者有效，症状多可缓解，之后可行择期手术以防复发。在非手术治疗期间，必须密切观察病情变化，如病情进展，应及时手术治疗。特别是老年人和糖尿病患者，病情变化较快，更应注意。

2. 手术治疗

（1）手术时机：对于确诊且无禁忌证的急性胆囊炎患者，目前主张早期手术，即患者在入院后经过一段时期的非手术治疗和术前准备，并同时应用 B 超或 CT 检查进一步确诊后，在发病 72h 内进行的手术。早期手术不增加手术的病死率和并发症发生率，而且具有手术时间短、出血少、住院天数少等优点。但有下列情况时，经对症治疗后，应施行紧急手术：

①临床症状重，不易缓解，胆囊肿大，且张力较大有穿孔可能者。

②急性胆囊炎在非手术治疗下症状未能缓解或病情恶化，腹部压痛明显，腹肌强直，腹膜刺激症状明显，或在观察治疗过程中，腹部体征加重者。

③有寒战、高热、白细胞明显升高，在 20×10^9/L 以上者。

④黄疸加重者。

⑤ 60 岁以上老年患者，胆囊容易发生坏疽及穿孔，如果症状较重应及早手术。

⑥并发重症急性胰腺炎。

（2）手术方法

①胆囊切除术：是急性胆囊炎的最佳手术方式。在急性期，胆囊周围组织水肿，解剖关系常不清楚，操作须谨慎，以免误伤胆管和邻近组织。有条件时，可用术中胆管造影以发现胆管结石和可能存在的胆管畸形。越来越多的临床证据表明，对于无并发症的急性胆囊炎患者，腹腔镜胆囊摘除术与开腹胆囊摘除术有一样的治疗效果，并且前者更

安全，住院时间短，恢复快。

②胆囊造口术：主要应用于一些老年患者，一般情况较差或伴有严重的心肺疾病，估计不能耐受胆囊切除手术者。对于急性期胆囊周围解剖不清而致手术操作困难者，也可先做胆囊造口术。胆囊造口手术可在局部麻醉下进行，其目的是采用简单的方法引流胆囊内炎性液体，使患者度过危险期，待患者一般状况稳定后，一般是在胆囊造口术后3个月，再进行胆囊切除以根治病灶。对胆囊炎并发急性胆管炎者，除进行胆囊切除术外，还须同时进行胆总管切开探查和T形管引流。

（八）预后

急性胆囊炎的病死率为5%～10%，多发生于老年人并发化脓性感染以及伴有其他严重的基础疾病者。

三、慢性胆囊炎

慢性胆囊炎是胆囊的慢性炎性病变，病情呈慢性迁延经过，是急性胆囊炎反复发作的结果，有70%～95%的患者并发胆囊结石。慢性胆囊炎病例远多于急性胆囊炎，是一种常见疾病，女性多于男性，发病年龄以40岁左右多见。

（一）病因

慢性胆囊炎的病因为多方面的，多见于局部梗阻、浓缩胆汁的刺激、细菌感染、胰液反流等。主要可分为下列四类。

1. 结石因素

结石因素为慢性胆囊炎最常见的病因。如结石较大，且位置较固定，在局部长期压迫、机械性地刺激胆囊壁、可逐渐出现溃疡等慢性炎症改变。

2. 感染性因素

正常情况下胆道系统内无细菌生长，但在胆汁潴留时可存在不同程度的感染。其程度轻重不一，轻者仅囊壁纤维增生和肥厚；重者胆囊囊壁极度肥厚，囊腔缩小，胆囊完全萎缩或硬化，甚至结成一团瘢痕组织，导致功能完全丧失，这种情况称为“自发的胆囊切除”，胆囊周围常有紧密粘连，并可累及邻近脏器，但一般不含结石。

3. 代谢性胆囊炎

代谢性胆囊炎是由于胆固醇代谢紊乱，导致胆固醇酯沉积在胆囊的黏膜上，引起慢性胆囊炎。胆固醇酯或其他脂肪性物质在胆囊黏膜及黏膜下层沉积浸润的机制尚未完全明确，可能是由于含有胆固醇酯的胆汁进入胆囊后再析出而沉着在胆囊壁上，并非是一种特殊病变，仅为不同胆囊病变的一种组织症状。

4. 阻塞性胆囊炎

如果胆囊管被结石嵌顿或因瘢痕粘连导致完全阻塞时，胆汁滞留在胆囊内，久而久之胆色素被吸收，而胆囊黏膜不断分泌黏液，导致胆囊逐渐扩大，其内充满无色透明的黏液，俗称“白胆汁”。这种胆囊常扩大成梨状，胆囊壁甚薄，临床上常可扪及。

慢性胆囊炎无论是否伴有结石，约 50% 可并发有细菌感染，但多数学者认为慢性胆囊炎主要是化学性刺激，感染性炎症仅是一种继发性变化。

（二）病理

由于炎症、结石等反复刺激，胆囊壁有不同程度的炎性细胞浸润、纤维组织增生、囊壁增厚、与周围组织粘连等慢性炎症症状。病变严重者，胆囊壁瘢痕形成，可发生不同程度的萎缩，甚至胆囊仅有拇指头大小，与肝床紧贴，完全失去功能。

（三）临床表现

1. 症状

慢性胆囊炎的临床表现多不典型，甚至无症状。主要症状为上腹部疼痛。多发生于右上腹和中上腹部，有的患者则感右肩胛下、右季肋或右腰等处隐痛，可伴有腹胀、嗳气、恶心和厌食油腻食物等消化不良症状，站立、运动及冷水浴后更为明显。急性发作时同急性胆囊炎。

2. 体格检查

缓解期可无体征，或胆囊区有深压痛，若触诊右上腹部胆囊区常有触痛感。急性发作期，症状为急性胆囊炎的体征。

（四）辅助检查

1. 实验室检查

急性发作时与急性胆囊炎的实验室检查相同，非急期可无异常改变。

2. 影像学检查

B 超检查显示胆囊壁增厚，内有光团伴声影。腹部 X 线片胆囊区可见阳性结石影，口服胆囊造影，胆囊浓缩及收缩功能差，可见阳性或阴性结石。

（五）诊断及鉴别诊断

慢性胆囊炎的诊断主要依据胆石症与胆绞痛的病史、进食油腻饮食后上腹隐痛和消化不良的症状。胆囊造影和 B 型超声肝胆扫描是诊断慢性胆囊炎很有价值的检查方法。胆囊造影可以发现结石、胆囊缩小变形，以及浓缩和收缩不良等情况，有时胆囊不显影。B 超检查除可探及结石和胆囊外形改变外，还能看到胆囊壁有变毛糙、增厚等征象。慢性胆囊炎需与消化性溃疡、慢性胃炎、慢性肝炎、慢性胰腺炎及胆囊肿瘤等相鉴别。

（六）治疗

对反复发作或伴有较大结石的胆囊炎，最佳的治疗方式是诊断确定后即行胆囊切除术。对于存在心、肝、肺等严重疾病或身体状况不良、不能耐受手术者，可采用内科治疗。对于非结石性慢性胆囊炎应以非手术疗法为主，临床症状显著者采用胆囊切除术。慢性胆囊炎急性发作期应进行抗生素治疗。

四、急性梗阻性化脓性胆管炎

急性梗阻性化脓性胆管炎（AOSC），也称急性重症胆管炎，是胆管梗阻、胆汁滞留及细菌感染相互作用所引起的急性化脓性感染。如炎症继续发展，以肝胆系统损害为主的病变进一步加重，甚至可发展为多器官系统的严重感染性疾病。

（一）病因

导致急性梗阻性化脓性胆管炎的原发疾病多为胆管结石及胆道感染，肝内、外胆管的炎症性狭窄亦是重要因素。其致病菌种类与一般胆道感染相同，主要为革兰阴性细菌，如大肠埃希菌、变形杆菌、铜绿假单胞菌等，其中以大肠埃希菌最多见。

（二）病理

急性梗阻性化脓性胆管炎基本病理变化是胆管的梗阻和胆管内化脓性感染，管腔内充满胆汁或脓液，胆管黏膜充血水肿，上皮细胞变性、坏死、脱落，管壁各层呈不同程度的中性粒细胞浸润。炎症加重后可见胆管及周围肝组织内坏死并形成数个微小脓肿，脓肿可融合为较大或蜂窝状脓肿，肝胆管壁坏疽穿孔后脓性胆汁侵入肝组织及邻近脏器，促进肝脓肿、局限性或弥漫性腹膜炎形成。

（三）临床表现

1. 症状

发病急骤，病情进展快，除具有一般胆道感染的 Charcot 三联征（腹痛、寒战高热、黄疸）外，还可出现休克、神经精神症状等症状，即 Reynolds 五联征。起病初期即出现畏寒、发热，严重时明显寒战，体温持续升高。疼痛依梗阻部位而异，肝外梗阻者较明显，肝内梗阻者较轻。绝大多数患者可出现较明显黄疸。中枢神经系统症状主要症状为表情淡漠、嗜睡、神志不清，甚至昏迷；并发休克时也可表现为躁动、谵妄等。

急性梗阻性化脓性胆管炎常并发 MODS，其中以急性肾衰竭最多见，其次依次为急性呼吸窘迫综合征（ARDS）、急性肝衰竭、脓毒症休克和弥散性血管内凝血（DIC）。出现 MODS 后病死率明显增高。

2. 体格检查

患者呈急性重病容，体温常持续升高，达 39 ～ 40℃或更高；脉搏细速，达 120/min 以上；血压降低；约 1/3 的患者可出现神志改变，如嗜睡、昏迷；并可出现皮下瘀斑或全身青紫。剑突下及上腹部有不同范围和不同程度的压痛或腹膜刺激征；可有肝大及肝区叩痛；有时可扪及肿大的胆囊。

（四）辅助检查

1. 实验室检查

（1）血常规：白细胞计数升高，多高于 20×10^9/L，中性粒细胞升高，胞质内可出现中毒颗粒。血小板计数降低，最低可达（10 ～ 20）$\times10^9$/L，提示预后严重。

（2）凝血酶原时间延长。

（3）肝肾功能有不同程度受损，低氧血症、酸中毒、水及电解质紊乱也较常见，尤其多见于老年人并发休克者。

2. 影像学检查

（1）B 超：是最常用且简便、快捷、无创伤性的辅助诊断方法，可显示胆管扩大范围、程度和梗阻部位，可发现结石、蛔虫、直径大于 1cm 的肝脓肿、膈下脓肿等。

（2）胸、腹 X 线片：有助于诊断脓胸、肺炎、肺脓肿、心包积脓、膈下脓肿、胸膜炎等。胆肠吻合手术后反流性胆管炎的患者，腹部 X 线片可见胆道积气。腹 X 线片有助于鉴别诊断，排除肠梗阻和消化道穿孔等。

（3） CT：不仅可以看到肝胆管扩张、结石、肿瘤、肝脏增大和萎缩等征象，有时尚可发现肝脓肿。若怀疑重症急性胰腺炎，也可进行 CT 检查。

（4）经内镜逆行胆管引流（ERBD）、经皮肝穿胆管引流术（PTCD）：既可确定胆道阻塞的原因和部位，又可进行应急的减压引流，但有加重胆道感染或使感染淤积的胆汁溢漏进腹腔的危险。

（5）磁共振胆胰管成像（MRCP）：可以清晰地显示肝内胆管树的全貌、阻塞部位和范围。图像不受梗阻部位的限制，是一种无创伤性的胆道显像技术，目前已成为较理想的影像学检查手段。MRCT 比 PTC 更清晰，它可通过三维胆道成像（3DMRC）进行多方位不同角度扫描观察，弥补平面图上由于组织影像重叠遮盖所造成的不足。

（五）诊断及鉴别诊断

1. 诊断

主要是在 Charcot 三联征的基础上，又出现休克和神经精神症状，也就是具备 Reynolds 五联征即可诊断。但应注意，即使不完全具备五联征，临床上也不能轻易除外本病的可能，需严密动态观察，综合分析，随时作出判断。

2. 鉴别诊断

（1）消化性溃疡穿孔：典型的溃疡穿孔，症状为突发腹痛，呈刀割样或烧灼样剧烈腹痛，持续性阵发性加重，开始为上腹部疼痛，很快蔓延全腹。腹肌紧张呈板状腹，十二指肠前壁穿孔放射至右肩背痛，若是胃小弯侧前壁穿孔则放射至左肩背痛。穿孔期因腹膜强烈刺激，常导致神经反射性休克，但全身症状并不严重。穿孔 3h 后进入反应期，此时腹痛有所缓解，腹肌紧张也有减轻，压痛和反跳痛仍明显。此期腹膜受炎性刺激严重，充血、广泛水肿，渗出大量液体，再加上呕吐，血容量明显减少，常导致低血容量性休克。消化性溃疡病史及 X 线检查见膈下游离气体均有鉴别诊断意义。

（2）急性胰腺炎：上中部或全腹部（在饮酒或暴饮暴食后）出现刀割样剧烈腹痛，呈持续性阵发性加重，一般解痉药无效，多向腰背部放射痛。伴恶心、呕吐、腹胀、发热、黄疸。严重者（重症急性胰腺炎）出现面色苍白、表情淡漠、烦躁不安、出冷汗、四肢厥冷、尿少、脉搏较弱、体温可升高、呼吸急促、血压下降等休克症状。部分患者有黄疸、皮肤出血点，脐周两侧腹部或腰部有青紫色斑。上腹正中或偏左，有明显的压痛、反跳痛及肌紧张，全腹部膨隆，有时可触及肿大胰腺。叩诊有移动性浊音，听诊肠鸣音减弱或消失。血尿淀粉酶均增高。重症急性胰腺炎腹穿抽出带血状液体，实验室检查胸腔积液的淀粉酶比血清淀粉酶高，可确定诊断。B 超、X 线及 CT 检查均有鉴别诊断意义。

（3）急性胆囊炎：腹痛多为突发右上腹部阵发性绞痛，诱因多为饱餐、高脂肪饮食、粪便干燥等。可放射至右肩部、肩胛痛及右上臂疼痛。常伴有恶心、呕吐、发热等。右上腹部胆囊区稍膨隆，有腹膜炎体征，可触及肿大胆囊底部，莫菲征阳性，少数患者有轻度黄疸。白细胞总数和中性粒细胞升高，超声检查胆囊肿大，可有结石，CT 检查及胆囊造影可确诊。

（六）治疗

治疗原则是紧急手术解除胆道梗阻并引流，及早而有效地降低胆管内压力。临床经验证实，不少危重患者手术切开胆总管排出大量脓性胆汁后，随着胆管内压降低，患者情况短期内即有好转，血压、脉搏渐趋平稳。说明只有解除胆管梗阻，才能控制胆道感染，制止病情进展。在休克前早期诊断，早期手术行胆道减压是治疗本病的关键。

1. 非手术治疗

既是治疗手段，又可作为术前准备。主要包括以下三点。

（1）足量有效的广谱抗生素。

（2）改善和保证组织器官的良好灌流和氧供：包括补液、纠正休克，必要时使用血管活性药物；吸氧，出现 ARDS 时机械通气以纠正低氧血症等。

（3）对症及支持治疗：包括纠正水、电解质及酸碱平衡紊乱、降温、营养支持治疗等。

非手术时间一般应控制在 6h 内。对于病情相对较轻者，经过短期积极治疗后，如病情好转，则可在严密观察下继续治疗。如病情严重或治疗后病情继续恶化者，应紧急手术治疗。对于存在脓毒症休克者，也应在抗休克的同时手术治疗。

2. 手术治疗

手术治疗首要目的在于抢救患者生命，手术应力求简单、有效。通常采用胆总管切开减压、T 形管引流。多发性肝脓肿是本病严重而常见的并发症，应早发现、早处理。还应注意肝内胆管引流通畅，因为有的胆管梗阻是多层面的。

手术的基本方法为胆总管切开引流术。并发胆囊积脓及结石者，可同时取出胆石并做胆囊造口引流术，待病情改善后，再进行二期手术。手术时宜先探查胆总管，取出胆管内的结石，放置 T 形引流管。若肝管开口处梗阻，则必须将其扩大或将狭窄处切开，尽量取出狭窄上方的结石，然后将引流管的一臂放至狭窄处上方肝管内，才能达到充分引流的目的。但病情危重者，不宜行过于复杂的手术。

3. 非手术方法置管减压引流

常用方法有经皮经肝胆管引流和经内镜胆管引流术。如经治疗，病情无改善，应及时改行手术治疗。

（七）预后

影响本病预后的因素是多方面的，主要与病程的长短、年龄的大小、原有潜在的肝脏病变状况、休克的早晚和轻重以及有无并发症有密切关系。根据有关经验和临床观察，轻者经积极合理的治疗，其预后尚好，一般很少有死亡；重度则因病情危重，病死率较高。本病是外科临床的一大难题，特别是对病情的准确评估、如何达到早期诊断和及时合理的处理以进一步降低病死率等问题需要有更多的临床研究。

五、胆石症

胆石症是指发生在胆道系统（包括胆囊和胆管）内的结石。其临床表现取决于结石的部位，以及是否有胆道梗阻和感染等因素。

（一）流行病学

胆石症的发病率在西方和亚洲人群中分别为 10% ～ 12% 和 3% ～ 4%，发病率不仅有年龄、性格、职业、肥胖和地区的差异，而且与环境、遗传以及某些疾病和药物有关。胆石病的危险因素有 5F，即 Female（女性）、Faty（肥胖）、Forty（40 岁）、Fertile（多产妇）、Family（家族史）。

随着年龄增加，胆石的发病率有明显增加的趋势。在老年人中，胆囊结石的发病率可达 20%。

胆囊结石在不同的人种中发病率差别很大，遗传因素是造成这种差异的主要原因。一项来自瑞典的 43411 例双生子研究显示胆石症的发病因素中 25% 症状为遗传作用。

除上述因素外，胆石症的发病亦与肝硬化、糖尿病、高脂血症、胃肠外营养、手术创伤和应用某些药物有关。

（二）胆结石的分类

1. 按化学成分分类

可分为两大类，即胆固醇类结石和胆色素结石。根据我国对胆石标本分析结果表明，胆囊结石中，胆固醇类结石占 70%，胆色素结石占 23.8%，其他为混合性结石。

（1）胆固醇类结石：以胆固醇为主要成分，其中纯胆固醇结石可为单发或多发，球形，呈皂白色或黄色，剖面可见放射状结晶，核心可有少量胆色素，胆固醇含量＞ 90%。

（2）胆色素类结石：以胆色素为主，胆固醇含量＜ 45%，呈红褐色或黑褐色，形状不定，呈样块或泥样，也可为小沙砾样，较大结石剖面可见年轮样层状结构。

（3）混合性结石：由胆红素、胆固醇、钙盐等多种成分混合而成，根据所含的成分多寡而呈现不同的色泽和性状。

（4）少见的结石：主要由脂肪酸、脂肪酸胆红素、多糖类、蛋白质等组成。

2. 按胆结石所在部位分类

（1）胆囊结石。多为胆固醇类结石。

（2）肝内胆管结石。绝大多数为多发，均为胆色素混合结石。

（3）肝外胆管（或胆总管）结石。多为原发性结石，多为胆色素混合结石。

（三）病因

1. 胆汁化学性状的改变

正常胆汁中的胆红素多与葡萄糖醛酸结合成酯类，而游离胆红素浓度增高可与胆汁中的钙结合形成不溶性的胆红素钙而析出。肠道细菌大肠埃希菌中的葡萄糖醛酸酶就有分解上述酯类使胆红素游离出来的作用。胆汁如胆固醇含量过多呈过饱和状态则易析出形成胆固醇结石。某些肠疾病丢失胆盐则促进胆固醇的析出形成结石。

2. 胆汁淤滞

胆汁中水分被过多吸收，胆汁过度浓缩，可使胆色素浓度增高、胆固醇过饱和，均可促进胆石形成。

3. 感染

胆道感染时的炎性水肿和慢性期的纤维增生可使胆道壁增厚，从而引起胆汁淤滞。炎症时渗出的细胞或脱落上皮、蛔虫残体及虫卵等也可作为结石的核心，促进胆石形成，常为多个。

六、胆囊结石

（一）临床表现

1. 症状

胆囊结石的症状取决于结石的大小和部位，以及有无阻塞和炎症等。

（1）胆绞痛和急性胆囊炎：当结石嵌顿于胆囊颈部或胆囊管时，则出现典型的胆绞痛发作。症状为突然发生的右上腹绞痛，呈阵发性加剧，同时向右肩或胸背部放射，伴有恶心及呕吐。起病多与吃油腻的食物、受劳累、精神因素有关，多见于较小的结石。并发感染时可出现发热、寒战、黄疸。约有 20% 的胆囊结石患者有急性胆囊炎症状。

（2）非特异性症状：包括中上腹或右上腹闷胀不适、嗳气和厌食油腻食物等消化不良症状，常误诊为胃病。多见于较大的结石。

（3）无症状胆囊结石：有的胆囊结石患者终生无症状，即所谓隐性结石。

2. 体格检查

一般无阳性体征，仅当结石嵌顿于胆囊颈管，右上腹胆囊区有压痛，有时可扪及肿大的胆囊，Murphy 征阳性。合并胆道感染时，出现发热、黄疸。

（二）辅助检查

1. B 超检查

腹部超声是胆石症首选的诊断方法。能够清晰地显示胆囊，发现直径在 0.3cm 以上的结石，对胆囊结石的诊断率高达 95% 以上。一般认为 B 超对胆囊结石的诊断优于 CT 及口服胆囊造影等。所以，对怀疑有胆囊结石的患者，一般选用 B 超检查，即可明确诊断。

2. 口服胆囊造影和静脉胆道造影

其诊断准确率仅 50%。口服胆囊造影对了解胆囊的功能有帮助，直接胆道造影判断有无继发性胆管结石或 Mirizzi 综合征时有效。

3. 腹部 CT

对判断结石成分有帮助。

（三）诊断及鉴别诊断

1. 胆囊结石的诊断

需结合患者的病史和影像学检查。对那些无症状的胆囊结石诊断则主要依靠辅助检查。有急性发作史的胆囊结石，一般根据临床表现不难诊断。

2. 鉴别诊断

（1）消化性溃疡：胃、十二指肠球部溃疡可表现为慢性间歇发作的上腹部或右上腹痛，伴反酸、嗳气。十二指肠球部溃疡的腹痛呈节律性的饥饿痛或夜间痛，进食少量食物可缓解。胃溃疡多见于 50 岁以上的男性患者，其腹痛发作呈节律性的餐后痛，也可无明显的节律性。胃镜或上消化道钡剂造影检查可鉴别消化性溃疡与胆囊结石。

（2）慢性胃炎：慢性胃炎主要症状为长期上腹部饱胀不适，病情加重时可出现上腹部烧灼感。胃镜或上消化道钡剂检查可与本病鉴别。

（3）心血管疾病：心血管疾病尤其是冠心病导致的心绞痛、心肌梗死可引起上腹部闷感，易与本病混淆。而本病并发心绞痛、心肌梗死临床上亦时有发生，怀疑有心绞痛、心肌梗死发生时应进行心电图及心肌酶检查予以鉴别。

（4）胆总管结石：胆总管结石的主要临床表现，为上腹痛、黄疸或波动性黄疸，胆道完全梗阻时，可出现急性胆管炎的症状如腹痛、黄疸、发热；部分胆总管结石患者未造成胆道完全梗阻，可以不出现黄疸；胆囊结石的患者需判断有无胆管结石存在，腹部 B 超是胆总管结石诊断的首选方法。

（四）并发症

1. 结石性急性胆囊炎

临床表现见急性胆囊炎。

2. 继发性胆管结石

由于胆囊的收缩，较小的结石有可能通过胆囊管进入胆总管而发生梗阻性黄疸，然后部分结石又可由胆道排入十二指肠，部分结石则停留在胆管内成为继发性胆管结石。结石亦可长期梗阻胆囊管而不发生感染，仅形成胆囊积水。

3. 急性胰腺炎

急性胰腺炎是因胆囊结石经胆管排出嵌顿在胆管壶腹部引起。下面 5 项指标对诊断胆石性急性胰腺炎有独立意义：

（1）血碱性磷酸酶（AKP）＞ 300IU/L。

（2）年龄＞ 50 岁。

（3）谷丙转氨酶（GPT）＞ 100IU/L。

（4）女性。

（5）血清淀粉酶＞ 400IU/L。若三项以上为阳性者，多为胆石性胰腺炎。

4. Mirizzi 综合征

不常见，是由持续嵌顿、压迫壶腹部和颈部的较大结石引起的肝总管狭窄和胆囊胆管瘘，以及反复发作的胆囊炎、胆管炎及梗阻性黄疸，称为 Mirizzi 综合征。

（五）治疗

1. 治疗原则

有症状的胆囊结石最有效的治疗手段为胆囊切除术；无症状的胆囊结石，若胆囊尚有收缩功能，可观察病情的发展。无症状的胆囊结石出现下列情况考虑手术治疗：

（1）口服胆囊造影剂胆囊不显影。

（2）结石直径＞ 2cm。

（3）并发瓷化胆囊。

（4）并发糖尿病者在糖尿病已控制时。

（5）有心肺功能障碍者。因后两种情况，一旦急性发作或发生并发症而被迫施行急诊手术时，危险性远较择期性手术大。总的趋势是对年轻人采取较积极的手术态度，对老年人则采取较保守的态度。

2. 治疗方法

（1）手术治疗

①开腹胆囊切除术：是一种较成熟的手术方法，安全性高，适用于大部分有症状的胆囊结石患者，是有并发症患者的首选。

②腹腔镜胆囊切除术：腹腔镜胆囊切除术可以作为有症状同时没有其他并发症的胆囊结石病的标准手术方法。腹腔镜胆囊切除术在显著减轻患者术后疼痛、缩短住院时间、早日恢复日常工作、具有较好的美观效果等方面具有明显的优势。但腹腔镜手术胆总管损伤危险性较开腹手术略高。血管损伤及腹腔脏器误伤是其特有并发症。主要原因是由于手术操作不熟练，二维手术视野限制，无法用手直接接触手术部位，手术适应证盲目扩大。

腹腔镜手术禁忌证：弥漫性腹膜炎；化脓性胆管炎；重症急性胰腺炎；肝门静脉高压性肝硬化；有出凝血机制障碍不易纠正；胆囊小肠瘘。

出现下列情况时应将手术转为开腹方式：解剖关系不明确；坏疽性胆囊炎难以处理；出血；技术问题；手术无进展，手术时间过长。

由于有同时存在继发性胆管结石的可能，因此有下列指征时应在术中探查胆总管。探查指征：术前病史、临床表现或影像检查证实或高度怀疑胆总管有梗阻，包括有梗阻性黄疸，胆总管结石，反复发作胆绞痛、胆管炎、胰腺炎；胆囊结石小，有可能通过胆囊管进入胆总管；术中胆管造影显示有胆管结石、胆总管扩张直径＞10mm、胆囊壁明显增厚、发现胰腺炎或胰头肿物。

（2）溶石治疗：目前溶石治疗的药物主要是鹅去氧胆酸和其衍生物熊去氧胆酸。两者能使胆汁酸池扩大，肝脏分泌胆固醇减少，从而可使胆囊内胆汁中胆固醇转为非饱和状态，胆囊内胆固醇结石有可能得到溶解消失。但此药对肝脏有一定的毒性反应，如谷丙转氨酶升高等，并可刺激结肠引起腹泻。治疗适应证：胆囊结石直径在 2cm 以下；胆囊结石为含钙少的 X 线能透过的结石；胆囊管通畅，即口服胆囊造影片上能显示有功能的胆囊；患者的肝脏功能正常；无明显的慢性腹泻史。治疗剂量为 15mg/d，疗程为 6 ～ 24 个月。溶解结石的有效率一般为 30% ～ 70%。治疗期间每半年做 B 超或口服胆囊造影 1 次，以了解结石的溶解情况。由于此种溶石治疗的药物价值昂贵，且有一定的不良反应和毒性反应，又必须终身服药，如停药后 3 个月，胆汁中胆固醇又将重新变为过饱和状态，结石便将复发。据统计，3 年复发率可达 25%，目前此种溶石治疗还有一定的限制，主要用于无法行腹腔镜或开腹手术的患者。

（3）体外振波碎石：1984 年 Lauerbwch 首先采用体外冲击波治疗胆石症（ESWL）。用振波碎石方法治疗胆囊结石的主要适应证为胆囊内胆固醇结石，口服胆囊造影显示为阴性结石，结石直径在 12 ～ 15mm 者不超过 3 枚，直径在 15 ～ 20mm 者仅 1 枚，并要求有一个正常的胆囊收缩功能。

七、肝内胆管结石

肝内胆管结石大多是继发性的，少数为原发性。不论是原发性或是继发性多位于肝左外叶者最多见，其次是右后叶。

（一）临床表现

1. 症状

发病年龄多在 30 ～ 50 岁。根据病情及病理的不同，临床表现可以是多方面的。局限于肝内胆管某段肝管内的结石可无明显的临床症状，而遍及肝内外胆管系统甚至并发胆汁性肝硬化、肝萎缩、肝脓肿等患者的临床表现十分复杂。并发感染者主要为急性胆管炎的症状，包括胆道梗阻三联征（疼痛、寒战发热、黄疸）。疼痛位于上腹部，可为典型的胆绞痛或持续性胀痛，有的患者疼痛不明显，而寒战发热明显，周期发作。可有长期胆道病史，或曾有寒战、发热、黄疸的急性胆管炎史。患侧肝区及下胸部有经常性疼痛不适，常放射至背、肩部；一侧肝管梗阻时，可无黄疸或黄疸甚轻；并发有重症胆管炎时，全身情况比较严重，且急性发作后恢复较慢。

2. 体格检查

体检时可扪及肝脏呈不对称性肿大并有压痛。而并发有胆总管结石或胆囊结石的患者则有典型的 Charcot 三联征，肝区压痛和叩击痛明显，可有明显的全身症状，晚期可有肝大、脾大及门脉高压的症状。

肝内胆管结石的并发症包括急性期并发症和慢性期并发症。

（二）辅助检查

1. B 超

腹部 B 超是肝内胆管结石诊断的首选方法。肝内胆管结石的超声图像变化较多，一般要求在结石远端的胆管有扩张才能作出肝内胆管结石的诊断，因肝内管道系统的钙化也具有结石样的影像表现。

2. CT

因肝内胆管结石主要是含胆红素钙的色素性结石，钙的含量较高，故在 CT 照片能清楚地显示出来。CT 还能显示出肝门的位置、胆管扩张及肝脏肥大、萎缩的变化，系统地观察各个层面 CT 照片，可以了解结石在肝内胆管分布的情况。

3. X 线胆道造影

X 线胆道造影，包括经皮肝穿刺胆道造影（PTC），内镜逆行胰胆管造影术（ERCP），都是用于肝内胆管结石诊断的经典方法，一般均能做出正确的诊断。X 线胆道造影应满足诊断和手术的需要，一个良好的胆道造影片应能够全面了解肝内胆管系统的解剖学变异和结石的分布范围。胆道造影应注意以下问题：

（1）应有多方位 X 线摄片。

（2）某一肝段或肝叶胆管不显影时，应注意鉴别，结石梗阻只是其中的原因之一，应进行其他检查以鉴别。

（3）不要满足于某一处病变的诊断，因为这样可能会造成漏诊。

（4）在分析胆道造影片时，尽可能对照最近的造影片，因病情可能有进展。

（三）诊断及鉴别诊断

1. 诊断

在临床上，肝内胆管结石多是在出现了胆管炎、胆管狭窄、梗阻、肝萎缩等严重病理改变后才就诊。尽管肝胆外科影像学诊断和手术水平均有了很大进展，但手术后结石复发率和再手术率高的现状仍无显著改善。因此，对肝内胆管结石早诊断和早治疗可能是改变这一现状的关键。早期肝内胆管结石诊断包括以下几点。

（1）右上腹慢性疼痛而不能排除其他疾病。

（2）B 超提示肝内胆管结石（应与肝内其他管道系统的钙化鉴别）。

（3）CT 提示肝内有多发性结石影，且呈节段性分布。

（4）ERCP 证实某段肝胆管有结石者。

2. 鉴别诊断

少数病例无典型的胆道症状，仅时常感到肝区轻微疼痛或不适，伴有畏寒发热，体检时可触及肝脏有不对称的增大和触痛，临床上需要和肝炎或肝脓肿鉴别。影像学检查对诊断很有帮助。

（四）并发症

急性期并发症主要是胆道感染，包括重症急性胆管炎、胆源性肝脓肿及其他感染性并发症。结石梗阻和胆道炎性狭窄常为感染的诱因。急性期并发症不仅病死率高，而且严重影响手术效果。

慢性期并发症包括全身营养不良、贫血、低蛋白血症、慢性胆管炎和胆源性肝脓肿、多发性肝胆管狭窄、肝叶纤维化萎缩、胆汁性肝硬化、门静脉高压症、肝功能失代偿，以及与长期胆道感染和胆汁滞留有关的迟发性肝胆管癌。肝内胆管结石的慢性期并发症既增加了手术的困难，也影响手术效果。

（五）治疗

肝内胆管结石的治疗仍是肝胆外科需要研究的重要课题之一。该病的治疗原则是解除梗阻、祛除病灶和通畅引流。这三方面紧密相连，缺一不可，解除结石和（或）狭窄的梗阻是手术治疗的关键；祛除病灶是手术治疗的核心，同时又常是解除梗阻的重要手段；而通畅引流则是防止感染复发和结石再生的措施，但又必须以解除梗阻和祛除病灶为前提。非手术治疗只有在完成了上述三个基本要求后才能奏效。

基本术式与选择有三种。

1. 肝叶切除术

切除病变的肝组织，并祛除化脓性病灶。肝叶切除包括治愈性肝切除和辅助性肝切除。治愈性肝切除的适应证包括某一肝叶（段）狭窄及结石、肝胆管多发性狭窄，或并发有慢性肝脓肿，或有肝胆管外瘘或疑有癌变者。辅助性肝切除的目的是以切除肝方叶或肝中叶下段肝组织，使肝内胆管得到充分的显露，增加处理肝门部胆管病变或胆肠吻合的空间。

2. 胆肠吻合术

胆肠吻合术的基本术式是胆管空肠 Roux-Y 吻合，其桥袢应不少于 50cm。胆肠吻合术的基本前提是祛除病灶和解除结石或胆管狭窄，否则不应进行胆肠吻合。胆肠吻合口要求低位、口径大（如盆式吻合）、黏膜对黏膜吻合等。

3. 胆管引流术

胆管引流术仅适用于某些特殊的病例，如急诊患者、合并有门脉高压症的过渡性手术或不能耐受肝叶切除等复杂手术的高龄患者或全身情况差的患者。由于需要长期带管支撑引流，可促使结石进一步形成，疗效较差。

八、肝外胆管结石

（一）临床表现

1. 症状

肝外胆管结石的临床表现及病情的轻、重完全取决于结石阻塞程度和有无胆道感染。

胆管结石可无症状地排入十二指肠或长期滞留于胆总管而无症状，有时则可部分阻塞终端胆管，从而产生一过性或持续性疼痛、黄疸和感染等。有些既往无胆囊炎和胆绞痛病史的胆囊结石患者（通常是老年人），可因胆管阻塞时发病。

发作时常有阵发性上腹部疼痛、寒战高热和黄疸三者并存，称 Charcot 三联征，是结石阻塞胆总管继发性胆道感染的典型症状。

（1）腹痛：为胆绞痛，疼痛多局限在剑突下和右上腹部，呈持续性剧痛，常向右肩部放射，伴恶心、呕吐，是由于胆结石下移嵌于胆总管下端壶腹部，引起括约肌痉挛和胆道高压所致。

（2）寒战高热：是胆结石阻塞胆管并发感染的症状。

（3）黄疸：胆结石嵌于 Vater 壶腹部不缓解，1 ～ 2 天或以后可出现黄疸。部分患者结石嵌顿不重，阻塞的胆管近侧扩张，胆结石可漂移上移，或者小结石通过壶腹部排入十二指肠，使上述症状自行缓解。这种间歇性黄疸，是肝外胆管结石的特点。

由于胆汁滞留，胆总管扩张，加之胆囊的收缩，胆总管的蠕动，可使结石移位或排出。一旦梗阻解除，胆汁流通，症状得以缓解。如梗阻性黄疸长期未得到解决，将会导致严重的肝功能损害。如胆道感染严重，并发急性梗阻性化脓性胆管炎时，病情发展迅速，近 50% 的患者很快出现烦躁不安、谵语或嗜睡、昏迷以及血压下降和酸中毒等脓毒症休克的症状。如不及时治疗，常在 1 ～ 2 天甚至数小时内因循环衰竭而死亡。

2. 体格检查

一般继腹痛后 12 ～ 24h 开始出现黄疸，此时腹痛常已缓解，黄疸一般不很深，并有波动性的特点，有时黄疸也可为少数胆总管结石患者唯一的临床表现。黄疸时常伴有尿色变深、粪色变浅以及皮肤瘙痒等。体检时在上腹及右上腹部有压痛和肌紧张，胆囊常不能扪及，在病程较长的患者可扪及增大的肝脏和脾脏，肝脏质地较硬。

（二）辅助检查

1. 腹部 B 超

B 超无创、操作简单、费用低，是诊断胆总管结石的首选方法。结石呈强回声光团，与管壁间有分界，其后出现声影，管壁增厚。胆总管直径的扩大可看作是胆总管结石的间接征象。但胆总管下端常因受胃肠道气体的干扰而使检查准确率降低。

2. 内镜逆行胰胆管造影（ERCP）

内镜逆行胰胆管造影是一种快速的诊断方法（敏感性高、特异性高、精确性高）。这种方法只应用于胆总管结石可能性大且能耐受内镜括约肌切开术的患者，应该认识到这种方法是有创的并且可能给患者带来不适。

3. 磁共振胰胆管成像（MRCP）

磁共振胰胆管成像是一种具有高精确率的诊断方法，因此它优于其他有创的诊断方法如 ERCP。它的缺点是不方便、可行性低和花费高，不是每一个患者都适合做这项检查

（如病理性肥胖、安装起搏器的患者）。

4. 血常规

血常规显示白细胞和中性白细胞的百分比均增加。

5. 血清总胆红素

血清总胆红素升高，其中直接胆红素明显升高、碱性磷酸酶升高、尿胆红素阳性、尿胆原降低或消失。

（三）诊断及鉴别诊断

1. 诊断

根据病史、体格检查和简单的实验室检查可作出肝外阻塞的初步诊断，并可指导下一步检查方案的确定。对可能发生肝外阻塞的患者，决定手术或内镜治疗前必须进行直接胆管造影，了解胆管系统的状况。当临床表现还不明显时，可先进行超声检查。检查结果可提示是否需要进行肝活检，以了解肝内胆汁淤积情况，从而避免过多的有创性检查。对肝外阻塞性黄疸的病例应考虑胆总管结石诊断，同时应排除是否由恶性肿瘤或良性狭窄引起的可能。肝功能检查显示为阻塞性黄疸（血清胆红素和碱性磷酸酶升高）。如出现腹痛、黄疸、寒战和高热（Charcot 三联征）提示急性胆管炎，需急诊处理。

2. 鉴别诊断

（1）传染性肝炎：有传染接触史，在出现腹痛和黄疸以前常有明显的前驱症状，如全身乏力、食欲缺乏等。其腹痛为肝区钝痛。黄疸出现迅速而消退比较缓慢。肝功能在病变初期即有明显减退。

（2）胆道蛔虫病：患者年龄一般较轻。发病突然，绞痛剧烈，有阵发性加剧，并有特殊钻顶感，发作时常伴有恶心、呕吐，常可吐出蛔虫。黄疸一般多不明显。

（3）胰头癌：患者往往先出现黄疸而后有腹痛，黄疸呈进行性加深，而无波动性症状。病情晚期常有消瘦和恶病质症状。

（四）治疗

尽管胆总管结石患者的临床表现各异，但结石是该病的重要原因，一旦发现，就必须清除。治疗原则包括：

（1）解除胆道梗阻。

（2）取净结石。

（3）畅通引流，预防结石复发。

（4）合理应用抗生素。对并发急性胆管炎的患者在手术或内镜下清除结石前，需进行抗生素治疗。手术治疗的目的，在于去除胆石以解除阻塞，引流胆道以控制感染；伴有慢性胆囊炎或胆囊结石者，应同时切除胆囊，还需要保证胆道在术后能引流通畅，防止结石和感染在胆道内再发。

1. 非手术治疗

应用抗生素，应根据敏感细菌用药，经验治疗可选用在胆汁浓度高、主要针对革兰阴性杆菌的抗生素；解痉；利胆；纠正水、电解质及酸碱平衡紊乱；加强营养支持和补充维生素，禁食患者应给予肠外营养；护肝及纠正凝血功能异常。

2. 手术治疗

（1）胆总管切开取石、T 形管引流术：可采用开腹或腹腔镜手术。适用于单纯胆总管结石，胆管上、下通畅，无狭窄或其他病变者。若伴有胆囊结石和胆囊炎，可同时行胆囊切除术。术中可采用胆道造影、B 超或纤维胆道镜检查。术中应尽量取尽结石，如条件不允许，也可以在胆总管内留置橡胶 T 形管（不提倡用硅胶管），术后应行造影或胆道镜检查、取石。放置 T 形管后应注意：观察胆汁引流的量和性状，术后 T 形管引流胆汁 200 ～ 300mL/d，较澄清；术后 10 ～ 14 天可行 T 形管造影检查，造影检查后应持续引流 24h 以上；如造影发现结石遗留，应在术后 6 周待纤维窦道形成后行纤维胆道镜检查和取石；如胆道通畅无结石和其他病变，应夹闭 T 形管 24 ～ 48h，无腹痛、黄疸、发热等可予以拔管。

（2）胆肠吻合术：近年来使用较少，仅适用于胆总管远端炎症狭窄造成的梗阻无法解除，胆总管扩张；胆胰汇合部异常，胰液无法直接流入胆管；胆管因病变而部分切除无法再吻合。

第二章　消化道感染

第一节　假膜性肠炎

假膜性肠炎是主要发生于结肠的急性黏膜坏死性炎症，并覆有假膜。此病常见于应用抗生素后，肠道菌群失调，难辨梭状芽孢杆菌异常繁殖产生毒素，造成肠黏膜血管壁通透性增加，组织缺血性坏死，并刺激黏液分泌，与炎性细胞等形成假膜。

一、病因和发病机制

本病大多数发生于应用广谱抗生素之后，亦见于腹部手术之后。过去因发现粪便中或假膜中有凝固酶阳性的金黄色葡萄球菌，而认为是金黄色葡萄球菌增生过度所致。但该菌引起的肠炎不一定有假膜，患者粪便及假膜中仅部分查及此菌。1977 年 Lowson 首次发现假膜性肠炎大便中存在难辨梭状芽孢杆菌，并证实其滤液对实验动物有致病作用。此后研究表明，该菌存在于约 3% 的正常人及 50% 的婴儿肠内，在污染物中可存活达数月之久。在监护病房获得该菌感染者可高达 22%，因此，常为一种院内感染疾病。抗生素，特别是林可霉素（洁霉素）、氯林可霉素（氯洁霉素）、庆大霉素、头孢菌素使用之后，在老年、体弱及手术后的患者，均可能由于正常菌群的抑制，有利于 Cd 的定植。该菌产生两种毒素：毒素 A 为肠毒素，主要刺激肠黏膜上皮的环磷腺苷（cAMP）系统，引起分泌性腹泻，亦可使黏膜细胞变性坏死；毒素 B 为细胞毒素，可引起细胞内细微结构的破坏及纤维素性渗出，形成假膜。推测此毒素尚可引起肠黏膜局部的 Schwartzman 反应，致血管内凝血及血管壁坏死，导致黏膜带血状损害。肠黏膜损伤后肠道气体得以通入肠壁。形成肠气囊肿，提示预后严重。

二、临床表现

（1）患者常有使用广谱抗生素、外科大手术史，或其他严重的全身疾病等病史。

（2）腹泻：多在应用抗生素 4 ～ 10 天内，或在停药后的 1 ～ 2 周内，或于手术后 5 ～ 20 天发生。轻者大便每日 2 ～ 3 次，停用抗生素后可自愈。重者大便每日达 30 余次，可持续 4 ～ 5 周，少数病例可排出假膜。

（3）腹痛、腹胀：较多见，可伴恶心、呕吐等。

（4）其他症状：可出现发热等毒血症表现，重者可有低血压休克、电解质失衡以及代谢性酸中毒、少尿，甚至急性肾功能不全等症状。

（5）外周血常规白细胞升高，多在（10～20）$\times10^9$/L 以上，以中性粒细胞增多为主。

三、辅助检查

1. 粪便检查

常规检查仅有白细胞。粪便细菌特殊条件下（厌氧）培养，多数病例可发现有难辨梭状芽孢杆菌生长。

2. 粪细胞毒素检测

粪细胞毒素检测有确诊价值。

3. 内镜检查

病变早期或治疗及时者，内镜可无典型症状：严重者黏膜脆性增加、溃疡形成。表面覆有黄白或黄绿色假膜。病变多累及左半结肠。

4. X 线检查

腹部平片可显示肠扩张。钡剂灌肠可见肠壁水肿增厚，结肠袋消失。如见到肠壁间有气体。提示有部分肠壁坏死，结肠细菌侵入所致。或可见到溃疡或息肉样病变。

四、治疗

（1）及早停用所有正在使用的抗生素。加强支持疗法，纠正休克及水电解质、酸碱失衡。

（2）抗菌治疗

①甲硝唑（灭滴灵）：首选药物，250～500mg/ 次，3 次 / 天，7～10 天，重症病例可静脉滴注给药，但疗效低于口服给药。

②万古霉素：有效率和复发率与甲硝唑（灭滴灵）相似，口服 125～250mg/ 次，4 次 / 天，7～10 天。

③杆菌肽：25000U/ 次，4 次 / 天，7～14 天。多用于上述两种药无效或复发者。

（3）考来烯胺（消胆胺）：可吸附毒素，减少毒素吸收。特异性抗毒素可中和毒素。

（4）恢复肠道正常菌群，轻者停用抗生素后可自行恢复。严重病例可口服乳酸杆菌制剂、维生素 C 及乳糖、麦芽糖等扶植大肠杆菌。口服叶酸、复合维生素 B、谷氨酸及维生素 B_{12} 以扶植肠球菌。

（5）手术治疗：暴发型病例内科治疗无效，或有肠梗阻、中毒性巨结肠、肠穿孔时，可考虑手术治疗。

第二节　肠结核

肠结核是结核杆菌侵犯肠壁引起的慢性特异性感染。临床上常有腹痛及腹部压痛、排便异常、腹部肿块和结核中毒症状。过去在我国较常见，近年来由于人民生活水平的提高、卫生保健事业的发展及结核患病率的下降，本病在我国已逐渐减少。本病患者多为青壮年，20 ～ 40 岁约占 60% ～ 70%，女性多于男性，比例约占 3∶1。

一、病因和发病机制

本病 90% 以上由人型结核杆菌引起，少数由牛型结核杆菌引起。结核杆菌侵犯肠道主要经口感染，有开放性肺结核或喉结核的患者，经常吞下含结核杆菌的痰液，或经常和开放性肺结核患者共餐，忽视餐具消毒隔离，均可引起本病。

结核杆菌多在回盲部引起结核病变，可能与下列因素有关：①肠内容物在回盲部停留较久，增加了肠黏膜的感染机会；②回盲部有丰富的淋巴组织，而结核杆菌容易侵犯淋巴组织。

肠结核也可由血行播散引起；或由腹腔内或盆腔内结核病灶直接蔓延引起。

结核病的发病是人体和结核杆菌相互作用的结果。经上述途径而获得感染仅是致病的条件，只有当入侵的结核杆菌数量较多、毒力较大，人体免疫功能低下、肠功能紊乱引起局部抵抗力削弱时才会发病。

二、病理

肠结核主要位于回盲部。其他部位依次为升结肠、空肠、横结肠、降结肠、阑尾、十二指肠和乙状结肠等处，少数见于直肠。偶有胃结核、食管结核的报道。

本病的病理变化随机体对结核杆菌的免疫力与变态反应的情况而定。如机体的免疫反应强，病变以渗出为主；当感染菌量多、毒力大，可有干酪样坏死，形成溃疡，称为溃疡型结核。如机体免疫状况良好，感染较轻，则症状为肉芽组织增生，进一步可纤维化，称为增生型肠结核。实际上。兼有这两种病变者并不少见。称为混合型或溃疡增生型肠结核，其病理症状是两型的综合。

（一）溃疡型肠结核

肠壁的集合淋巴结和孤立淋巴结滤泡充血、水肿，进而发展为干酪样坏死，肠管环形狭窄，随之形成溃疡。溃疡边缘不整，深浅不一。溃疡边缘与基底多有闭塞性动脉炎，故引起出血机会较少；病变肠管与附近肠外组织紧密粘连，一般不发生急性穿孔；晚期患者可有慢性穿孔，形成腹腔内包裹性肿块或肠瘘；因有纤维组织增生和瘢痕形成，肠段收缩变形。

（二）增生型肠结核

有大量结核肉芽肿和纤维组织增生，使肠壁局限性增厚与变硬，往往可见瘤样肿块突入肠腔，使肠腔狭窄而梗阻。

（三）混合型肠结核

混合型肠结核又称溃疡增生型肠结核。同时具备上述两种病理改变。近年来，经纤维结肠镜检查发现的早期病变可表现为黏膜内结核，仅有充血、水肿、渗出及糜烂，无溃疡及纤维组织增生性病变，有人称之为炎症型肠结核。

三、临床表现

本病一般见于青壮年，女性略多于男性。多数起病缓慢，病情较长。

（一）腹痛

多位于右下腹。常有上腹或脐周疼痛，系回盲部病变引起的牵涉痛。疼痛一般为隐痛或钝痛，有时在进餐时诱发，在排便后缓解。并发肠梗阻时可有阵发性绞痛。

（二）排便异常

溃疡型肠结核主要症状为腹泻，一般每日 2 ～ 4 次，严重时可达 10 多次。粪便呈糊状或水样，但可间有便秘。大便呈羊粪状，数日后再腹泻。这些可能是胃肠功能紊乱的症状。增生型肠结核多以便秘为主要表现。

（三）腹部肿块

主要见于增生型肠结核，也可见于溃疡型肠结核并发局限性腹膜炎而病变肠曲和周围组织粘连或同时有肠系膜淋巴结核等情况。包块常位于右下腹。较固定。中等质地，伴有压痛。

（四）全身症状和肠外结核的症状

溃疡型肠结核常有结核毒血症状，如发热、盗汗、食欲缺乏、消瘦、贫血、全身虚弱等。可同时伴有肠外活动性结核如肺结核的症状。增生型肠结核很少有这些症状。

四、实验室和辅助检查

（一）常规检查

溃疡型肠结核可有轻、中度贫血；红细胞沉降率加速；粪便多为糊状。显微镜下可见少量脓细胞与红细胞，浓缩检查结核杆菌有时可获阳性结果，但只有痰菌阴性才有意义。结核菌素试验强阳性对本病诊断有一定参考价值。

（二）X 线检查

钡餐或钡灌肠造影对本病有意义。对并发肠梗阻者应行钡灌肠检查而不应进行钡餐检查，以免加重梗阻。溃疡型肠结核时，钡剂于病变肠段呈激惹现象，排空很快，充盈不佳，而在病变的上下段充盈良好，称钡影跳跃征象。病变肠段如能充盈，显示黏膜粗乱、边缘不整、有时呈锯齿状。也可见肠腔变窄、肠段缩短变形、回肠与盲肠正常角度消失。增生型肠结核时主要症状为病变肠管充盈缺损。

（三）结肠镜检查

可见整个大肠与回肠末段的病变。并可做活组织检查，对本病的诊断有重要价值。

五、并发症

本病可并发肠系膜淋巴结结核与结核性腹膜炎，或三者并存。常并发肠梗阻；肠出血少见；晚期可有慢性肠穿孔；偶有急性肠穿孔。

六、诊断

下列几点可作为诊断的主要依据。①青壮年患者有肠外结核，主要是肺结核；②腹痛、腹泻和（或）便秘、发热、盗汗等症状；③右下腹压痛、压痛性包块或不明原因的肠梗阻；④X线钡剂造影有回盲部激惹现象、充盈缺损或肠腔狭窄。对诊断有困难者应进行结肠镜检查，多可确诊。也可进行2～3周的试验性抗结核治疗，通过观察疗效有利于明确诊断。对增生型肠结核有时须剖腹探查，才能确定诊断。

七、鉴别诊断

（一）右侧结肠癌

本病发病者年龄较大，常在40岁以上；无肠外结核证据及结核毒血症症状；消瘦、贫血等全身表现更明显；腹部包块粘连固定不如肠结核显著、压痛常缺如、表面有结节感、质地较坚硬；X线检查有钡剂充盈缺损，但涉及范围较局限，不受累回肠；结肠镜检查及活检可确定结肠癌诊断。

（二）克罗恩病

本病的临床表现与X线表现有时酷似肠结核。鉴别要点包括：①无肺结核或其他肠外结核证据；②有缓解复发趋势；③粪便反复检查找不到结核杆菌；④X线所见病变以回肠末段为主，其他肠段也可受累。并呈阶段性分布；⑤抗结核药物治疗无效，免疫抑制治疗可使病情缓解：⑥剖腹探查切除标本有非干酪性肉芽肿，镜检及动物接种均无结核杆菌。

（三）阿米巴病或血吸虫病性肉芽肿

病变受累盲肠者常和肠结核相似，但既往有相应感染史、脓血便常见、可从粪便检查发现有关病原体、相应特效药治疗有明显疗效、结肠镜检查多可明确诊断。

（四）其他

腹痛、腹泻为主要症状者应和溃疡性结肠炎、肠道恶性淋巴瘤鉴别；有稽留热者应和伤寒、副伤寒或其他感染性疾病鉴别。

八、治疗

肠结核的早期病变可逆，所以应强调早期诊断、早期治疗。

（一）休息与营养

休息与营养可加强患者抵抗力。活动性肠结核需卧床休息，积极改善营养，必要时应给予静脉内高营养。

（二）抗结核药物治疗

尽早应用规范的抗结核药物是治疗的关键。现多采用短程疗法，疗程为6～9个月。一般在治疗的头2个月。用异烟肼和利福平，加上链霉素或乙胺丁醇或吡嗪酰胺，进行三联治疗，以后继续用异烟肼和利福平治疗至疗程结束。

（三）对症治疗

腹痛可用颠茄、阿托品等抗胆碱药；严重腹泻或摄入不足者应注意补充液体与电解质；对不完全性肠梗阻需进行胃肠减压：无肠梗阻症状而有便秘者可用开塞露或西沙必利。

（四）手术治疗

对完全性肠梗阻、急性肠穿孔、慢性肠穿孔引起粪瘘内科治疗无效者、肠道大出血经积极抢救不能止血者应进行外科手术治疗。

九、预后

本病愈后取决于早期诊断和治疗。在早期渗出性病变阶段经治疗可完全愈合。如延误治疗或未能合理、正确治疗，可发生各种并发症，增加治疗上的困难而影响预后。

十、预防

肠结核预防应强调有关结核病的卫生宣传教育：应强调肠外结核特别是肺结核的早期诊断和治疗；肺结核患者不可吞咽痰液，应保持排便通畅，应与他人分餐：应避免饮用未经消毒的牛奶。

第三节　伤寒与副伤寒

伤寒是由伤寒沙门菌引起的急性肠道传染病。临床主要特征为持续发热、表情淡漠、相对缓脉、玫瑰疹、腹胀、肝脾大和白细胞减少等，肠出血、肠穿孔为严重并发症。

一、病原学

伤寒沙门菌为沙门菌属中的D组，革兰染色阴性，呈杆状，菌体周围有鞭毛，能在普通培养基中生长，在含有胆汁的培养基生长更好。伤寒沙门菌具有脂多糖菌体抗原（O抗原）和鞭毛抗原（H抗原），可刺激机体产生特异性IgM与IgG抗体，该菌具有多糖毒力抗原（Vi抗原），抗原性较弱，Vi抗体持续时间短，当伤寒沙门菌消失后，Vi抗体随之消失。伤寒沙门菌菌体裂解后释放出的内毒素在发病机制中起重要作用。伤寒沙门菌在自然环境中生命力较强且耐低温，地面水中可存活1～3周，在粪便、污水中可存活 1 ～ 2 个月。伤寒沙门菌不耐热，一般化学消毒剂可使之灭活。

二、流行病学

（一）传染源

患者与带菌者均是传染源，前者从潜伏期起即可由粪便排菌。起病后 2 ～ 4 周排菌量最大，故传染性最强。此后排菌量逐渐减少，只有 2% ～ 5% 可持续排菌达 3 个月以上，偶尔成为终生排菌。排菌期限在 3 个月以内者称为暂时性带菌者，超过 3 个月者称为慢性带菌者。慢性带菌者是本病的主要传染源。

（二）传播途径

伤寒沙门菌随患者或带菌者的粪便排出后，通过污染的水或食物、日常生活接触、苍蝇和蟑螂等传播。伤寒暴发流行的主要原因是水源的污染，食物污染亦可引起本病的流行。散发病例一般以日常生活接触传播为多。

（三）人群易感性

人对伤寒普遍易感，病后免疫力持久，第二次发病者少见，约占 2%。伤寒与副伤寒之间无交叉免疫。

（四）流行特征

世界各地均有本病发生，以热带、亚热带地区多见。发展中国家主要因水源污染而暴发流行。发达国家则以国际旅游感染为主。本病终年可见，以夏秋季最多。儿童及青壮年多见。

三、发病机制和病理改变

伤寒杆菌进入消化道后，未被胃酸杀灭而在小肠内碱性环境、胆汁和营养物质的适宜条件下繁殖并侵入肠黏膜，此时一部分病菌被巨噬细胞吞噬并在其胞质内繁殖。另一部分则经淋巴管进入回肠集合淋巴结、孤立淋巴滤泡及肠系膜淋巴结，并在其中繁殖，然后再由胸导管进入血流，引起短暂的菌血症。此阶段相当于临床的潜伏期。病菌随血流进入各脏器。在其内大量繁殖后再次入血。为第二次菌血症，相当于病情第 1 ～ 2 周，因释放大量内毒素可产生毒血症状。此时血、骨髓含大量病菌，培养阳性率较高，尤其是后者。同时病菌亦可经肠道、肾、粪便、尿液排出，便、尿培养亦呈阳性。病菌经肠道穿过小肠黏膜再次侵入肠壁淋巴组织。使原已致敏的淋巴组织发生严重炎症反应，引起该处组织坏死进而形成溃疡。溃疡深者达浆膜时可引起肠穿孔，炎症波及血管可引起肠出血。随着机体免疫反应，尤其是细胞免疫作用的加强，细胞内伤寒杆菌逐渐被消灭，病变逐渐愈合，患者痊愈。伤寒的发病取决于伤寒杆菌的感染量、毒力及机体的免疫力。某些因素如营养不良、胃酸降低可能促进伤寒的发病。伤寒杆菌内毒素是重要的致病因素。持续发热主要是由病灶中的巨噬细胞和中性粒细胞释放内源性致热原所致。

伤寒的主要病理特点是全身单核－巨噬细胞系统的增生性反应，以回肠下段的集合淋巴结与孤立淋巴滤泡的病变最具特征性。病程第1周。淋巴组织增生肿胀，呈纽扣样凸起。病变继续加重，局部因营养障碍在病程第2周出现坏死，坏死后结痂。病程第3周结痂脱落形成溃疡，波及血管时出现肠出血，穿透肌层、浆膜时出现肠穿孔。第4周后溃疡逐渐愈合，不留瘢痕，亦不引起肠道狭窄。肠道病变与临床症状严重度不一定成正比，如症状较微的患者亦可突发肠出血与肠穿孔。镜下检查的特征是炎性细胞的浸润，以巨噬细胞为主。该细胞聚集在溃疡底部及周围，其胞质内含有被吞噬的淋巴细胞、红细胞、伤寒沙门菌及坏死组织碎屑，又称为“伤寒细胞”，若该细胞聚集成团则称为伤寒肉芽肿或伤寒小结，是本病相对特征性的改变，具有病理诊断意义。

四、临床表现

潜伏期7～23天，平均10～14天。其长短与感染菌量有关。

（一）典型伤寒的临床表现

1. 初期

病程第1周。通常起病缓慢，发热为其重要症状，体温呈阶梯形上升，逐渐达到39～40℃，可伴畏寒，偶有寒战。同时伴有乏力、食欲不振、全身不适等。亦可伴有咳嗽和咽痛。

2. 极期

病程第2～3周。

（1）发热：主要热型为高热型、稽留热型，少数为弛张热型、不规则热型。持续10～14天。

（2）消化系统症状：如食欲不振、腹胀、腹部不适、便秘或腹泻。右下腹可有压痛。

（3）神经系统中毒症状：与病情的严重程度呈正相关。患者常有表情淡漠、呆滞、反应迟钝、听力减退、精神恍惚。重者可出现谵妄、昏迷、病理反射阳性等中毒性脑病的症状。

（4）相对缓脉：为本病临床特征之一，并发中毒性心肌炎时可不明显。

（5）肝、脾大：病程第1周末可有脾大，质软伴压痛。部分患者同时可有肝大伴压痛。并发中毒性肝炎时，肝功能异常，重者出现黄疸。

（6）玫瑰疹：病程第7～13天，约半数患者的皮肤出现淡红色、充血性小斑丘疹，称玫瑰疹，直径2～4mm。多见于胸、腹部，2～4天内消退。多在10个以下，分批出现。

3. 缓解期

病程第3～4周。体温出现波动，并开始逐步下降。食欲渐渐好转，腹胀逐渐消失，脾回缩。本期仍有可能出现肠出血、肠穿孔等并发症。

4. 恢复期

病程第5周。体温达正常，症状消失，一般在1个月左右完全康复。但原有慢性疾病或出现并发症者病程往往较长。

（二）其他临床类型

1. 轻型

全身性毒血症状轻，体温38℃左右。病程短，1～2周内痊愈。多见于发病前曾经接受伤寒菌苗注射。或病初进行了有效抗菌药物治疗者，本型易误诊、漏诊。

2. 迁延型

由于机体免疫力低，发热持续时间长，可达5周以上，甚至数月之久，间歇热型或弛张热型，肝、脾大较显著。伴有慢性血吸虫病的伤寒患者常见此型。

3. 逍遥型

此型患者以肠出血或肠穿孔为首发症状。因毒血症状轻能照常生活、工作。此型少见。

4. 暴发型

急剧起病，毒血症状严重，症状为高热、畏寒、休克、中毒性脑病、中毒性心肌炎、中毒性肝炎、弥散性血管内凝血等。

（三）老年伤寒的临床特点

症状多不典型。发热不高，易出现虚脱，常并发支气管肺炎、心功能不全和持续的胃肠功能紊乱，病情迁延，恢复缓慢，病死率较高。

（四）小儿伤寒的临床特点

症状不典型，以弛张热为多见。胃肠道症状明显，肝、脾大较常见，相对缓脉和皮疹均少见，易并发支气管肺炎。外周血白细胞数一般不减少，甚或可增高。并发肠出血，肠穿孔概率低，病程较短，病死率亦较低。

（五）伤寒的复发与再燃

复发是指症状消失后1～2周再次发作，临床表现与初次发作相似，血培养又转为阳性。复发的症状一般较轻，病程较短。一般认为与机体抵抗力不足、抗菌疗程不够有关。再燃是指病后2～3周体温开始下降，尚未达正常时又再上升。在发热期间血培养可为阳性，此时症状再次加剧，可能与菌血症未被完全控制有关。

五、实验室及其他检查

（一）血常规

白细胞数一般在（3～5）$\times 10^9$/L，伴中性粒细胞减少和嗜酸性粒细胞减少或消失。嗜酸性粒细胞计数对伤寒的诊断与病情的评估有参考价值，其数值随病情的好转而恢复正常，因而当病情复发时可再度减少或消失。血小板计数下降应警惕弥漫性血管内凝血、溶血性尿毒综合征。

（二）伤寒杆菌的培养

1. 血培养

血培养为最常用的确诊依据。病程第 1 ～ 2 周的阳性率为 80% ～ 90%，第 3 周为 50%，第 3 周后不易检出。对已接受抗菌治疗的患者可采用血块培养法，因祛除了血清中所含抗菌药物，故可提高阳性率。

2. 骨髓培养

因阳性率高于血培养，且持续时间长。适用于已用抗菌药物治疗、血培养阴性者。

3. 粪便培养

从潜伏期起即可呈阳性，逐渐增高。至第 3 ～ 4 周达 80%，此后逐渐下降。约有 3% 的患者可超过 1 年。

4. 尿培养

病情后期第 3 ～ 4 周有时阳性率可达 25%，但应避免粪便污染。

5. 十二指肠引流胆汁培养

一般用于带菌者的诊断与疗效评价。因操作不便，患者较难接受。目前已很少应用。

（三）血清学检查

肥达试验即伤寒血清凝集反应，应用伤寒沙门菌“O”与“H”抗原，副伤寒甲、乙、丙的鞭毛抗原共 5 种抗原，检测患者血清中相应抗体，对伤寒、副伤寒有辅助诊断价值。一般从第 2 周开始出现抗体，至第 3 ～ 4 周阳性率可达 70% ～ 80%，效价亦较高。并可维持数月。有些患者早期应用有效抗菌药，病原菌清除早或机体免疫功能低下。抗体效价可能不高。故约有 10% ～ 30% 肥达反应始终为阴性。“O”抗体的凝集效价在 1/80、“H”在 1/160 以上，可确定为阳性。通过每周复检一次，观察其效价的动态改变。如逐次递增，或恢复期效价等于或高于初次 4 倍，才有意义。“O”抗原为伤寒沙门菌和副伤寒甲、乙杆菌的共同抗原，因此高效价“O”抗体不能区分此三种病原菌感染。而此三者鞭毛抗原不同。可从各自特异性抗体效价上升来判断感染的菌种。

评价肥达反应的结果，还应注意以下几点。

（1）因为“O”抗体为 IgM 类，出现早、消失快，半年左右阴转，而“H”抗体为 IgG 类，出现迟，可持续阳性达数年，所以只有“O”抗体上升但“H”抗体不上升，可能是发病早期；反之可能是不久前患过伤寒或曾接受过伤寒菌的预防接种或为其他发热性疾病所致的非特异性回忆反应。

（2）沙门菌群分四群，伤寒沙门菌所属的 D 群与 A 群有部分共同抗原，故可出现抗体的交叉反应。

（3）其他疾病如急性血吸虫病、败血症、结核病、风湿病、溃疡性结肠炎等可出现假阳性。

（4）部分血培养阳性确诊的伤寒患者肥达反应却为阴性结果，因此本试验对伤寒的诊断只有辅助价值，不能作为确诊的唯一依据。

六、并发症

（一）肠出血

肠出血为常见的严重并发症。多见于病程第2～3周，发生率约为2%～15%，常以饮食不当、腹泻为诱因。少量出血可无症状或只有轻度头痛、脉搏增快；大量出血时体温突然下降。继而回升，有头晕、烦躁、面色苍白、出冷汗、脉搏增快、血压下降等休克症状。大便呈暗红色血便。

（二）肠穿孔

发生率为2%～4%，为最严重的并发症，多发于病程第2～3周，常发生于回肠末段，多为1个。穿孔前常先表现为腹痛或腹泻、肠出血。穿孔发生时突发右下腹剧痛。伴恶心、呕吐、出冷汗、呼吸急促、脉搏加快、体温与血压下降。继而出现明显腹胀、腹部压痛、反跳痛、腹肌紧张甚至强直等腹膜炎征象。X线检查膈下有游离气体，白细胞数较原先增加并伴核左移。有的病例可同时并发肠出血与穿孔。

（三）中毒性肝炎

发生率为20%～60%，常见于病程第1～2周。主要特征为肝大伴触痛，血清ALT升高。少数可出现轻度黄疸。随病情好转，肝功能损害多在第2～3周内恢复正常。

（四）中毒性心肌炎

常见于病程第2～3周伴有严重毒血症的患者。临床特征为心律不齐，第一心音低钝，心律不齐，舒张期，奔马律，血压偏低。心电图提示P-R间期延长，T波改变与ST段下降、平坦等。

（五）溶血性尿毒综合征

国外报道的发病率达12%～14%，较前有增加的趋势。国内有个别报道。见于病程第1～3周，以第1周为多见。主要症状为溶血性贫血和肾衰竭，可出现血小板减少、红细胞破碎及纤维蛋白降解产物增加，分析可能由于伤寒杆菌内毒素诱使肾小球微血管内凝血所致。

（六）其他

可有急性胆囊炎、脑膜炎、血栓性静脉炎、肾盂肾炎等局灶性感染，严重者可有中毒性脑病等。

七、诊断与鉴别诊断

（一）诊断

主要依据临床特征及实验室检查，流行病学资料亦有参考价值。

1. 流行病学资料

注意当地是否正在流行伤寒或伤寒，是否有与伤寒相关的预防接种史及既往史等。

2. 临床表现

持续发热 1 周上，表情淡漠、呆滞、腹胀、腹泻或便秘、相对缓脉、玫瑰疹、脾大等。如并发肠出血或肠穿孔则有助于诊断。

3. 实验室检查

周围血常规白细胞总数减少，嗜酸性粒细胞减少或消失。肥达反应阳性。确诊的依据为检出伤寒沙门菌。早期可做血培养，若培养阴性则行骨髓培养。大便培养对确定排菌状态有帮助。

（二）鉴别诊断

在疾病早期，其典型症状尚未显露时应与下列疾病相鉴别。

1. 病毒感染

无论是呼吸道或肠道病毒感染均可表现为持续发热、头痛、白细胞减少、呼吸道症状或腹泻、便秘、腹胀等。但很少有神经系统中毒症状、脾大及玫瑰疹。细菌培养阴性。一般在 1 ～ 2 周内自愈。

2. 疟疾

发热前常有畏寒或寒战，热退时多汗，尤其是热型规律的间日疟或三日疟。体温波动大，退热后一般情况良好。脾大明显，可有贫血症状，外周血及骨髓涂片可发现疟原虫。尤其应重视与恶性疟疾的鉴别。

3. 粟粒型结核病

发热不规则，伴有盗汗、咳嗽、脉快、呼吸急促、发绀等，有结核接触史或结核病史，胸片可见粟粒状阴影。

4. 革兰氏阴性杆菌败血症

起病急，以发热及全身中毒症状为主，伴寒战、多汗，有出血倾向。早期可出现休克且持续时间较长，外周血白细胞可稍低，但常伴核左移。可发现胆管、尿路或肠道等处的原发感染灶。血培养可发现致病菌。

八、治疗

（一）一般治疗

1. 隔离与休息

按肠道传染病隔离。严格卧床休息。

2. 护理与饮食

注意观察体温、脉搏、血压、腹部情况及大便性状的变化。应给予易消化、少纤维的饮食。维持足够的热量与水、电解质平衡。饮食的恢复必须循序渐进，切忌过急。因饮食不当可能导致肠出血、穿孔。

（二）对症处理

（1）高热者以物理降温为主，如冰敷、酒精浴等，大量使用退热药易出现虚脱，尤其老年人。

（2）烦躁不安者可用安定等镇静剂。

（3）便秘者应以生理盐水低压灌肠或肛用开塞露，禁用泻药。

（4）腹胀者注意给予少糖低脂饮食，可用松节油腹部热敷，肛管排气及针刺足三里等穴。禁用新斯的明，以减少剧烈肠蠕动诱发肠出血、穿孔。

（5）毒血症状严重者，在有效、足量抗菌治疗的同时可加用肾上腺皮质激素以减轻毒血症状。地塞米松 2 ～ 4mg/d 静脉滴注，疗程 1 ～ 3 天。

（三）病原治疗

1. 喹诺酮类

抗菌谱广，杀菌作用强，耐药率低，价格适中，不良反应小，应列为首选。

（1）氧氟沙星：成人每次 0.2g，每日 3 次口服，疗程 14 天。重症者静脉滴注，每次 2g，每日 2 次，症状控制后改为口服，疗程 14 天。

（2）左旋氧氟沙星：成人每次 0.2 ～ 0.4g，每日 2 ～ 3 次口服，疗程 14 天。

（3）环丙沙星：成人每次 0.5g，每日 2 次口服，疗程 14 天。重症者静脉滴注，每次 0.2g，每日 2 次，症状控制后改为口服，疗程 14 天。

（4）诺氟沙星：成人每次 0.2 ～ 0.4g，每日 3 ～ 4 次口服，疗程 14 天。一般用药后 3 ～ 5 天退热，孕妇与儿童不宜应用。

2. 头孢菌素类

第二、三代头孢菌素均可选用，不良反应低，尤其适用于孕妇、儿童及哺乳期女性。

（1）头孢曲松：成人每次 1 ～ 2g 静脉滴注，每日 2 次：儿童每次 50mg/kg 静脉滴注，每日 2 次，疗程 14 天。

（2）头孢噻肟：成人每次 2g 静脉滴注，每日 2 次；儿童每次 50mg/kg 静脉滴注，每日 2 次，疗程 14 天。

3. 氯霉素

曾经是治疗伤寒的首选药，但由于骨髓抑制的不良反应明显，目前临床上已较少使用。用于氯霉素敏感菌株时，成人每次 0.5g，每日 4 次口服；重症者每次 0.75 ～ 1g 静脉滴注。每日 2 次，体温正常后剂量减半，疗程 10 ～ 14 天。用药中密切观察外周白细胞，少于 2.5×10^9/L 时更换其他抗菌药物。

4. 复方磺胺甲噁唑（SMZ-TMP）

敏感菌株可选用，成人每次 2 片，每日 2 次口服，疗程 14 天。

（四）并发症治疗

1. 肠出血

禁食或只给少量流食。严格卧床休息。严密观察血压、脉搏、便血情况。使用止血剂。根据出血量的多少可适量输入新鲜全血。积极的内科保守治疗无效时可考虑手术治疗或介入治疗。

2. 肠穿孔

应早期诊断，及早处理。禁食，胃肠减压，加强抗菌治疗，积极控制腹膜炎。视具体情况及时手术。

3. 中毒性心肌炎

可加用肾上腺皮质激素、能量合剂以改善心肌营养状态。如出现心功能不全，可在严密观察下应用强心药。

4. 溶血性尿毒综合征

使用足量、有效地抗生素控制感染；输血、碱化尿液，使用肾上腺皮质激素。用小剂量肝素抗凝，低分子右旋糖酐疏通微循环，必要时进行血液透析等。

（五）慢性带菌者的治疗

（1）氨苄西林或阿莫西林：氨苄西林成人每次 4 ～ 6g 静脉滴注，每日 1 次，用前做皮试；或阿莫西林成人每次 0.5g，每日 4 次口服，可与丙磺舒联合应用，每次 0.5g，每日 4 次口服，连用 4 ～ 6 周。

（2）氧氟沙星或环丙沙星：氧氟沙星每次 0.2g，每日 2 次口服；或环丙沙星每次 0.5g，每日 2 次口服，疗程 4 ～ 6 周。

（3）并发胆囊炎、胆石症者上述治疗效果不佳可考虑手术切除胆囊。

九、预防

（一）控制传染源

患者经治疗体温正常后 15 天，或每隔 5 天做一次便培养，连续 2 次阴性，可解除隔离。患者的排泄物及用具均须消毒处理。饮食从业人员要定期检查。及时发现带菌者。带菌者应调离饮食服务业并要进行治疗、监督和管理。接触者要进行医学观察 15 天。有发热的可疑患者。应及早隔离治疗观察。

（二）切断传播途径

消灭苍蝇。搞好粪便、水源管理，养成良好的卫生习惯是预防本病的关键措施。

（三）提高人群免疫力

易感人群应进行预防接种。伤寒、副伤寒甲、乙三联菌苗皮下注射 3 次，间隔 7 ～ 10 天。各 0.5mL、1.0mL、1.0mL。免疫期 1 年，每年可：1.0mL 加强 1 次。口服伤寒 Ty2la 活菌苗，第 1、3、5、7 天各一个胶囊，保护率可达 50% ～ 96%，不良反应较低。

十、副伤寒

副伤寒包括副伤寒甲、副伤寒乙和副伤寒丙。其病原分别属沙门菌 A、B、C 组。我国成人的副伤寒以副伤寒甲为主，小儿副伤寒以副伤寒乙较为常见。副伤寒甲、乙的肠道病变浅表，故肠出血或穿孔少见，常以腹泻、腹痛、呕吐等急性胃肠炎症状急性起病，发热可为弛张热型。副伤寒甲、乙的皮疹出现较早、较多、较大、颜色较深。副伤寒丙的症状复杂，首先以败血症型为主，其次为伤寒型或胃肠型。副伤寒治疗与伤寒相同，当副伤寒丙的败血症已形成脓肿时。除加强抗菌治疗外，还应外科手术切开排脓。

第四节　轮状病毒性肠炎

轮状病毒为腹泻病毒中研究最多和最深入的腹泻病毒，亦为最多见的腹泻病毒。

一、病原学

轮状病毒为 RNA 病毒。属呼肠孤病毒科，广泛存在于世界各地。直径 68 ～ 70nm。相对分子质量为 10.7×106，核心部分直径 36 ～ 38nm，相对分子质量为 0.2×106，含双股 RNA，由 11 个基因片段组成，在决定病毒的抗原性和免疫原性等方面起重要作用。其中比较重要的是核蛋白 VP2、内壳蛋白 VP6 以及外壳蛋白 VP4 和 VP7 等。由于 RNA 片段的核苷酸序列和相对分子质量不同，电泳时出现特征性基因图像，可作为鉴别方法之一。核心外围为 20nm 双层衣壳，内层衣壳的壳微粒体向外层呈放射性条幅状排列，类似车轮，故此而名。外层衣壳的多肽构成种特异性抗原，人和动物无交叉反应。内层衣壳多肽则构成 7 组特异性抗原，据此已初步将轮状病毒分为 A、B、C、D、E、F 和 G 7 个组，7 组病毒均能引起动物腹泻，但只有 A，B，C 三组能感染人，其中最常见的是 A 组。

（一）A 组轮状病毒

1973 年由澳大利亚学者 Bishop 首先从腹泻患儿十二指肠上皮细胞中发现。特征性 RNA 电泳图像为 4:2:3:2。按衣壳内层抗原，可分为Ⅰ、Ⅱ两个亚群，用衣壳外层抗原制备中和抗体，可分为 4 个血清型，其中 2 型属第 I 亚群。根据 VP4 和 VP7 中和抗原特异性的不同。分别建立了 P 和 G 两个独立的血清型系统。目前已知至少有 P1A、P1B、P2 ～ P4 等 5 个 P 型，G1 ～ G14 等 14 个 G 型，引起婴幼儿腹泻的血清型主要为 G1 ～ G4、G8、G9 和 G12 型，相同血清型的 VP7 序列具有高度的保守性，型间无交叉免疫。

（二）B 组轮状病毒

1984 年由我国病毒学家洪涛首先从成年人腹泻患者大便中发现，形态和 A 组轮状病毒完全一样。为成年人流行性腹泻的病原，故又称为成年人腹泻轮状病毒（ADRV）0特征性RNA电泳图像为4:2:2:3，基因组内发生变异的频率较高。其VP4结构蛋白与A组和C组的同源性分别为18%和19%；VP7与A组同源性为28%，与C组无同源性；其内壳蛋白VP6与A组和C组的同源性分别为16.2%和17.2%。A、B两组之间血清学无交叉反应。

（三）C组轮状病毒

1980年由sail等首次发现，特征性RNA电泳图像为4:3:2:2，其VP4、VP7和VP6与A组的同源性分别为34.5%，30%以下和42%。A、C两组之间有一个共同的抗原位点，定位于VP6蛋白。不同来源的C组轮状病毒株的VP6存在高度的同源性。

近年来我国学者又从北京市暴发流行的成年人腹泻患者的粪便中发现了一种新的轮状病毒，其特征性RNA电泳图像为4:2:1:1:1:1:1，经RT-PCR证明该病毒既不属于A组和C组，也不属于引起我国成年人腹泻的ADRV，表明我国尚有A、B、C三组以外的其他轮状病毒所致的流行性腹泻。

轮状病毒在外界环境中比较稳定。对温度抵抗力较强，在室温中可存活7个月；耐酸，不被胃酸破坏；-20℃可长期保存，在有硫酸镁存在的情况下50℃亦不被灭活。

二、流行病学

（一）传染源

患者及无症状带毒者均为本病的传染源。症状出现前1天粪便开始排病毒，第3、4日为排毒高峰。排出量可达$10^{13}\sim10^{15}$/L，易感儿只需10个病毒即可感染。

病后1周排毒大多停止，少数可排毒2周。极少数可形成慢性腹泻而长期排毒。患病婴儿母亲粪便的带毒率可达70%左右。

（二）传播途径

消化道传播为主要途径，托幼单位或学校常有水型及食物型暴发流行。接触传播也广泛存在，家庭密切接触者可有30%以上的继发性感染。此外，还存在经污染空气通过呼吸道传播的可能性。

（三）人群易感性

A组轮状病毒主要感染婴幼儿，最高发病年龄为6～12月龄，其次为12～24月龄和2～6月龄。但新生儿、成年人特别是老年人免疫力低下时也可感染。人工喂养者比母乳喂养者更易发病。B组轮状病毒主要感染青壮年，健康人群抗体阳性率20%～30%。但其他人群亦可感染。C组轮状病毒主要感染儿童，成年人偶有发病。

（四）流行特征

A组轮状病毒感染遍及全世界。据WHO统计腹泻患儿中11%～71%（平均33%）

由此引起，在经济发达国家，住院的婴幼儿急性胃肠炎 1/3 ～ 1/2 或以上为轮状病毒所致；在发展中国家，每年大约有 870000 名儿童感染轮状病毒，在我国约占婴幼儿秋季腹泻的 50% ～ 80%。发病季节各不相同，我国以冬季及春末夏初为高峰。B 组轮状病毒主要发生在我国，以暴发流行为主，一次发病可达数万人以上。有明显季节性。北京地区主要发生在 5、6 月份。C 组轮状病毒感染以散发多见，偶可呈小规模流行，感染率低于 4%。其特征为：①常发生于 A 组病毒之后；②患儿年龄比 A 组感染偏大；③发病高峰为 3 ～ 5 月份，持续时间长，散在发病。

三、发病机制和病理

轮状病毒主要侵犯十二指肠和空肠，而病毒与宿主细胞受体结合是病毒感染的关键。近年来研究发现，肠上皮细胞膜上存在轮状病毒受体。轮状病毒外壳蛋白 VP4 是病毒感染细胞的吸附蛋白，通过与靶细胞受体结合而进入上皮细胞。然后在上皮细胞胞质中复制，使绒毛变短变粗，细胞变形，出现空泡继而坏死，使小肠失去消化、吸收蔗糖、乳糖的功能。糖类滞留于肠腔引起渗透压增高，从而吸引体液进入肠腔，导致腹泻和呕吐。乳糖下降到结肠被细菌分解后，进一步增高了渗透压而使症状加重。大量的吐、泻丢失水和电解质，导致脱水、酸中毒和电解质紊乱。此外，呼吸系统及心、肝、脑、肾等脏器也可发生炎症反应。

最近我国学者在 A 组轮状病毒致病机制的研究上获得了突破性进展。发现轮状病毒第 10 基因编码的非结构蛋白 NSP4 具有细菌内毒素样的作用，无论是腹膜内还是回肠内注射均可引起细胞内 Ca^{2+} 水平升高，增加小肠黏膜 cAMP 的分泌而导致腹泻，据此认为，轮状病毒有症状感染需要两种受体，一种受体为感染所必需，另外一种是 NSP4 特异性受体，缺乏 NSP4 受体能发生感染，但不引起腹泻。

感染后不论是否出现症状。均可产生抗体反应。特异性 IgM 在病后 2 ～ 3 天即可产生，持续 4 ～ 5 天后消失。特异性 IgG 晚数日产生，持续时间较长，有无保护作用目前尚无定论。小肠局部产生的分泌性 IgA 有抵抗病毒作用，但持续时间较短，故患病之后还可再感染，但症状多较轻。

四、临床表现

（一）潜伏期

A 组轮状病毒潜伏期为 2 ～ 3 天。B 组、C 组均为 3 天左右。

（二）症状和体征

1. A 组轮状病毒感染

起病较急，首发症状为发热、腹泻，部分患者为呕吐和咳嗽。轻至中度发热，高热者少见。腹泻每日 10 余次至数十次，水样便或黄绿色稀便，有酸臭味。50% 患者于腹泻出现前有流涕、轻咳等上呼吸道感染症状，部分伴有支气管炎或肺炎。发热和呕吐持续约2天，但腹泻可持续3～5天或1周，少数可达2周。40%～80%有轻、中度脱水，大多为等渗性，其次为低渗性，少数为高渗性。呕吐、腹泻严重者可出现重度脱水、酸中毒和电解质紊乱，甚至发生DIC及多器官衰竭。平均病程7天，可自愈。少数可迁延不愈而形成慢性。导致营养不良。重复感染普遍存在，同型及不同型别病毒均可引起。

2. B组轮状病毒感染

患者多为成年人，突然出现中等程度的腹泻，每日大便10次左右，绝大多数为水样便，持续6～7天。病初2～3天伴有恶心、呕吐、腹痛、腹胀、乏力等。有轻度脱水。部分患者伴有呼吸道症状，发热者很少。

3. C组轮状病毒感染

主要侵袭儿童，症状与A组感染相似，但持续时间较长。

（三）实验室检查

1. 血常规

白细胞计数正常或偏低，分类正常。

2. 粪常规

水样便，pH＜7，镜检正常或偶有少量白细胞。

3. 电镜和免疫电镜检查

检测大便标本中病毒颗粒，诊断率可达45%～90%。阳性率与留取粪便的时间、粪便性状及临床医师对本病的熟悉程度有关。应争取在病程3天内留取新鲜水样便，标本瓶要无菌，并防止混入小便。

4. 病毒抗原检查

采用补体结合试验、反向间接血凝抑制试验、乳胶凝集试验及ELISA法检测粪便标本中病毒抗原，其中以ELISA法最为常用，具有特异性高，敏感快速，简便易行等优点，阳性率40%～80%。特别是单克隆抗体酶免疫技术的建立，减少了对高效价免疫血清的要求，并提高了常规方法的特异性和敏感性，对粪便标本无须特殊处理，适用于大规模临床检测和血清学分型的流行病学调查。

5. 病毒核酸检测

用聚丙烯酰胺凝胶电泳（PAGE）技术检测轮状病毒RNA，阳性率75%左右，可鉴别不同组的病毒。核酸杂交和PCR法可直接对标本中的病毒核酸进行血清型的鉴定和分型，其敏感性和特异性均较高。但需要一定条件，普通实验室难以开展。

6. 血清学检测

检测急性期和恢复期双份血清轮状病毒抗体滴度，4倍以上升高为阳性，或恢复期抗体滴度不低于1:64，亦有诊断意义。

五、诊断和鉴别诊断

根据临床表现及当地流行情况，可做出初步诊断。小儿患者应考虑A组；成年人患者则考虑B组；散发病例应考虑C组的可能。确诊主要依靠病原学检查。

本病的临床表现与其他肠道病毒及某些产毒素性细菌所致的肠炎戚为相似，应注意与肠道腺病毒、诺沃克病毒、杯状病毒、星状病毒、艾柯病毒及ETEC肠炎相鉴别，确诊有赖于病原学或血清学检查。

六、治疗

目前尚缺乏特效治疗方法。主要是通过饮食疗法和体液疗法，以控制症状，纠正水、电解质紊乱。

（一）饮食疗法

吐泻频繁者，先禁食8～12h，然后逐步恢复饮食。大部分患者通过禁食可有效地控制腹泻。禁食期间，应采用静脉补液，大多数患者为等渗性脱水，以2/3张液体补充累积损失，少数为高渗性脱水，予1/4张液体治疗。恢复饮食时，根据不同年龄、不同体质，给予不同比例的脱脂奶与米汤、菜汤混合液，定时定量，逐步增加牛奶浓度及总量。一般牛奶与米汤之比例从1∶1或1∶2开始，每餐增加牛奶10mL，2～3天恢复至病前饮食。

（二）肠黏膜保护剂的应用

目前使用较为普遍者为双八面体蒙脱石（思密达）微粒，口服后2h便可均匀覆盖在整个肠道表面，对消化道黏膜有很强的保护能力；对消化道内的病毒、细菌及其产生的毒素有选择性固定、抑制作用，能抑制轮状病毒的复制和传播；并通过与黏液糖蛋白相互结合，提高黏膜屏障的防御功能。不吸收入血循环，6h左右连同所固定的攻击因子随消化道自身蠕动排出体外。无明显不良反应可缩短腹泻病程。常用剂量为1岁以下患儿每次1g（1/3包），1～3岁每次1.5g（1/2包），3岁以上儿童及成年人每次3g（1包），用50mL温开水冲服，3/d，首剂加倍。至腹泻停止即停服，一般疗程3天，有效率95%以上。

（三）微生态制剂治疗

轮状病毒腹泻时，粪便中双歧杆菌、粪杆菌、乳杆菌及肠球菌数量明显下降，导致肠道菌群失调。其双歧杆菌的减少程度与轮状病毒肠炎的病情、病程及预后有关。口服微生态制剂能使腹泻患者恢复肠道正常菌群及功能，抑制病毒复制；促进肠黏膜上皮细胞增生，保护绒毛上皮细胞免遭病毒的入侵：安全有效，无毒副作用，特别适合老年患者和儿童患者服用。目前国内应用的微生态制剂有双歧杆菌、粪链球菌、乳酸杆菌、芽孢杆菌及酪酸菌等活菌制剂。有报道对轮状病毒肠炎有一定疗效，疗程5～7天。

（四）口服补液盐（ORS）治疗

小肠黏膜上皮细胞刷状缘上存在一种葡萄糖－钠载体，两者呈耦联吸收，当肠腔内含有一定浓度的葡萄糖时，可明显促进钠、水吸收。本病小肠黏膜病变为斑点状，尚有部分正常黏膜保持吸收功能。故对有些脱水（轻、中度脱水）的患者，可予ORS液口服，纠正脱水成功率达95%以上，方法简便、安全、价廉、有效。配方：每1000mL ORS液含氯化钠3.5g，枸橼酸钠2.9g或碳酸氢钠2.5g，氯化钾1.5g，葡萄糖20g或米粉25g。其中含Na^+ 90mmol/L，K^+ 20mmol/L，Cl^- 80mmol/L，HCO_3^- 30mmol/L，或枸橼酸根10mmol/L。米粉中含8种必需氨基酸，可提高ORS液的疗效。但由于该液张力为2/3张，适用于等渗性或低渗性脱水，对高渗性脱水应稀释1倍后再用。按公式：体重（kg）×75mL=用量（mL）计算，4h内饮完。只有在不知道患儿体重时，才用年龄估计ORS液的用量。如果患者想喝比表中所示液量还多的ORS液，则可多给。对6个月以下人工喂养的患儿，应额外加服100～200mL白开水，其他患者可随意饮白开水，不禁食。一旦患儿出现眼睑水肿，应立即停服，改用白开水或母乳喂养。服用方法：2岁以下患儿每1～2min喂5mL，2岁以上患儿可直接用杯子喝，每次10～20mL，成年人每次20～50mL，每3～10min一次。如果患者呕吐。休息10min后再喂（服），必要时采用鼻饲补液法，可减轻呕吐。一旦腹泻停止，脱水纠正，应立即停服。

（五）其他

有人主张用干扰素、利巴韦林（病毒唑）抗病毒治疗，认为可缩短病程，减轻症状。

七、预防

（1）应重视饮食、饮水、个人卫生及粪便管理。

（2）免疫接种：轮状病毒疫苗的研究已取得了明显进展，部分已开始试用，其中含有能激发抗所有4种主要人轮状病毒血清型特异性的第二代多价重配疫苗口服接种预防严重腹泻，有效率达80%以上，与自然感染获得的保护力相似。其他类型疫苗，如病毒样颗粒、DNA疫苗以及适于口服的其他活疫苗株正在研制之中。用上述疫苗给孕妇接种，可增加乳汁中特异性IgA的含量，使母乳喂养的小儿可获得一定的保护力。经牛轮状病毒免疫后的牦牛奶汁中含有IgA和IgG，用此种牛奶喂养婴儿亦有保护作用。

第五节　感染性腹泻

WHO估计，目前全世界每年发生腹泻病例达30亿～50亿例，特别是在小于5岁的儿童中，发达国家每个孩子每年发生2～3次，而在发展中国家则为10～18次。在亚洲、非洲和拉丁美洲，急性感染性腹泻在儿童中不仅发病率甚高，而且是其死亡的主要原因，每年大约有400万感染者死亡，即每天就有大约12600个儿童死亡。老年人及免疫受抑制的患者也是腹泻的高危人群。而旅行者因所处的环境发生改变，尤其是新环境可能卫生条件较差，亦为腹泻的特殊高危人群。近年来，我国对感染性腹泻的研究与控制已取得了重大进展，但由于经济文化、卫生条件及地区特殊性等方面存在的差异，加之旅游业迅速发展以及外事、商务活动频率的增加，给感染性腹泻的防治带来许多问题和困难，使其发病率仍列各类传染病之首。细菌性痢疾、沙门菌感染的发病率居高不下，新病原体的出现、肠道致泻菌耐药等问题给防治工作及实验室诊断带来了新的挑战。

一、常见感染性腹泻的病原体

（一）细菌感染性腹泻

病毒性腹泻多种肠道细菌可通过繁殖或毒素造成感染性腹泻，常见细菌有志贺菌属、沙门菌属、弯曲菌、大肠埃希菌、霍乱弧菌、耶尔森菌、金黄色葡萄球菌、副溶血性弧菌、艰难梭菌等。细菌感染性腹泻广泛流行于世界各地，一般为散发感染，也可发生暴发流行，造成非常大的危害，如肠出血性大肠埃希菌、耶尔森菌、邻单胞菌等都曾引起多个国家的暴发流行。

（二）病毒性腹泻

在急性感染性腹泻中占有重要地位，两种最常见的致腹泻的病毒是轮状病毒（RV）和诺如病毒，前者多引起散发性婴幼儿秋冬季腹泻，后者在较大儿童与成年人中常呈大规模暴发流行。1985 年据世界卫生组织统计，全世界每年有 1.3 亿婴幼儿患轮状病毒腹泻，造成 87.3 万人死亡。不论发达国家还是发展中国家，轮状病毒的感染率和发病率都很高。诺如病毒是 1972 年，Kapikian 等在美国俄亥俄州诺瓦克镇小学暴发的急性胃肠炎患者粪便标本中发现一种新型杯状病毒，当时命名为诺瓦克病毒。该病毒多年来历经多次命名，直至 2002 年 8 月，第八届国际病毒命名委员会将该病毒命名为诺如病毒，归属于杯状病毒科的诺如病毒属。诺如病毒已被欧美国家公认为导致成年人病毒性腹泻及胃肠炎的首要病原，也是儿童病毒性腹泻中仅次于轮状病毒的第二位病原。

（三）寄生虫性腹泻

现已知能引起腹泻的寄生虫有 50 余种，主要有以下类型。

（1）引起腹泻为主要症状的寄生虫有阿米巴、蓝氏贾第鞭毛虫、隐孢子虫、结肠小袋纤毛虫、人体球虫、人毛滴虫、棘头虫、粪类圆线虫、旋毛虫、血吸虫等。

（2）引起腹泻为次要症状的寄生虫有蛔虫、菲律宾毛线虫和绦虫等。

（3）引起腹泻为偶然症状的寄生虫有弓形虫、姜片虫、异形吸虫和棘口吸虫等。

（4）重度感染时引起腹泻的寄生虫有鞭虫、钩虫、蝇蛆和螨虫等。

（5）腹泻由肠外寄生虫病引起者有恶性疟（胃肠型）、黑热病和锥虫病等。

隐孢子虫病是由隐孢子虫引起的以腹泻为主要临床特点的人畜共患寄生虫病。自 1976 年国外正式报道首例患者以来，文献显示表明，本病并非少见，特别是获得性免疫缺陷综合征（AIDS）患者并发本病者甚多。

（四）真菌性腹泻

侵犯肠道的真菌包括病原性真菌，如组织胞质菌、副球孢子菌，以及条件致病性真菌，如念珠菌、曲菌、毛霉菌、地丝菌等。病原性真菌主要引起外源性感染，既可侵犯免疫功能低下者，亦常侵犯免疫功能正常者。条件致病性真菌则多见于内源性感染，发病与人体免疫力降低和肠道菌群失调有关。其中引起真菌性肠炎的病原菌主要是念珠菌。

二、引起感染性腹泻的病原体构成和疾病谱发生变化

近年来细菌性食物中毒、细菌性痢疾、伤寒等以往常见的腹泻病发病率明显下降，但是由病毒引起的腹泻病的发病率并没有减少。目前病毒已成为感染性腹泻的重要病因。美国报道每年有轮状病毒腹泻的年幼患儿 350 万例，病毒性腹泻占全部感染性腹泻的 30% ～ 40%，已明显高于已证实的细菌和寄生虫病例。感染性非细菌性腹泻已成为美国仅次于普通感冒的第二位疾病。细菌和寄生虫方面同样出现了不少过去鲜为人知的新种类和新型别。

（一）细菌性腹泻

除以往常见的引起腹泻的细菌外，20 世纪 70 年代以来相继发现 10 余种新的细菌性病原体，使这一古老的领域更加复杂。

1. 香港海鸥菌

2001 年首次在我国香港地区肝硬化患者的肝和血液中分离到，属于奈瑟球菌科，是一种新发现可能致人类严重腹泻的细菌。自全球首例感染个案发现以来，研究人员陆续在中国、日本、瑞士、非洲及中美洲腹泻粪便标本中发现该菌，显示已在全球广泛存在。

2. 产酸克雷伯菌

目前被认为是非艰难梭状芽孢杆菌引起的抗生素相关性出血性肠炎的主要致病菌之一。该菌存在于人类的消化道内，约 1/3 正常新生儿大便中可以检出此菌。该菌是一种条件致病菌，当机体抵抗力下降或长期应用广谱抗生素造成肠道菌群失调时可导致感染。

（二）病毒性腹泻

近年来，相继发现和确立引起腹泻的病毒有呼肠孤病毒科（轮状病毒）、腺病毒科（肠腺病毒）、杯状病毒科（诺如病毒和札幌样病毒）、星状病毒科（星状病毒）和冠状病毒科的成员。

1. 诺如病毒

研究表明该病毒在不断进化。根据人类感染诺如病毒株的基因序列分析，可把诺如病毒分为 3 个基因群，即 GⅠ、GⅡ和 GⅣ。过去教科书上介绍的诺沃克病毒应归属于基因群Ⅰ、基因型 1，即 GⅠ1。对新世纪多次暴发的腹泻病原分析表明，GⅡ基因群诺如病毒已是当前引发全球胃肠炎、腹泻最常见的毒株。诺如病毒在人体内不断产生遗传漂移和适应性进化，随着诺如病毒衣壳蛋白突出域中高度可变区 P2 域基因序列突变的积累，GⅡ、4 型诺如病毒如今已成为全球流行株中占主导地位的毒株。对近 10 年来全球

诺如病毒流行株的基因序列进行比较，发现每 2 ～ 4 年就出现一种新的大流行毒株。而近年来最常见的毒株是 G Ⅱ，4 株，占美国所有诺如病毒暴发的 80% 以上。

2. SARS 相关性腹泻

严重急性呼吸综合征，国内又称为“传染性非典型肺炎”，是一种由新型冠状病毒感染所致的急性呼吸道传染病，传染性强，进展迅速，具有较高的病死率。虽然以发热和呼吸道症状为主要特征，但是仍有部分患者出现明显的腹泻症状。SARS 患者胃肠系统并发症相对较轻，病程早期部分患者症状为急性肠炎。2003 年 4 月 15 日，香港有关机构报告了陶大花园居民区暴发的 321 例 SARS 病例，有腹泻症状者占 66%；其他较大宗的病例报道中，有急性肠炎症状者 20% 左右。

3. 2009 甲型 H1N1 流感相关性腹泻

2009 年甲型 H1N1 流感是由变异后的 2009 甲型 H1N1 流感病毒株（该毒株包含猪流感、禽流感和人流感三种流感病毒的基因片段）引起。临床主要表现为流感样症状，少数病例病情重，进展迅速。部分患者可伴有胃肠道症状。腹泻是甲型 H1N1 流感的一个伴随症状，其发生率各国报道不一，综合各国报道，甲型 H1N1 流感相关腹泻的发生率在 15% ～ 25%。

（三）寄生虫性腹泻

隐孢子虫目前已经成为一种重要的肠道病原体，备受关注。1976 首次从人体内分离到隐孢子虫后，开始人们认为隐孢子虫是在免疫缺陷患者中流行的机会性病原体，后来发现在正常具有免疫力的人中也可感染。该病已被列为世界最常见的 6 种腹泻病之一，并被世界卫生组织（WHO）和美国疾病控制中心列入新发传染病。

人芽囊原虫是一种广泛寄生在人和哺乳动物肠道内的原虫，以往一直被误认为是一种无害的人酵母菌，近年来已肯定有致病性，属于原生动物阿米巴的一个亚目 —— 人芽囊原虫新亚目，是引起腹泻的常见病原体之一。

由于引起感染性腹泻的病原体构成不断发生变化，因此感染性腹泻疾病谱也在随之发生变化，特殊类型的感染性腹泻相应增多，主要症状在以下几个方面。

（1）免疫功能低下患者发生的腹泻。包括艾滋病患者、自身免疫性疾病使用免疫抑制者、器官移植术后使用抗排异药物者、有严重慢性病者，这些人群不仅容易发生感染性腹泻，而且往往会感染一些少见的病原体。另外，这些人群还容易发生条件致病菌感染性腹泻。

（2）抗生素相关性腹泻。这与大量、长期使用广谱抗生素有关。其原因是抗生素杀灭或抑制了肠道里的有益细菌，使肠道的微生态改变，导致菌群失调，致病菌或者条件致病菌大量繁殖，引起腹泻。值得关注的是大量、长期使用抗生素后肠道艰难梭菌感染引起的伪膜性肠炎的发病率有上升趋势。

（3）耐药细菌的感染。近年来滥用抗生素是耐药细菌感染增加的原因之一。

（4）医院感染相关腹泻。医院感染性腹泻的特点是细菌感染比例较高，而且感染菌多为耐药细菌，难治性大。

老的感染性腹泻病发病率有上升趋势，新的感染性腹泻不断出现，因此更加需要我们引起关注。

三、病原体不同的致病机制导致其临床表现上的差异

感染性腹泻主要是在病原体的作用下，肠道液体和电解质分泌与吸收失衡的结果。机体为保护肠道免受病原体的侵害存在多种保护机制，例如胃酸屏障、正常肠道菌群、肠道的蠕动功能及肠道免疫等。病原体会通过许多方面克服宿主的防御机制，主要通过黏附于胃肠黏膜上启动其致病的过程，产生毒素如肠毒素、细胞毒素、神经毒素，或直接侵袭导致腹泻发生。其发生机制主要涉及分泌性腹泻和侵袭性腹泻两方面。分泌性腹泻是指病原体进入肠道后，并不侵入肠上皮细胞，仅在小肠内繁殖，黏附于黏膜，释放致病性肠毒素，由毒素介导产生腹泻。肠毒素是一种外毒素，在肠道内与肠黏膜表面的受体结合，刺激肠黏膜分泌过多的水和钠离子到肠腔，当分泌量超过吸收能力时可导致腹泻，故称为分泌性腹泻。侵袭性腹泻是指病原体直接侵入肠上皮细胞，并在其内生长繁殖，或分泌外毒素导致细胞蛋白合成障碍，造成细胞的功能障碍和黏膜的坏死、溃疡形成以及炎性渗出，引起肠黏膜广泛炎症，肠内渗透压升高，从而使电解质、溶质和水的吸收发生障碍，并产生前列腺素，进而刺激分泌，增加肠道的动力，引起腹泻，脓血便为其特征症状，又称之为渗出性腹泻。

虽然引起感染性腹泻的主要机制为以上两种，但不同病原性微生物发病机制仍存在差异，这些差异导致其临床表现各异。

（一）细菌性腹泻

细菌性腹泻的临床表现轻重不一，症状以胃肠道最突出，出现食欲缺乏、恶心、呕吐、腹胀、腹痛、腹泻，可伴里急后重，腹泻次数可多至十几、二十多次，甚至不计其数。分泌性腹泻粪便呈水样便，一般不出现腹痛；侵袭性腹泻粪便呈黏液便、脓血便，多出现腹痛。常伴畏寒、发热、乏力、头晕等症状，病情严重者，因大量丢失水分引起脱水、电解质紊乱，甚至休克。

引起分泌性腹泻的细菌主要有：霍乱弧菌、产毒性大肠埃希菌、金黄色葡萄球菌、变形杆菌、蜡样芽孢杆菌、气单胞菌、A 型产气荚膜梭菌、不凝集弧菌等。各种细菌产生的肠毒素不尽相同，其活化细胞膜核苷酸环化酶的机制也有所不同：如霍乱肠毒素（CT），大肠埃希菌的不耐热肠毒素（LT），沙门菌属和亲水气单胞菌的肠毒素等与肠上皮细胞刷状缘上的受体结合，激活腺苷酸环化酶使其保持活化状态，促使细胞内 ATP 转化为 cAMP，并过量积聚于细胞内，刺激隐窝细胞大量分泌，抑制绒毛细胞吸收，而导致腹泻；而大肠埃希菌的耐热性肠毒素（ST）、小肠结肠炎耶尔森菌的肠毒素等则激活鸟苷酸环化酶，促使细胞内 cGMP 浓度增高，同样引起分泌性腹泻；艰难梭菌则是通过

使钙离子增加而引起分泌性腹泻。

引起侵袭性腹泻的细菌是：沙门菌、志贺菌、空肠弯曲菌、耶尔森菌、侵袭性大肠埃希菌、肠出血性大肠埃希菌等。主要是细胞毒素和侵袭作用引起，细胞毒素可以导致黏膜细胞的破坏和相关的炎症性腹泻，产生一系列痢疾症状，导致包含炎性细胞的血便的出现。主要感染结肠，也有感染小肠者，常伴有腹痛、血便，便中常有脓细胞。炎症的严重程度主要由菌体的侵袭力决定。EHECO157：H7 毒力强，很少量细菌即可使人发病，对黏膜细胞破坏力大，一旦侵入人的肠道内，依靠其黏附因子－紧密黏附素依附肠壁滋生并释放致死性志贺毒素（VT 毒素），一方面直接杀死肠绒毛的上皮细胞，另一方面引起肠上皮损伤。脂多糖（LPS）及炎性因子能促进 VT 毒素穿越肠上皮细胞进入血液循环，造成肠道、中枢神经系统及 Gb3 受体含量较高的器官（如肾脏）损伤。溶血性尿毒综合征（HUS）患者症状肾小球上皮细胞水肿，毛细血管狭窄，血小板、纤维蛋白沉积，造成肾小球微血管堵塞，滤过功能低下，甚至肾衰竭，进一步的细胞破坏是 HUS 致死的重要原因。另外，过量分泌的细胞因子 IL-26（interleukin-26），TNF-2α 可以促进 HUS 的发展。空肠弯曲杆菌和沙门菌感染都可出现严重的症状，可能发展成中毒性巨结肠。有一些细菌在致病过程中，既能直接侵袭肠黏膜而引起侵袭性腹泻，又可释放肠毒素而引起分泌性腹泻，如耶尔森菌。

（二）病毒性腹泻

病毒性腹泻症状通常比较轻，引起腹泻的病毒主要有轮状病毒和诺如病毒。发病机制至今仍不甚清楚，多数认为其主要是分泌性腹泻。轮状病毒一是直接对小肠绒毛上皮细胞损害，二是在复制过程中的代谢产物作用于小肠内皮细胞，破坏肠内细胞的正常生理功能引起腹泻。小肠绒毛上皮细胞受到破坏，使乳糖酶等二糖酶减少，导致乳糖向其他单糖转化受阻，乳糖在肠腔内积聚造成小肠及结肠腔内高渗透压，导致腹泻和呕吐。位于隐窝部的立方上皮细胞上移，替代脱落的绒毛上皮细胞，由于其功能未成熟，处于高分泌、低吸收状态，结果导致肠液潴留，使腹泻时间延长。产生水样便，伴有恶心、呕吐、低热、头痛、腹部酸痛和全身不适。腹泻和呕吐严重，可导致水、电解质紊乱和酸中毒。

（三）寄生虫性腹泻

寄生虫性腹泻主要是由溶组织内阿米巴原虫、蓝氏贾第鞭毛虫、人毛滴虫、隐孢子虫、血吸虫等引起。寄生虫进入肠道，侵袭黏膜，主要通过释放蛋白水解酶引起组织溶解，产生溃疡，导致腹痛和腹泻。其发生机制与寄生部位、机械性损伤、虫体代谢或分泌产物的毒性作用以及诱导宿主产生的变态反应有关。一些寄生虫也可以产生痢疾样症状，如溶组织内阿米巴，摄入包囊后在小肠脱囊，滋养体侵入结肠黏膜，造成溃疡，到一定范围和程度时则表现为痢疾。

四、感染性腹泻的诊断

（一）确诊依据

确诊需综合以下因素：

1. 流行病学资料

流行病学资料包括发病季节、地区，有无不洁饮食史、集体发病史、动物接触史、疫水接触史等。

2. 临床资料

临床资料包括既往病史及抗生素使用史，手术史；此次发病症状、体征、病程以及腹泻次数、性状等。

3. 实验室检查

实验室检查包括常规实验室检查，血清学检查，病原学检查及免疫学检查等。确诊有赖于粪便病原体的分离培养及特异性检查。

（二）诊断中存在的问题

1. 对感染性腹泻病原体检查的必要性认识不足

因为许多急性感染性腹泻为自限性疾病，而且粪便培养需要一定的时间，阳性率又低，价格相对较高，所以很多人甚至包括众多临床医师也认为，多数急性感染性腹泻不需要进一步检查和确定病因。事实上，病原体不明可能导致不恰当的治疗，可使感染性腹泻慢性化，同时滥用抗生素也会导致细菌耐药性增加，长此以往将导致多重耐药菌的产生，使感染性腹泻的治疗进入恶性循环。

另外，感染性腹泻病原学检查对其流行情况的监控具有重要意义。以 1994 年美国因沙门菌感染引起肠炎暴发流行这一事件为例：明尼苏达州一个区域的临床实验室提交的报告显示，沙门菌感染的病例数量有所增加。这一点引起监测部门的重视，监测发现是由于市售冰激凌受到污染所致。将这些受污染的冰激凌清除，才阻止了其流行的继续蔓延。这次流行波及美国 41 个州，超过 22 万人受到感染。除初期的发患者群略集中外，没有任何一个地区是集中发病的，使人们很难意识到这一疾病的流行。后来调查发现，这次流行有关的病例中只有 0.3% 通过培养确定病原体并报告给了疾病控制部门。这种情况说明肠道疾病的监控系统是不敏感的，而每一份粪便培养阳性的结果对疾病控制部门发现感染性腹泻的流行均有着不可估量的作用，因此明确病原学的各项检查是十分必要的。

2. 如何提高感染性腹泻病原体检测的准确率

我们虽然已经认识到了感染性腹泻病原体监测的重要性，但目前存在的问题是，粪便培养阳性率低，且需要一定的时间，很难在开始的 24 ～ 48h 内确定感染的病因，因此对治疗的指导作用受到很大影响。如何才能提高便培养的阳性率呢？

解决的方法包括以下几方面：尽量应用抗生素之前取材；取新鲜粪便的黏液脓血部分；标本保温及时送检；连续多次培养；可结肠镜检时取材等。同时需注意临床医师与化验室人员协调工作，将患者的简要病史资料提供给化验室，例如患者的症状和持续时间，最近是否外出旅行以及使用抗生素情况等。化验室工作人员需结合粪便常规检查结果，必要时需向相关专科医师咨询，根据可疑致病菌选用相应的培养基与培养条件：厌氧培养（如弯曲菌、产气荚膜杆菌等），含有抗生素的选择性培养基（如弯曲菌），碱性或含盐培养基（如霍乱弧菌及其他弧菌），以及国内提出的冷增菌及碱化处理后双硫平板检测耶尔森菌等。

五、感染性腹泻的治疗

（一）目前主要的治疗方法

近年来感染性腹泻的治疗方法与以前相比有了一定的改进，目前治疗主要有以下几方面。

1. 一般治疗

补液支持治疗，纠正离子紊乱和酸碱失衡。主要为口服补液和静脉补液。

采用口服补液盐（ORS）的口服补液疗法（ORT）适用于急性腹泻轻、中度脱水及重度脱水的辅助治疗。有研究表明，ORS 渗透压可能是一个影响水和电解质从小肠吸收的重要因素，渗透压 200 ～ 250mmol/L 的低张溶液较高张或等张溶液能更好地促进水和电解质从小肠吸收。WHO 推荐的口服补液配方（ORS 液）、（于 2001 年纽约发布）含 Na^+75mmol/L、Cl^- 65mmol/L、K^+20mmol/L、枸橼酸根 10mmol/L、葡萄糖 75mmol/L，总渗透压为 245mOSm/L，较以前 ORS 液渗透压低，更适合非霍乱腹泻。服用剂量和次数根据患者腹泻次数和脱水程度掌握。

静脉补液疗法适用于重症腹泻伴脱水、电解质紊乱、酸中毒或休克者，补液推荐用乳酸林格液，最初应快速静脉补液，遵循补液的基本原则，继发性酸中毒者静脉注射 5% 碳酸氢钠或 11.2% 乳酸钠，用量可根据血气分析结果先注射半量，视具体情况再决定后续用量，注意补充钾、钙，补给方法在其他补液治疗中已有详述。当患者脱水纠正、呕吐好转后即改为口服补液。

2. 对症治疗

可进行止泻治疗，减少腹泻次数，缓解腹痛，并应用抑制分泌药物。

（1）保护肠黏膜和吸附毒素：由天然蒙脱石微粒制备的抗腹泻药“思密达”已经有多年临床应用历史，在治疗儿童腹泻方面发挥了重要作用。其对肠黏膜具有一定的覆盖保护能力，并可以加快被损害肠黏膜的修复，同时具有一定的吸附病毒和毒素的作用。

（2）抗动力药：止泻药物常用的为易蒙停和苯乙哌啶 - 阿托品混合应用，可通过延长粪便在肠内通过的时间，增加液体和电解质的重吸收，使粪便的排出适当减少。因为其潜在的中枢神经系统不良反应及理论上存在呼吸抑制的可能，所以此类药物在儿童不推荐应用。以往认为痢疾时不应用止泻药物，主要是考虑其可能增加感染性结肠炎结肠扩张的危险，但事实上，其临床依据非常有限。易蒙停已经被证实在治疗细菌性痢疾时与抗生素联合应用是安全的，并不是像过去所认为的，应用止泻药会增加肠道病原体在体内存留的时间。

3. 抗分泌治疗

近年来已确定肠神经系统可以增加肠分泌，并且有许多神经递质参与。已经研制出的抑制分泌药物为肠道的脑啡肽酶抑制剂—消旋卡多曲，可以通过其作用，促进肠道的吸收，有效减少腹泻量及次数，而且不会因此导致便秘。

4. 病原治疗

感染性腹泻一般不主张使用抗生素，轻症和确定症状有所改善者，不需要应用。

对于下列几种感染性腹泻可考虑使用抗菌药物：志贺菌引起的痢疾、霍乱、假膜性小肠结肠炎，寄生虫感染。另外一些情况也需要应用抗生素：非霍乱弧菌感染，迁延的耶尔森菌感染，弯曲菌感染早期，气单胞菌属和毗邻单胞菌属感染，肠致病性大肠埃希菌感染性腹泻等。患者如患有恶性肿瘤，免疫抑制，溶血性贫血，或患者为幼儿及老人，如症状持续或复发则需应用抗生素。真菌性肠炎，先停用抗生素，然后改用制霉菌素、氟康唑或克霉唑口服。阿米巴痢疾及蓝氏贾第鞭毛虫肠炎，采用甲硝唑口服。寄生虫引起的腹泻可于明确病原体之后针对性应用抗寄生虫药物。

合理应用抗生素的目的主要是减少和延缓耐药菌，尤其是多重耐药菌的形成。除此之外，感染微生态学理论又给合理应用抗生素赋予了新的要求：保护原籍菌群，保护菌膜屏障，维护肠道微生态平衡，防止定植抗力的下降，防止肠道耐药菌的形成与过度生长，减少由肠道细菌易位引起的内源性感染。所以我们要在早期经验性用药的基础上及时根据细菌培养和药敏试验结果调整用药，并尽可能选用窄谱抗生素，或酌情选用少破坏甚至不破坏人体有益菌的抗生素，如临床确有需要用广谱抗生素的指征，也不可长期盲目使用。

5. 微生态调节剂的应用

近年来感染性腹泻的治疗中推荐应用微生态疗法，目的是恢复肠道正常菌群、重建肠道生物屏障、拮抗病原菌定植侵袭，有利于腹泻的控制。常用制剂有益生菌和益生元，益生菌如双歧杆菌、嗜乳酸杆菌、粪球菌等。益生元包括乳果糖、果寡糖、菊糖等。

（二）目前感染性腹泻治疗中存在的问题

1. 对感染性腹泻的范化化诊疗程序了解不够

由于我国许多医务人员对感染性腹泻相关知识了解有限，导致经常在诊断不明的情况下进行经验性治疗。而所谓的“经验性治疗”多是无论腹泻轻重，直接进行静脉补液，同时应用抗生素，而很少指导患者应用 WHO 推荐的口服补液配方进行口服补液治疗。这样既忽视了口服补液方便、安全、经济、有效的优点，又因滥用抗生素造成严重不良后果。

2. 抗生素的应用问题

现在应用抗生素治疗感染性腹泻相关问题主要集中在两方面。一方面，滥用抗生素会导致耐药菌的增加，疾病的慢性化。以菌痢治疗为例：20 世纪 60 年代开始应用大量抗生素治疗菌痢，治疗效果相对较好，但从 20 世纪 70 年代开始，对四环素，氯霉素和氨苄西林等抗菌药物耐药的多重耐药志贺菌在世界范围内流行，治疗难度有增大趋势。从 20 世纪 80 年代后期逐渐出现了对喹诺酮类药物耐药的菌株。近年来的研究表明，志贺菌属细菌对多种抗生素耐药性增加，对近几年常用的吡哌酸也已明显耐药，急性细菌性痢疾平均住院日有延长趋势。另一方面，病原体不明确情况下应用抗生素，可能会加重病情。例如：肠出血性大肠埃希菌感染所致腹泻治疗中，应用抗生素可促使 O157 菌释放致死性志贺样毒素，从而使患者并发 HUS 的危险性增加，因此 2002 年前我国卫生部规定禁止对肠出血性大肠埃希菌 O157 患者和疑似患者（包括粪便标本 O157 抗原胶体全方法检测阳性的腹泻患者）使用抗生素，对疫区内的其他一般腹泻患者应慎用抗生素。

3. 微生态调节剂的应用仍未受到充分的重视

感染性腹泻目前的治疗仍是以补液及抗生素治疗为主，而感染性微生态学作为一个新兴的学科，其观念虽然已经能够为人们所接受，但在治疗过程中仍未受到充分的重视，应用不够。

对于感染性腹泻患者使用具有调节菌群平衡的益生菌制剂（包括益生元）是有理论根据和实际意义的。补充微生态制剂能增加肠道益生菌的数量，具有广泛的抗菌作用，并可以抑制肠道致病菌的生长繁殖，限制条件致病菌的过度生长。近年来的研究还证实，益生菌尚有调节免疫功能的作用。对慢性感染性腹泻、抗生素相关感染性腹泻，甚至功能性腹泻的治疗，益生菌制剂都是有益的。

最近在治疗重型肝炎、酒精性肝病及肝移植术后患者的腹泻时，应用了乳酸菌和双歧杆菌等微生态制剂，结果表明其疗效十分肯定。结合我们治疗的经验，建议应高度重视其在感染性腹泻中的治疗作用，并加强该领域的研究。

六、感染性腹泻的预防

（一）管理传染源

设置肠道专科门诊，早期发现患者并对部分感染性腹泻患者进行隔离与治疗，防止细菌性腹泻的流行。对从事饮食业、保育员和给水人员定期体检，以检出慢性病患者、带菌者；对吐泻物及饮食用具要严格消毒；受感染动物就地处理，对于多发或暴发疫情，要立即隔离、治疗患者，采样做病原学和（或）血清学检查，尽快查明病原菌、确定传染来源，有利于采取适当的防治措施，阻止疫情发展。

（二）切断传播途径

切断传播途径是预防和控制腹泻的重要措施，包括养成良好个人卫生习惯，加强饮食、饮水卫生管理，以及对媒介昆虫的控制。处理好污物、污水，对患者的粪便等排泄物加入粪便量 1/5 的漂白粉或等量的 10% 漂白粉乳剂，处理后倒入便池。对于重点人群、集体单位、临时大型工地，要积极采取综合性预防措施，预防暴发和流行。

（三）保护易感人群

采用预防接种的方法能使急性感染性腹泻的暴发和流行得到控制。目前研究的重点主要集中在口服疫苗上，已确定口服疫苗可在肠道局部起到保护性免疫作用。霍乱B亚单位一全菌体菌苗正在大范围试用，霍乱减毒活疫苗CVD103-HgR是目前欧洲应用的有效的疫苗，而且这些霍乱疫苗对预防其他病原体引起的旅行者腹泻有一定效果。已经有轮状病毒疫苗被证实有效，针对细菌性痢疾和沙门菌属感染的疫苗仍在研究中。

（四）其他预防措施

对于医源性的感染性腹泻的预防，应当隔离患者，严格执行消毒隔离措施，如医务人员严格洗手，接触患者时戴手套，使用一次性医疗器械如体温计，以防止交叉感染。保持医院环境清洁，对内窥镜等反复使用的设备及易于被粪便污染的场所，采用有效的消毒剂，充分消毒。由于艰难梭菌最主要的来源为医院环境，因此，预防的重点在于限制和正确使用抗菌药，尤其是林可霉素、克林霉素、第三代头孢菌素及其他广谱抗菌药等易引起艰难梭菌相关性腹泻的药物。尽量不要破坏宿主方面非特异性的防御机制，例如，应加强个人卫生，慎重应用抑酸药物、抑制肠蠕动的药物。

第三章　胃与食管疾病

第一节　消化性溃疡

一、病因与发病机制

消化性溃疡或消化性溃疡病泛指胃肠道黏膜在某种情况下被胃酸/胃蛋白酶消化而造成的溃疡，因溃疡形成与胃酸/胃蛋白酶的消化作用有关而得名。可发生于食管、胃或十二指肠，也可发生于胃－空肠吻合口附近或含有胃黏膜的Meckel憩室内。因为胃溃疡（GU）和十二指肠溃疡（DU）最常见，故一般所谓的消化性溃疡，是指GU和DU。溃疡的黏膜缺损超过黏膜肌层，不同于糜烂。幽门螺杆菌感染和非甾体抗感染药摄入，特别是前者，是消化性溃疡最主要的病因。

（一）流行病学

消化性溃疡是全球性常见病。但在不同国家、不同地区，其患病率存在很大差异。西方国家资料显示，自20世纪50年代以后，消化性溃疡发病率呈下降趋势。我国临床统计资料提示，消化性溃疡患病率在近十年来亦开始呈下降趋势。本病可发生于任何年龄，但中年最为常见，DU多见于青壮年，而GU多见于中老年，后者发病高峰比前者迟10～20年。自20世纪80年代以来，消化性溃疡者中老年人的比率呈增高趋势。北京医科大学第三医院消化科的资料显示，1985～1989年与1960～1964年相比，消化性溃疡患者中60岁以上老人的比率增高了近5.6倍，胃溃疡增高4.0倍，这与国外文献显示相似。男性患病比女性较多。临床上DU比GU为多见，两者之比为（2～3）:1，但有地区差异，在胃癌高发区GU所占的比例有所增加。绝大多数西方国家中也以十二指肠溃疡多见；但日本的调查报告表明，胃溃疡多于十二指肠溃疡。消化性溃疡的发生与季节有一定关系，秋末至春初的发病率远比夏季为高。

（二）病因和发病机制

1. 幽门螺杆菌（HP）

现已确认幽门螺杆菌为消化性溃疡的重要病因，主要基于两方面的证据。

（1）消化性溃疡患者的幽门螺杆菌检出率显著高于对照组的普通人群，在DU的检出率约为90%，GU为70%～80%，而幽门螺杆菌阴性的消化性溃疡患者往往能找到NSAIDs服用史等其他原因。

（2）H.pylori不但在消化性溃疡患者中有很高的感染率，在非溃疡性消化不良患者中的感染率亦达 50% ～ 80%。因此，单凭消化性溃疡患者中 H.pylori 高感染率不足以证明 H.pylori 是消化性溃疡的主要病因。根除 H.pylori 治疗后观察溃疡的转归，可能是证明其作用的更有力证据，现已明确，根除 H·pylori 感染可促进溃疡愈合、降低复发率和并发症。大量临床研究肯定，成功根除幽门螺杆菌后溃疡复发率明显下降，用常规抑酸治疗后愈合的溃疡年复发率为 50% ～ 70%，而根除幽门螺杆菌可使溃疡复发率降至 5% 以下，这就表明祛除病因后消化性溃疡可获治愈。

2. 非甾体抗感染药（NSAIDs）

NSAIDs 是引起消化性溃疡的另一个常见病因。大量研究资料显示，服用 NSAIDs 患者发生消化性溃疡及其并发症的危险性显著高于普通人群。长期摄入 NSAIDs 可诱发消化性溃疡、妨碍溃疡愈合、增加溃疡复发率和出血、穿孔等并发症的发生率。临床研究报道，在长期服用 NSAIDs 患者中 10% ～ 25% 可发现胃或十二指肠溃疡，有 1% ～ 4% 患者发生出血、穿孔等溃疡并发症。NSAIDs 引起的溃疡以 GU 较 DU 多见。溃疡形成及其并发症发生的危险性除与服用 NSAIDs 种类、剂量、疗程有关外，尚与高龄、同时服用抗凝血药、糖皮质激素等因素有关。

NSAIDs 通过削弱黏膜的防御和修复功能而导致消化性溃疡发病，损害作用包括局部作用和系统作用两方面，阿司匹林和绝大多数 NSAIDs 在酸性胃液中呈非离子状态，可透过黏膜上皮细胞膜弥散入细胞内；细胞内较高的 pH 环境使药物离子化而在细胞内积聚；细胞内高浓度 NSAIDs 产生毒性作用损伤细胞膜，增加氢离子逆扩散，后者进一步损伤细胞，使更多的药物进入细胞内，从而造成恶性循环。NSAIDs 的肠溶制剂可在很大程度上克服药物的局部作用。提示局部作用不是共主要的致溃疡机制。系统作用致溃疡机制，主要是通过抑制环氧合酶（COX）而起作用。COX 是花生四烯酸合成前列腺素的关键限速酶，COX 有两种异构体，即结构型 COX-1 和诱生型 COX-2。COX-1 在组织细胞中恒量表达，催化生理性前列腺素合成而参与机体生理功能调节；COX-2 主要在病理情况下由炎症刺激诱导产生，促进炎症部位前列腺素的合成。传统的 NSAIDs 如阿司匹林、吲哚美辛等旨在抑制 COX-2 而减轻炎症反应，但特异性差，同时抑制了 COX-1，导致胃肠黏膜生理性前列腺素 E 合成不足。前列腺素 E 通过增加黏液和碳酸氢盐分泌、促进黏膜血流增加、细胞保护等作用在维持黏膜防御和修复功能中起重要作用。同时服用合成的 PGE，类似物米索前列醇可预防 NSAIDs 引发溃疡是有力的佐证。

目前国人中长期服用 NSAIDs 的比例不高，因而这一因素在消化性溃疡的病因作用可能远较西方国家为小。NSAIDs 和幽门螺杆菌是引起消化性溃疡发病的两个独立因素，至于两者是否有协同作用则尚无定论。

3. 胃酸和胃蛋白酶

消化性溃疡的最终形成是由于胃酸 / 胃蛋白酶对黏膜自身消化所致。消化性溃疡发生的这一概念在“H.pylori 时代”仍未改变。胃蛋白酶是主细胞分泌的胃蛋白酶原经 H+ 激活转变而来，它能降解蛋白质分子，所以对黏膜有侵袭作用。因胃蛋白酶活性是 pH 依赖性的，其生物活性取决于胃液的 pH，在 pH ＞ 4 时便失去活性，因此在探讨消化性溃疡发病机制和治疗措施时主要考虑胃酸。无酸情况下罕有溃疡发生，以及抑制胃酸分泌药物能促进溃疡愈合的事实均确证胃酸在溃疡形成过程中的决定性作用，是溃疡形成的直接原因。胃酸的这一损害作用一般只有在正常黏膜防御和修复功能遭受破坏时才能发生。在“H.pylori 时代”提出的“无酸、无 H.pylori，便无溃疡”的观点，也未否定胃酸的作用。

GU 患者基础酸排量（BAO）及 MAO 多属正常或偏低，对此，可能解释为 GU 患者伴多灶萎缩性胃炎，因而胃体壁细胞泌酸功能已受影响，而 DU 患者多为慢性胃窦炎，胃体黏膜未受损或受损轻微因而仍能保持旺盛的泌酸能力。近年来非幽门螺杆菌、非 NSAIDs（也非胃泌素瘤）相关的消化性溃疡报道有所增加，这类患者病因未明，是否与高酸分泌有关尚有待研究。

十二指肠溃疡患者胃酸分泌增多，主要与以下因素有关。

（1）壁细胞数量增多：正常人胃黏膜内平均大约有 10 亿个壁细胞，而十二指肠溃疡患者的壁细胞数量平均约 19 亿，比正常人高出约一倍。然而，个体间的壁细胞数量有很大差异，十二指肠溃疡患者与正常人之间有显著的重叠。壁细胞数量的增加可能是由于遗传因素和（或）胃泌素长期作用的结果。

（2）壁细胞对刺激物质的敏感性增强：十二指肠溃疡患者对食物或五肽胃泌素刺激后的胃酸分泌反应多大于正常人，这可能是患者壁细胞上胃泌素受体的亲和力增加或患者体内对胃泌素刺激胃酸分泌有抑制作用的物质如生长抑素减少所致。

（3）胃酸分泌的正常反馈抑制机制发生缺陷：正常人胃窦部 G 细胞分泌胃泌素的功能受到胃液 pH 的负反馈调节，当胃窦部的 pH 降至 2.5 以下时，G 细胞分泌胃泌素的功能就受到明显的抑制。此外，当食糜进入十二指肠后，胃酸和食糜刺激十二指肠和小肠黏膜释放胰泌素、缩胆囊肽、肠抑胃肽和血管活性肠肽等，这些激素具有抑制胃酸分泌的作用。所以正常情况下，胃酸分泌具有自身调节作用。H.pylori 感染后通过多种机制影响胃泌素和胃酸分泌的生理调节。

（4）迷走神经张力增高：迷走神经释放乙酰胆碱，后者兼有直接刺激壁细胞分泌盐酸和刺激 G 细胞分泌胃泌素的作用。部分 BAO/PAO 比值增加的十二指肠溃疡患者对假食所致的胃酸分泌几无反应，提示这些患者已处于最大的迷走张力之下。

4. 其他因素

（1）吸烟：吸烟者消化性溃疡发生率比不吸烟者高，且与吸烟量成比例；吸烟影响溃疡的愈合，促进溃疡复发和增加溃疡并发症的发生率。吸烟影响溃疡形成和愈合的确切机制未明，可能与吸烟增加胃酸分泌、减少十二指肠及胰腺碳酸氢盐分泌、影响胃十二指肠协调运动、降低幽门括约肌张力和黏膜损害性氧自由基增加等因素有关。

（2）遗传：遗传因素曾一度被认为是消化性溃疡发病的重要因素，但随着幽门螺杆菌在消化性溃疡发病中的重要作用得到认识，遗传因素的重要性受到挑战。因此，遗传因素的作用尚有待进一步研究。

（3）胃、十二指肠运动异常：研究发现部分DU患者胃排空增快，这可使十二指肠球部对酸的负荷增大；部分GU患者有胃排空延迟，这可增加十二指肠液反流入胃，加重胃黏膜屏障损害。但目前认为，胃肠运动障碍不大可能是原发病因，但可加重幽门螺杆菌或NSAIDs对黏膜的损害。

（4）饮食：饮食与消化性溃疡的关系不十分明确。酒、浓茶、咖啡和某些饮料能刺激胃酸分泌，摄入后易产生消化不良症状，但尚无充分证据表明长期应用会增加溃疡发生的危险性。据称，脂肪酸摄入增多与消化性溃疡发病率下降有关，脂肪酸通过增加胃、十二指肠黏膜中前列腺素前体成分而促进前列腺素合成。高盐饮食被认为可增加GU发生的危险性，这与高浓度盐损伤胃黏膜有关。

5. 与消化性溃疡相关的疾病

消化性溃疡，特别是DU的发病率在一些疾病患者中明显升高（如表3-1），对其机制的研究或许有助于阐明消化性溃疡的发病机制。

表3-1　几种与消化性溃疡相关的疾病

病名	溃疡发生率（%）	可能机制
慢性肺部疾病	最高达30	黏膜缺氧、吸烟
肝硬化	8～14	胃酸分泌刺激物不能被肝脏灭活，胃、十二指肠黏膜血流改变
慢性肾衰竭或肾移植	升高	胃泌素血症，病毒感染

综上所述，消化性溃疡的发生是一种多因素作用的结果，其中幽门螺杆菌感染和服用NSAIDs是已知的主要病因，由于黏膜侵袭因素和防御因素失平衡导致溃疡的发生，而胃酸在溃疡形成中起到关键作用。

二、临床表现与诊断

（一）临床表现

本病患者临床表现不一，多数症状为中上腹反复发作性节律性疼痛，少数患者无症状，或以出血、穿孔等并发症的发生作为首发症状。

1. 疼痛

（1）部位：大多数患者以中上腹疼痛为主要症状。少部分患者无疼痛症状，特别是老年人溃疡、维持治疗中复发性溃疡和NSAIDs相关性溃疡。疼痛的机制尚不十分清楚，食物或制酸药能稀释或中和胃酸，呕吐或抽出胃液均可使疼痛缓解，提示疼痛的发生与胃酸有关。十二指肠溃疡的疼痛多位于中上腹部，或在脐上方，或在脐上方偏右处；胃溃疡疼痛多位于中上腹稍偏高处，或在剑突下和剑突下偏左处。胃或十二指肠后壁溃疡，特别是穿透性溃疡可放射至背部。

（2）疼痛程度和性质：多呈隐痛、钝痛、刺痛、灼痛或饥饿样痛，一般较轻而能耐受，偶尔也有疼痛较重者。持续性剧痛提示溃疡穿孔或穿透。

（3）疼痛节律性：溃疡疼痛与饮食之间可有明显的相关性和节律性。十二指肠溃疡疼痛常见于两餐之间，持续不减直至下餐进食或服制酸药物后缓解。一部分十二指肠溃疡患者，由于夜间的胃酸较高，可发生半夜疼痛。胃溃疡疼痛的发生较不规则，常在餐后 1h 内发生，经 1 ～ 2h 后逐渐缓解，直至下餐进食后再次出现。

（4）疼痛周期性：反复周期性发作是消化性溃疡的特征之一，尤以十二指肠溃疡更为突出。上腹疼痛发作可持续几天、几周或更长，给以较长时间的缓解。以秋末至春初较冷的季节更为常见。有些患者经过反复发作进入慢性病程后，可失去疼痛的节律性和周期性特征。

（5）影响因素：疼痛常因精神刺激、过度疲劳、饮食不慎、药物影响、气候变化等因素诱发或加重；可因休息、进食、服制酸药、以手按压疼痛部位、呕吐等方法而使疼痛得到减轻或缓解。

2. 其他症状

本病除中上腹疼痛外，尚可有唾液分泌增多、胃灼热、反胃、嗳酸、嗳气、恶心、呕吐等其他胃肠道症状。但这些症状均缺乏特异性。部分症状可能与伴随的慢性胃炎有关。病程较长者可因疼痛或其他消化不良症状影响摄食而出现体重减轻；但亦有少数十二指肠球部溃疡患者因进食可使疼痛暂时减轻，频繁进食而致体重增加。

3. 体征

消化性溃疡缺乏特异性体征。溃疡发作期，中上腹部可有局限性压痛，DU 压痛点常偏右。程度不同，其压痛部位多与溃疡的位置基本相符。有消化道出血者可有贫血和营养不良的体征。部分 GU 患者的体质较瘦弱。

（二）特殊类型的消化性溃疡

1. 胃、十二指肠复合溃疡

胃、十二指肠复合溃疡指胃和十二指肠同时发生的溃疡，这两个解剖部位溃疡的病期可以相同，但亦可不同。DU 往往先于 GU 出现，本病约占消化性溃疡的 7%，多见于男性。复合性溃疡幽门梗阻发生率较单独胃溃疡或十二指肠溃疡为高。一般认为，胃溃疡如伴随十二指肠溃疡，则其恶性的机会较少，但这只是相对而言。

2. 幽门管溃疡

幽门管位于胃远端，与十二指肠交界，长约 2cm。幽门管溃疡与 DU 相似，胃酸分泌一般较高，餐后可立即出现中上腹疼痛，其程度较为剧烈而无节律性，制酸治疗疗效不如十二指肠溃疡。由于幽门管易痉挛和形成瘢痕，易引起梗阻而呕吐，也可出现出血和穿孔等并发症。

3. 十二指肠球后溃疡

DU 大多发生在十二指肠球部，发生在球部远端十二指肠的溃疡称球后溃疡。多发生在十二指肠乳头的近端，约占消化性溃疡的5%。常为慢性，穿孔时易穿透至浆膜腔进入胰腺及周围脏器。其午夜痛及背部放射痛多见，对药物治疗反应较差，较易并发出血。

4. 巨大溃疡

巨大溃疡指直径＞2cm的溃疡，并非都属于恶性，但应与胃癌作鉴别。疼痛常不典型，可出现呕吐与体重减轻，并发致命性出血。对药物治疗反应较差、愈合时间较慢，易发生慢性穿透或穿孔。病程长的巨大溃疡往往需要外科手术治疗。

5. 老年人消化性溃疡

近年来老年人发生消化性溃疡的报道增多。胃溃疡多见，也可发生十二指肠溃疡。临床表现多不典型，GU多位于胃体上部甚至胃底部、溃疡常较大，易误诊为胃癌。

6. 无症状性溃疡

无症状性溃疡指无明显症状的消化性溃疡者，因其他疾病做胃镜或X线钡餐检查时偶然被发现；或以出血、穿孔等并发症为首发症状，甚至于尸体解剖时开始被发现。这类消化性溃疡可见于任何年龄，但以老年人尤为多见。NSAIDs引起的溃疡近半数无症状。

7. 食管溃疡

与酸性胃液接触的结果。溃疡常发生于食管下段，多为单发，约为10%为多发，大小不一。本病多伴有反流性食管炎和滑动性食管裂孔疝的患者。也可发生于食管胃吻合术或食管空肠吻合术以后，由于胆汁和胰腺分泌物反流的结果。主要症状是胸骨下段后方或高位上腹部疼痛，常在进食或饮水后出现，卧位时加重。

8. 难治性溃疡

难治性溃疡诊断尚无统一标准，通常指经正规治疗无效，仍有腹痛、呕吐和体重减轻等症状的消化性溃疡。因素可能有以下几点。

（1）穿透性溃疡、有幽门梗阻等并发症。

（2）特殊部位的溃疡，如球后、幽门管溃疡等。

（3）病因未祛除（如焦虑、紧张等精神因素）以及饮食不洁、治疗不当等。

（4）引起难治性溃疡的疾病，如胃泌素瘤、甲状腺功能亢进引起胃酸高分泌状态。随着质子泵抑制剂的问世及对消化性溃疡发病机制的不断认识，难治性溃疡已减少。

（三）实验室和特殊检查

1. 胃镜检查

胃镜检查是确诊消化性溃疡首选的检查方法。胃镜检查不仅可对胃、十二指肠黏膜直接观察、摄像，还可在直视下取活组织作病理学检查及幽门螺杆菌检测，因此，胃镜检查对消化性溃疡的诊断及胃良、恶性溃疡鉴别诊断的准确性高于X线钡餐检查。例如，在溃疡较小或较浅时钡餐检查有可能漏诊；钡餐检查发现十二指肠球部畸形可有多种解释；活动性上消化道出血是钡餐检查的禁忌证；胃的良、恶性溃疡鉴别必须由活组织检查来确定；另外，胃镜还可以根据内镜表现判断溃疡的分期。

2. X 线钡餐检查

X 线钡餐检查适用于对胃镜检查有禁忌或不愿接受胃镜检查者。溃疡的 X 线征象有直接和间接两种：钡剂填充溃疡的凹陷部分所造成的龛影是诊断溃疡的直接征象，对溃疡有确诊价值。在正面观，龛影呈圆形或椭圆形，边缘整齐。因溃疡纤维组织的收缩，四周黏膜皱襞呈放射状向壁龛集中，直达壁龛边缘。在切面观，壁龛突出胃壁轮廓以外，呈半圆形或长方形，四壁一般光滑完整。胃溃疡的龛影多见于胃小弯。十二指肠溃疡的龛影常见于球部；局部压痛、十二指肠球部激惹和球部畸形、胃大弯侧痉挛性切迹均为间接征象，仅提示可能有溃疡。

3. 幽门螺杆菌检测

应当注意，近期应用抗生素、质子泵抑制剂、铋剂等药物，因有暂时抑制幽门螺杆菌作用，会使上述检查（血清学检查除外）呈假阴性。

4. 胃液分析和血清胃泌素监测

一般仅在疑有胃泌素瘤时作鉴别诊断之用。

（四）诊断和鉴别诊断

慢性病程、周期性发作的节律性上腹疼痛，且上腹痛可为进食或抗酸药所缓解的临床表现是诊断消化性溃疡的重要临床线索。但应注意，一方面有典型溃疡样上腹痛症状者不一定是消化性溃疡，另一方面部分消化性溃疡患者症状可不典型甚至无症状，因此，单纯依靠病史难以做出可靠诊断。确诊有赖于胃镜检查。X 线钡餐检查发现龛影亦有确诊价值。

1. 内镜检查

内镜检查不仅可对胃、十二指肠黏膜直接观察、摄影，还可在直视下活检做病理检查。它对消化性溃疡的诊断和良、恶性溃疡鉴别诊断的准确性高于钡餐检查。内镜下溃疡可分为三个病期，即 A 期、H 期和 S 期。

2. X 线钡餐检查

见本书相关章节胃、十二指肠造影。

3. 鉴别诊断

胃镜检查见胃、十二指肠溃疡，应注意与引起胃、十二指肠溃疡的少见特殊病因或以溃疡为主要症状的胃、十二指肠肿瘤鉴别。本病与下列疾病的鉴别要点如下。

（1）胃癌：内镜或 X 线检查见到胃的溃疡，必须进行良性溃疡（胃溃疡）与恶性溃疡（胃癌）的鉴别。Ⅲ型（溃疡型）早期胃癌单凭内镜所见与良性溃疡鉴别有困难，放大内镜和染色内镜对鉴别有帮助，但最终必须依靠直视下取活组织检查进行鉴别。恶性溃疡的内镜特点为：

①溃疡形状不规则，一般较大。

②底凹凸不平、苔污秽。

③边缘呈结节状隆起。

④周围皱襞中断。

⑤胃壁僵硬、蠕动减弱（X线钡餐检查亦可见上述相应的X线征）。

活组织检查可以确诊，但必须强调，对于怀疑胃癌而一次活检阴性者，必须在短期内复查胃镜进行再次活检；即使内镜下诊断为良性溃疡且活检阴性，仍有漏诊胃癌的可能，因此对初诊为胃溃疡者，必须在完成正规治疗的疗程后进行胃镜复查，胃镜复查溃疡缩小或愈合不是鉴别良、恶性溃疡的最终依据，必须重复活检加以证实，尽可能地不漏诊胃癌。

（2）胃泌素瘤：亦称Zollinger-Ellison综合征，是由胰腺非B细胞瘤分泌大量胃泌素所致。肿瘤往往很小（< 1cm），生长缓慢，半数为恶性。大量胃泌素可刺激壁细胞增生，分泌大量胃酸，使上消化道经常处于高酸环境，导致胃、十二指肠球部和不典型部位（十二指肠降段、横段、甚或空肠近端）发生多发性溃疡。胃泌素瘤与普通消化性溃疡的鉴别要点是该病溃疡发生于不典型部位，具难治性特点，有过高胃酸分泌（BAO和MAO均明显升高，且BAO/MAO > 60%）及高空腹血清胃泌素（> 200pg/mL，常> 500pg/mL）。

（3）功能性消化不良：患者常表现为上腹疼痛、反酸、嗳气、胃灼热、上腹饱胀、恶心、呕吐、食欲减退等，部分患者症状可酷似消化性溃疡，易与消化性溃疡诊断相混淆。内镜检查则示完全正常或仅有轻度胃炎。

（4）慢性胆囊炎和胆石症：对疼痛与进食油腻有关、位于右上腹，并放射至背部，伴发热、黄疸的典型病例不难与消化性溃疡相鉴别。对不典型的患者，鉴别需借助腹部超声或内镜下逆行胆管造影检查方能确诊。

（五）并发症

1. 上消化道出血

溃疡侵蚀周围血管可引起出血。上消化道出血是消化性溃疡最常见的并发症，也是上消化道大出血最常见的病因（占所有病因的30% ～ 50%）。DU并发出血的发生率比GU高，十二指肠球部后壁溃疡和球后溃疡更易发生出血。有10% ～ 20%的消化性溃疡患者以出血为首发症状，在NSAIDs相关溃疡患者中这一比率更高。出血量的多少与被溃疡侵蚀的血管的大小有关。溃疡出血的临床表现取决于出血的速度和出血量的多少。消化性溃疡患者在发生出血前常有上腹痛加重的现象，但一旦出血后，上腹疼痛多随之缓解。部分患者，尤其是老年患者，并发出血前可无症状。根据消化性溃疡患者的病史和上消化道出血的临床表现，诊断一般不难确立。但需与急性糜烂性胃炎、食管或胃底静脉曲张破裂出血、食管贲门黏膜撕裂症和胃癌等所致的出血鉴别。对既往无溃疡病史者，临床表现不典型而诊断困难者，应争取在出血24 ～ 48h进行急诊内镜检查。内镜检查的确诊率高，不仅能观察到出血的部位，而且能见到出血的状态。此外，还可在内镜下采用激光、微波、热电极、注射或喷洒止血药物、止血夹钳夹等方法止血。

2. 穿孔

溃疡病灶向深部发展穿透浆膜层则称并发穿孔。溃疡穿孔在临床上可分为急性、亚急性和慢性三种类型，其中以第一种常见。急性穿孔的溃疡常位于十二指肠前壁或胃前壁，发生穿孔后胃肠的内容物流入腹腔而引起急性腹膜炎。穿孔时胃肠内容物不流入腹腔，称为慢性穿孔，又称为穿透性溃疡。这种穿透性溃疡改变了腹痛规律，变得顽固而持续，疼痛常放射至背部。邻近后壁的穿孔或穿孔较小，只引起局限性腹膜炎时称亚急性穿孔，症状较急性穿孔轻而体征较局限，且易于漏诊。溃疡急性穿孔主要出现急性腹膜炎的症状。临床上突然出现剧烈腹痛，腹痛常起始于中上腹或右上腹，呈持续性，可蔓延到全腹。GU 穿孔，尤其是餐后穿孔，漏入腹腔的内容物量往往比 DU 穿孔者多，所以腹膜炎常较重。消化性溃疡穿孔需与急性阑尾炎、急性胰腺炎、宫外孕破裂、缺血性肠病等急腹症相鉴别。

3. 幽门梗阻

幽门梗阻主要是由 DU 或幽门管溃疡引起。溃疡急性发作时可因炎症水肿和幽门部痉挛而引起暂时性梗阻，可随炎症的好转而缓解；慢性梗阻主要由于瘢痕收缩而呈持久性。幽门梗阻引起胃滞留，临床表现主要为餐后上腹饱胀、上腹疼痛加重，伴有恶心、呕吐，大量呕吐后症状可以改善，呕吐物含发酵酸性宿食。严重呕吐可致失水和低氯低钾性碱中毒。久病后可发生营养不良和体重减轻。体检时可见胃型和胃逆蠕动波，清晨空腹时检查胃内有振水声，胃管抽液量＞200mL，即提示有胃滞留。进一步做胃镜或 X 线钡剂检查可确诊。

4. 癌变

少数 GU 可发生癌变，DU 则不发生癌变。GU 癌变发生于溃疡边缘，据报道癌变率在 1% 左右。长期慢性 GU 病史、年龄在 45 岁以上、溃疡顽固不愈者应提高警惕。对可疑癌变者，在胃镜下取多点活检做病理检查；在积极治疗后复查胃镜，直到溃疡完全愈合；必要时定期随访复查。

三、消化性溃疡的外科治疗

如前所述，内科治疗已成为溃疡病治疗的主要方法，但仍有部分患者需要接受外科治疗。溃疡病外科治疗的主要目的：内科治疗无效的病例，治疗溃疡引起的并发症。因此，结合患者具体情况，正确选择手术适应证，是外科医师必须重视的问题。

（一）外科治疗溃疡病的理论根据和地位

（1）外科切除溃疡病灶后，根本上解决了慢性穿透性或胼胝性溃疡不易愈合问题，有助于消除症状，防止复发。

（2）切除溃疡病好发部位，绝大多数常见于十二指肠球部、胃小弯附近幽门窦部等，这些部位在胃大部切除时均被切除，溃疡再发的机会自然就很小。

（3）减少胃酸的分泌，由于胃体部在手术时大部被切除，分泌胃酸及胃蛋白酶的腺体大为减少，手术后的胃液分泌中仅有低度游离酸，这也可减少溃疡再发的可能。

（4）增加了胃酸被中和的程度，手术后碱性十二指肠内含物进入胃内的机会增多，可使胃液的酸度进一步中和而降低。

（5）缩短食物在胃内停留的时间，胃黏膜受刺激机会减少，也可以减少溃疡发生的可能。

（6）胃迷走神经切断后，胃液分泌量和酸度明显降低，基础胃酸分泌量可减少80%～90%，消除了神经性胃酸分泌，消除了导致溃疡发生的主要原因。

（7）迷走神经切断后，消除了迷走神经引起的胃泌素分泌，从而减少体液性胃酸分泌，达到治愈溃疡病的目的。

胃大部切除术虽不是针对溃疡病发病机制的理想疗法，但当溃疡病已具有外科治疗的适应证时，胃大部切除术至少在目前是较好的治疗方法。近年来手术病死率已降至1%～2%。远期疗效国内文献显示，症状完全消失又无明显的术后并发症者可达85%～90%，可称满意；但有小部分患者在术后不免发生各种并发症，是胃大部切除术尚存在着某些缺点而有待进一步改进。

胃迷走神经切断术治疗溃疡病，国外广泛采用。认为本法是一种安全有效的手术方法，可以代替胃大部切除术治疗十二指肠溃疡。国内开展该术式较晚，临床病例较少，确实疗效尚无定论。

（二）溃疡病外科治疗的适应证

1. 手术绝对适应证

（1）溃疡病急性穿孔，形成弥散性腹膜炎。

（2）溃疡病急性大出血，或反复呕血，经内科治疗（包括内镜下止血）效果不佳，有生命危险者。

（3）并发幽门梗阻，严重影响进食及营养者。

（4）溃疡病有恶变的可疑者。

2. 手术相对适应证

（1）多年的溃疡病患者反复发作，病情逐渐加重，症状剧烈者。

（2）虽然严格的内科治疗而症状不能减轻，溃疡不能愈合，或暂时愈合而短期内有复发者。

3. 手术禁忌证

（1）单纯性溃疡无严重的并发症。

（2）年龄在30岁以下或60岁以上又无绝对适应证者。

（3）患者有严重的内科疾病，致手术有严重的危险者。

（4）精神病患者而溃疡又无严重的并发症者。

（三）胃溃疡的外科治疗

1. 手术方式的选择

胃溃疡按其病因和治疗临床上一般分为 3 型。Ⅰ型：为最多见，溃疡位于远侧 1/2 胃体胃窦交界附近，更多见于胃小弯。Ⅱ型：胃溃疡、十二指肠溃疡同时存在的复合性溃疡。溃疡常靠近幽门，其胃酸分泌是与十二指肠溃疡一致。这些患者的手术治疗首先要考虑到十二指肠溃疡。Ⅲ型：幽门前溃疡，发病率更接近十二指肠溃疡。根据这种分型以便于术式的选择。

（1）Billroth Ⅰ式胃大部切除术：目前仍被认为是治疗胃溃疡的首选术式，尤其是对Ⅰ型胃溃疡更为合适。理论上这种术式既切除了溃疡病灶及其好发部位，又因切除了胃窦部，除去了胃泌素的产生部位。同时 Billroth Ⅰ式比较合乎解剖生理。胃溃疡的胃切除范围可小于十二指肠溃疡所要求的切除范围。一般切除胃的 50% ～ 60%，即所谓的半胃切除术，只要能完整切除胃窦及溃疡灶区域就可。有人认为对Ⅰ型胃溃疡可行胃部分切除附加选择性迷走神经切断术，可以减少复发率。

（2）Billroth Ⅱ式胃大部切除术：在Ⅱ型或Ⅲ型胃溃疡行 Billroth Ⅰ式难以处理时，则可改行 Billroth Ⅱ式术。但术后因胃空肠吻合可造成十二指肠液反流。为了防止这种情况发生，有学者主张用 Roux-en-Y 型胃空肠吻合术代替常规的胃空肠吻合。但因操作较复杂，目前尚无较多的病例报告。

（3）迷走神经切断术：采用迷走神经切断术主要是消除神经相胃酸分泌，国外普遍应用于十二指肠溃疡，对胃溃疡较少采用。但可用于Ⅰ型和Ⅱ型的胃溃疡。应该注意的是首先要排除溃疡是否恶性，以免延误了治疗。

2. 特殊类型的胃溃疡的处理

（1）高位胃溃疡：溃疡位于贲门附近，一般不宜于为了切除溃疡而施行过于广泛的胃大部切除术。没有并发症时，可以保留溃疡，只行半胃切除术，附加选择性迷走神经切断术；或半胃切除后再加做溃疡局部楔形或袖状切除。如高位溃疡并发大出血，则应行胃大部切除术，以清除出血病灶。

（2）后壁穿透性溃疡：溃疡常经后壁穿透入胰腺，溃疡面巨大，易出血，内科治疗一般无效。手术切除溃疡有一定困难，可行胃大部切除术，沿溃疡边缘切开胃壁，将溃疡置于胃肠道之外。任何强行剥离胰腺上的溃疡面均可起大出血，或术后胰瘘的并发症。有的高位溃疡位于后壁可穿透脾门的血管，发生危及生命的大出血。此时为了抢救患者，甚至须行全胃切除和脾脏切除。总之，应根据具体情况来决定合适的处理方法。

（3）多发性溃疡：系指胃内同时存在 1 个以上的慢性溃疡。如果两个溃疡位置在不能同时在同一个半胃区内切除，可考虑切除 1 个溃疡，另一个溃疡保留。但务必附加迷走神经切断术。同样应注意的是所保留的溃疡应排除恶性的可能性。

（四）十二指肠溃疡的外科治疗

手术方式的选择：十二指肠溃疡的外科治疗经历了由胃空肠吻合术、胃大部切除术以及各类迷走神经切断术的发展过程。迷走神经切断术又经历了迷走神经干切断术、选择性迷走神经切断术、高选择性迷走神经切断术的发展过程。由此，反映出了外科医师对十二指肠溃疡的手术治疗的认识不断深化，对于手术的方式及其疗效有了更高的要求。手术治疗十二指肠溃疡既要达到溃疡持久的愈合，溃疡复发率最低；又要保证尽可能地符合生理状态，保持胃－幽门－十二指肠解剖生理功能的完善，以减少远期并发症。而且手术方式应简单易行，便于推广应用。20世纪末，在我国仍然以采用胃大部切除术来治疗十二指肠溃疡为主，而欧美国家则主要采用选择性迷走神经切断术。

1. 胃大部切除术

胃大部切除术治疗十二指肠溃疡已有50余年的历史。在当时已在我国城乡各地医院广泛地采用，并在临床实践中证明这种手术对十二指肠溃疡的疗效是肯定的，其复发率在4%以下。胃大部切除术需要切除的范围应包括胃远侧2/3～3/4，即胃体部的大部分，整个胃窦部、幽门和十二指肠第1部。但临床上胃大部切除术治疗十二指肠溃疡在理论上和操作上仍还存在着一些明显的问题。对于高胃酸状态的十二指肠溃疡患者来说，胃大部切除术必须切除胃远侧2/3以上才能达到满意的降酸效果。若切除的范围越小，胃酸降低幅度就越小，术后仍存在一定的复发率。反之，增大切除范围，胃酸降低效果明显，但保留的残胃容积过小，术后进食和营养方面的问题较大。此外，幽门管被切除（Billroth Ⅰ）或胃肠改道（Billroth Ⅱ），破坏了胃、十二指肠的生理功能。术后出现一系列的近期与远期并发症、后遗症，尤其是远期并发症如倾倒综合征、胆汁反流性胃炎、贫血、营养不良、残胃癌等。胃切除的范围越大，这些后遗症的发生率愈高。故有人认为胃大部切除术实属一种解剖生理残废性手术。并有人提出不应再采用胃大部切除术来治疗十二指肠溃疡。总之，传统的胃大部切除术治疗十二指肠溃疡虽然有肯定的疗效，但后遗症较多，所以这并不是一种理想的手术治疗方法。为此，长期以来国内外学者均在不断寻求一种更符合解剖生理，同时又能治好十二指肠溃疡的手术方法。如减少胆汁反流性胃炎采用幽门再造式胃大部切除术，胃和十二指肠间置空肠术及胃大部切除Roux-Y式胃空肠吻合术等。这些手术对预防胆汁反流性胃炎有一定效果，但手术操作较复杂，并可增加新的并发症，临床病例亦尚少，仍有待观察。

2. 迷走神经切断术

迷走神经中枢的过度兴奋引起胃酸分泌功能亢进是产生十二指肠溃疡的重要因素。迷走神经切断术治疗十二指肠溃疡的基本原理是阻滞迷走神经中枢兴奋对泌酸细胞的刺激作用，使神经相的胃酸分泌降低。同时，迷走神经切断后胃壁细胞对胃泌素刺激的敏感性降低。从而迷走神经切断后胃酸分泌减少，达到溃疡愈合的目的。

自1922年Latarjet首先采用迷走神经切断术治疗溃疡病以来，发展演变至今，已定型的迷走神经切断术分为三类。

（1）迷走神经干切断术（TV）。于膈下切断迷走神经前后干，除去了整个腹腔的迷走神经。

（2）选择性迷走神经切断术（SV），只切断支配胃的迷走神经支，保留了胃以外的肝支和腹腔支。

（3）高选择性迷走神经切断术（HSV），或称壁细胞迷走神经切断术（PCV），只切断支配胃体部的迷走神经支，保留了胃窦部的神经及全部胃以外的神经支配。正常人胃的运动及食物排空的功能主要是依靠受迷走神经支配的胃窦部产生的强有力的节律性蠕动来完成。上述 TV 及 SV 都除去了胃窦部的迷走神经支配，故手术后均发生胃的排空障碍，导致胃潴留。为解决这一问题，在行 TV 及 SV 的手术同时应必须附加引流术，包括胃空肠吻合术、幽门成形术、胃窦切除术或半胃切除术。

1）迷走神经干切除术（TV）：由于除去了整个腹腔的迷走神经支配，胃酸降低明显，却带来整个消化系统的功能紊乱，尤其是腹泻的发生率较高，可达 22%。迷走神经干切除术加引流术，除有上述的问题外，文献显示 5 年的溃疡复发率高达 10% ～ 20%。这种手术现已基本放弃。只有 TV 附加胃窦切除术的效果较好，目前还在应用。此外，在高位胃溃疡不能切除溃疡灶时，也可行 TV 加半胃切除术，而保留溃疡。

2）选择性迷走神经切断术（SV）：手术要点是只切断支配胃的迷走神经支，保留迷走神经前干的肝支和后干的腹腔支，游离及剥光食管下端，切断沿食管下行至胃底部的神经支。与 TV 相比，SV 的优点是既达到了降酸的效果，又维持了其他脏器的功能，减少了不良反应。但 SV 支配胃窦的神经亦被切断，胃窦的运动功能丧失。所以同 TV 一样，手术同时应附加引流术，以解决胃潴留的问题。比较好的术式是 SV 附加胃窦切除术，因为切断了支配胃的迷走神经，又切除了富含 G 细胞的胃窦部，既除去神经相的胃酸分泌刺激因素，又减少了激素相的胃酸分泌因素，胃酸降低效果明显持久。术后 BAO 及 MAO 平均分别降低 70% ～ 80%，溃疡复发率为 0% ～ 3%。而胃窦切除的范围一般占整个胃的 20% ～ 30%，保留了胃的大部分，胃容量较大，术后并发症发生率较低，程度也较轻，无贫血和营养障碍，明显优于胃大部切除术。此术式可适用于择期手术，也可用于十二指肠溃疡并发穿孔、大出血等急诊手术，适应证较广。术后虽可能发生某些远期并发症，但仍是可供选择的较好的治疗十二指肠溃疡的手术方法。

3）高选择性迷走神经切断术（HSV）：根据手术的要求，手术仅限在沿胃小弯切断支配胃体的迷走神经支，游离贲门、食管下端，切断沿食管下行的支配胃底的神经纤维。保留支配胃窦的 Latarjet 神经及“鸦爪支”，不作胃引流术。迷走神经切断的范围仅只除了胃体壁细胞区域的神经支配，以达到胃酸分泌功能降低的效果。保留了胃窦部、胃以外的迷走神经和胃、幽门、十二指肠的解剖生理的完整性，从而保持胃窦部正常功能。据文献 10 年以上的随访报告表明，术后 BAO 下降 70% ～ 80%，MAO 下降 60% ～ 70%，溃疡持久愈合，几乎无手术死亡。近期并发症相当少见，无贫血、营养状况较好。HCV 治疗十二指肠溃疡存在的主要问题是溃疡复发率较高，长期随访复发率一般为 6% ～ 8%。复发的因素主要与迷走神经切断不完全有关。具体分析有以下几点。

①迷走神经的解剖变异容易造成迷走神经切断不完全，而遗留某些神经支，使降酸的效果不满意。支配胃底近端的迷走神经小分支常在较高部位即已从迷走神经干分出，沿食管末端下行进入胃壁，手术时这些小分支容易被遗漏，特别是从迷走神经后干分出的至胃底的小分支最易被忽略，以致 Grassi 称之为“罪恶支”。有人还指出，迷走神经可伴随胃网膜血管支配胃窦体交界区的大弯侧，手术时亦应将该区的血管及神经切断。因此，迷走神经切断术不论采用何种手术方式，基本的要求是迷走神经切断的范围应确已达到消除神经性胃酸分泌的目的。

②手术技巧熟练程度与手术的成功有很大的关系。迷走神经切断术并非是看了手术图谱便能做好的工作，该手术是有一定难度、又较复杂的手术。有报告表明，由迷走神经切断术经验丰富的专门医师行 HSV，5 年溃疡复发率为 1% ～ 5%，由非专门医师手术者，复发率达 20% ～ 30%。

③影响 HSV 术后的溃疡复发的另一因素是血清胃泌素增高。由于保留了胃窦部的迷走神经支配，刺激胃窦部 G 细胞分泌，使 HSV 手术的降酸作用受到一定的限制。所以，HSV 术后 BAO 及 MAO 下降程度不如 SV 附加胃窦切除术或 TV 附加胃窦切除术。

另外，十二指肠溃疡患者的胃酸分泌功能的亢进有不同的类型，即有以神经相胃酸分泌占优势者；或以激素相（窦相）胃酸分泌占优势者。基础胃酸的差别也很大。根据术前的胃酸、血清胃泌素的监测，可有助于选择治疗的手术方式。以神经相胃酸分泌占优势、基础胃酸中度增高、血清胃泌素正常者，适宜于行 HSV 术。其他则应行 SV 附加胃窦切除术，可以降低溃疡复发率。

在上述迷走神经切断术式的基础上，有些外科医师从不同方面对手术方式略加改动，以期获得更好的疗效。如 HSV 附加胃窦黏膜切除术（HSV 加 MA）、HSV 附加胃小弯及胃底浆肌层切开术、HSV 附加胃体节段切除术以及改良 HSV 即右迷走神经干切断加胃小弯前壁浆肌层切开术（Taylor 术）。

3. 迷走神经切断术

治疗十二指肠溃疡的并发症十二指肠溃疡并发急性穿孔、大出血及幽门狭窄应用迷走神经切断术治疗，已获得较好的疗效，并且日益增多。包括以下三个方面。

（1）十二指肠溃疡急性穿孔时，可急诊手术行穿孔修补同时作 HSV。这种方法可一次解决穿孔问题的同时又使十二指肠溃疡得到了治疗，远期疗效也较满意。存在的主要问题是在穿孔后的腹膜炎条件下行胃贲门、食管下端较广泛地分离，切断有关的神经支，又可能导致炎症扩散，增加膈下感染的机会。国内吴学豪报告 22 例十二指肠溃疡急性穿孔采用穿孔修补加作 HSV，并与同期的择期 HSV 治疗慢性十二指肠溃疡病 20 例对比。术后的降酸结果和近期疗效统计学分析均无显著性差异。术后出现消化道症状发生率 32%，如餐后腹胀、进食时有哽噎感、腹泻等，一般无须处理，2 周后消失。所以，如果患者一般情况良好，术前又无严重心肺疾病并存，或不伴有休克，腹腔污染不严重，穿孔时间在 12h 内者，均可选用这种术式作为治疗。

（2）十二指肠溃疡并发大出血时，亦可在急诊手术行溃疡出血灶缝扎止血，加作 HSV。但缝扎止血术后可有并发十二指肠狭窄之虑，所以最适宜的术式是 SV 附加胃窦切除术，并争取切除溃疡出血灶。

（3）至于十二指肠溃疡瘢痕性幽门梗阻，目前仍以胃大部切除术为主。国内外有报告，采用幽门扩张加做 HSV，即在手术中先切开胃窦前壁，放入扩张器扩张幽门狭窄部，然后缝合胃壁切开口，再作 HSV。因疗效不甚满意，失败率达 14% ～ 40%。大多数外科医师对此术式持否定态度。同样，对此如果采用 SV 附加胃窦切除术，其疗效是肯定的。它既解除了梗阻，又可治愈溃疡，还保留了较大的胃容积，明显优于胃大部切除术。

四、胃、十二指肠溃疡并发症的外科治疗

（一）胃、十二指肠溃疡急性穿孔

典型的溃疡穿孔症状为突然发生的、剧烈的持续性腹痛，痛如刀割或烧灼，患者甚至有一过性昏厥感。疼痛初起于上腹或剑突下，迅速延及全腹，但仍以上腹为甚。有时消化液可沿升结肠旁沟流至右下腹，引起右下腹疼痛。腹痛常伴有恶心、呕吐。而且患者往往非常清楚地记得这次剧痛突发的确切时间。

体格检查时，患者表情痛苦，仰卧拒动，面色苍白，出冷汗，四肢凉，脉细数，呼吸浅促。腹式呼吸消失，全腹压痛，腹肌紧张如木板。肠鸣音减弱，肝浊音界不清或消失 D 站立位 X 线胸腹拍片，可见气腹，右膈下往往有新月状气影。如果 X 线检查未发现气腹，并不能排除溃疡穿孔的可能，大约有 20% 患者穿孔后可无气腹症状。CT 对腹腔少量游离气体较为敏感。腹穿抽得黄绿色浑浊液体即可确诊，B 超定位下穿刺有助于提高阳性率。

鉴别诊断，应注意与急性胰腺炎、胆石症胆囊炎、急性阑尾炎等相鉴别。

治疗胃、十二指肠溃疡急性穿孔的原则：立即终止胃的内容物漏入腹腔，迅速控制急性腹膜炎以挽救患者生命。然后，进一步考虑根治溃疡，常有三种治疗方法可供选择。

1. 非手术治疗

（1）适应证

①空腹穿孔。

②患者无明显中毒症状，急性腹膜炎体征较轻或范围局限。

治疗包括。

①减少胃内容物进入腹腔：禁食，胃肠减压。

②抑制消化液分泌：应用质子泵抑制剂和生长抑素，减少消化液的分泌，促进溃疡愈合。

③应用抗生素，控制感染。

④营养支持，维持水、电解质平衡。

非手术治疗期间应密切观察病情变化，如腹膜炎体征出现扩大趋势，感染中毒症状

加重，说明穿孔难以自行封堵局限，应立即手术。非手术治疗 5 ～ 7 天，症状、体征明显缓解，感染中毒症状消失，证明非手术治疗有效，可考虑逐步恢复饮食，必要时可先行口服碘水造影，确认消化道的完整性。恢复饮食后应按规范行溃疡病内科治疗，4 周后行内镜检查，确认溃疡部位、性质和愈合情况。

（2）穿孔修补术：缝合穿孔，终止胃液继续外漏，并可较彻底地清除腹腔内的污染物和渗出液，对由穿孔所致的腹膜炎的疗效肯定。既往认为单纯穿孔修补术对溃疡本身无肯定的治疗效果，最后仍需行治愈性手术。但随着 PPI 类药物和 H.pylori 根治性治疗的应用，单纯修补术后进行规范的溃疡病内科治疗，1 年后溃疡复发的比例为 4.8% ～ 6.1%。此手术创伤较轻，危险性小，能挽救溃疡穿孔患者的生命，以利后来较安全地进行择期根治性的治疗。

2. 急诊胃大部切除术或迷走神经切断术

手术操作较复杂，有一定的危险性，需要一定的手术设备和技术条件。手术适应证应该注意到既要考虑溃疡根治术的必要性，又要注意到患者耐受手术的可能性。患者一般情况较好，无严重心肺疾病并存；穿孔时间在 12h 以内，腹腔内炎症和胃、十二指肠壁水肿较轻。患者有以下病情可考虑争取做根治性手术：

（1）有长期溃疡病史，反复发作。

（2）以往有穿孔、出血史。

（3）手术见为胼胝状溃疡。

（4）已有瘢痕性幽门狭窄或修补穿孔后易形成幽门狭窄。

（5）疑胃溃疡恶变。

（6）多发性溃疡。

对十二指肠溃疡穿孔还可行迷走神经切断加胃窦切除术，或缝合穿孔后行迷走神经切断加胃空肠吻合术，或高选择性迷走神经切断术。

（二）胃、十二指肠溃疡大出血

胃、十二指肠溃疡大出血者约占住院的溃疡患者的 10%。所谓大出血，系指引起有明显的出血症状而言，即表现为大量呕血或便血（柏油样便），血红蛋白降低，以致发生休克前期或陷入休克状态。由于有时出血不能自止，需手术止血。因大出血而手术者占手术治疗溃疡病患者的 10% ～ 20%。

溃疡大出血是因溃疡基底血管被侵蚀破裂所致，多为动脉出血。大出血的溃疡一般位于胃小弯或十二指肠后壁。胃溃疡出血常来源胃右、左动脉的分支，而十二指肠溃疡出血多来源胰十二指肠上动脉分支。这些血管的侧壁破裂较之断端出血不易自止。大量出血后，血容量减少，血压降低，破裂血管处血凝成块，可使出血自行停止。但约有 10% 的病例可发生再次或多次反复大出血。

一般小量出血（50 ～ 80mL）即可出现黑便。当失血量在 400mL 以上时，有循环代偿现象，如苍白、脉快、血压正常或稍增高。当出血量达800mL，即可出现明显的休克征象，如出冷汗、皮肤湿凉、脉搏细速、血压降低、呼吸急促。腹部常无阳性体征，有时上腹部溃疡处有轻压痛，肠鸣音增多。有85%～90%的溃疡大出血患者有阳性溃疡病史，其中30%～70%的患者以往有过胃肠道出血。

化验检查有血红蛋白值、红细胞计数和红细胞压积均下降，但早期由于血液浓缩，可能下降不明显。因此，需要在短时期内反复测定，可以看到进行性下降。

诊断方面，临床上有10%～15%的溃疡大出血患者没有溃疡病史，诊断出血的来源比较困难。应与较常见的食管曲张静脉破裂所致大出血、急性胆道出血、胃癌、应激性溃疡相鉴别。如果患者呕血，尤其吐出为鲜红血块，则出血的部位可在食管、胃及十二指肠部位。急诊内镜，CT增强，DSA有助于明确出血部位。行腹腔动脉或肠系膜上动脉选择性血管造影不仅对出血部位的定位很有帮助，而且还可以借助插管直接注入止血药物到出血的血管而达到止血。如有困难，急诊胃镜检查可直接发现出血部位，病灶局部症状，还可取组织活检明确病因；并能与食管、贲门的其他出血性疾病，如食管裂孔疝、Mallory-Weiss综合征、胃壁血管性疾病等相鉴别。出血停止，病情稳定后，常规胃镜检查可了解食管静脉曲张程度、胃十二指肠溃疡、肿瘤等。

溃疡大出血的治疗原则是止血、补充失血量和防止出血再复发。绝大多数溃疡大出血患者，经内科治疗可以止血。但如果出血不止，且出现下列情况时，则应考虑手术治疗：

（1）出血甚急，短期内即出现休克，出血多来自较大血管，难以自止。

（2）在短期（6～8h）内输血（600～800mL）后，血压、脉搏及全身情况不见好转，或一度好转，但停止输血或输液速度减慢后又迅速恶化，说明仍有活动性出血。

（3）在近期曾发生过类似的大出血。

（4）正在进行溃疡的内科治疗期间发生的大出血，表示溃疡侵蚀性大，非手术治疗而不易自止。

（5）60岁以上的患者，伴有动脉硬化症，出血多不易自止。

（6）溃疡病史长久，多次复发，检查表明十二指肠溃疡位于其后壁或胃溃疡位于胃小弯者，出血多来自较大血管，且溃疡基底瘢痕组织，出血也不易自止。

治疗应根据每一个溃疡出血患者的具体情况，如年龄、病史、症状、全身情况、对非手术治疗的反应等综合分析，及时地决定具体的治疗方案。若需要手术治疗者，力争在出血48h之内进行手术。如果等待患者情况已危急时再考虑手术，则病死率较高。尤其是老年患者应争取尽早手术为宜。

胃、十二指肠大出血急诊手术治疗，术中要明确出血部位，不能满足于发现一个溃疡灶而盲目地制定手术方案。应全面仔细地探查胃十二指肠，以免胃底、贲门有复合溃疡或肿瘤等而漏诊。

目前国内对胃十二指肠溃疡大出血仍然较普遍地采用包括溃疡在内的胃大部切除术。难以切除的十二指肠溃疡予以旷置，须在溃疡灶内贯穿缝扎止血或结扎出血动脉的主干。

不能切除的高位溃疡，则可以行胃远侧部分切除和溃疡局部切除术。

（三）胃、十二指肠溃疡瘢痕性幽梗阻

发生在幽门附近的胃、十二指肠溃疡，愈合过程中形成的瘢痕收缩可造成幽门梗阻。以致食物、胃液不能通过到达小肠，最后导致患者的营养不良和水、电解质平衡发生紊乱，需要外科治疗，占外科治疗溃疡患者的 11% ～ 30%。

溃疡引起的幽门梗阻，有 3 种情况：

（1）因幽门括约肌反射性痉挛所致，梗阻为间歇性。

（2）幽门附近炎症水肿。

（3）溃疡愈合过程中产生的瘢痕收缩。

前二种梗阻是暂时性的，不须手术治疗。瘢痕性幽门梗阻也可同时伴有痉挛性或水肿性因素，而使梗阻加重。临床统计十二指肠溃疡瘢痕性幽门梗阻远较胃溃疡多见。十二指肠球部后壁溃疡尤易引起幽门梗阻。瘢痕性幽门梗阻形成过程是缓慢的，呈持续进行性加重。到晚期，胃呈高度扩大，蠕动减弱，胃内容物滞留，经常发生呕吐，引起水、电解质和营养的严重损失。由于胃液中盐酸和氯化物丢失，血液中氯离子降低，碳酸氢离子增加，可出现代谢性碱中毒。同时因钾从胃液、尿中丢失，也可出现低钾血症。因此，在幽门梗阻患者中常发现低氯、低钾性碱中毒。

幽门梗阻发生后，患者上腹部膨胀或沉重感。后可出现阵发性胃收缩痛，进食后加重。呕吐是其突出的症状，常为自发性，定时在晚间或下午，呕吐量大，一次可达 1000 ～ 2000mL，多为宿食，有酸臭味，不含胆汁，呕吐后自觉胃部舒适。

体检所见，患者营养不良、消瘦。皮肤干燥，弹性消失。上腹隆起有时可见自左肋下到右上腹的胃蠕动波。手拍上腹可闻水震声。

根据长期的溃疡病史和典型的胃潴留、呕吐的症状和体征，诊断并不困难。清晨空腹置胃管，可抽出大量的酸臭的胃液和残渣。胃液分析一般有胃酸过多，如长期幽门梗阻，胃酸常低。X 线钡餐检查，见胃高度扩张，胃张力低，钡剂进入胃后有下沉现象。在正常情况下，胃内钡剂 4h 后即排空，如 6h 后尚有 25% 钡剂存留，即证明有胃潴留；24h 后胃内仍有钡剂存留，则表明幽门梗阻为机械性。

瘢痕性幽门梗阻应与下列疾病相鉴别：

（1）活动性溃疡所致痉挛和水肿，溃疡疼痛仍然存在，幽门梗阻为间歇性，呕吐虽剧烈，但无胃扩张，很少有隔夜食物潴留，经内科治疗后梗阻症状随痉挛痛缓解而减轻。

（2）胃窦、幽门癌可以致幽门梗阻，病程较短，胃扩张程度较轻，胃蠕动波少见，有时可触及包块。X 线钡餐检查，可发现幽门充盈缺损，胃镜检查可助鉴别。

（3）十二指肠球部以下梗阻性疾病，如十二指肠肿瘤、十二指肠淤滞症等。常伴有呕吐、胃扩张和胃潴留，但其呕吐多含有胆汁。X 线钡餐检查，可确定梗阻部位和性质。

（4）成年人幽门肥厚症为罕见的疾病，部分患者幼年即有幽门梗阻症状，可为先天性。X 线钡餐检查时可见幽门管细小而外形光滑，十二指肠球部呈一凹形阴影。

瘢痕性幽门梗阻是外科治疗的绝对适应证。治疗目的是解除梗阻，使食物和胃液进入小肠，以改善患者营养和纠正水、电解质的紊乱。一般对胃酸较高、疼痛剧烈、年龄较轻的患者，应行迷走神经切断加胃窦切除术，或胃大部切除术。对胃酸较低、全身情况差的老年患者，以行胃空肠吻合术为宜，或同时加行迷走神经干切断术。

术前要做好充分准备，输血、补液纠正水、电解质及酸碱平衡，改善营养。术前3天禁食，胃肠减压；并每天用生理盐水洗胃，必要时可从术前1周开始，以减轻胃壁组织水肿，避免愈合不良。

瘢痕性幽门梗阻患者，经手术解除梗阻后，90%以上可获得满意效果。

（四）腹腔镜在溃疡病外科治疗中的应用

1. 腹腔镜迷走神经切断术

近年来，国内外有学者开展了腹腔镜迷走神经切断术。1992年，Chisholm经胸腔镜作迷走神经干切断，治疗1例胃大部切除术后吻合口溃疡获得成功。后来，Kathhounda在腹腔镜下对10例十二指肠溃疡患者行Taylor手术。先在切断右迷走神经干后，用单极钩电凝切开小弯侧胃前壁，自贲门至距幽门6cm处。然后用丝线连续缝合切开的浆肌层，并检查有无胃壁穿孔。国内陈君雪等（1996）报告腹腔镜下Taylor手术10例。手术平均时间3h。术后1～2天恢复胃肠功能。随访时间6个月至1.5年，8例体重增加。胃镜检查见7例溃疡愈合，2例溃疡较术前缩小。有1例术后5个月在无明显诱因及前驱症状下发生了溃疡急性穿孔。这一手术开展的时间不长，如要评价其临床应用价值，确尚需进一步实践，积累更多的病例。

2. 腹腔镜胃大部切除术

随着腹腔镜技术的进步，腹腔镜胃大部切除术已不存在技术上的障碍。但如前所述，胃大部切除术已不作为消化性溃疡的常规治疗手段，而多用于治疗溃疡的并发症（出血、穿孔、梗阻、癌变）及难治性溃疡。腹腔镜胃大部切除术用于治疗溃疡病尚有争论，手术适应证也没有统一的标准，多数情况是依据手术医师的个人经验与腔镜手术技术的熟练程度。特别是在溃疡并出血或穿孔急诊行胃大部切除手术时，需要迅速而简洁术中处理，因此，腹腔镜的应用尤其应该慎重。

五、胃大部切除术的并发症

胃大部切除术后除可发生一般腹部手术后的并发症外，还可能发生许多特殊的并发症，这些并发症之发生系因胃大部切除后胃肠道的生理改变，或由于手术技术操作方面存在缺点所引起。

（一）术中邻近重要器官的损伤

1. 损伤胆总管

在胃溃疡做胃大部切除时比较少见，在十二指肠球部后壁溃疡作胃大部切除术时容易发生胆总管和胰管的损伤。这是由于球部溃疡因周围炎症广泛粘连常致局部解剖不清，或瘢痕挛缩致胆总管牵扯至幽门附近，如果勉强切除溃疡，则可能使胆总管被误结扎，或部分缝扎，或使胆总管被误切开或切断。胆总管损伤若未及时发现，则可因损伤情况不同而在术后出现各种临床症状。胆总管若被切开或切断，术中可见肝下有胆汁存积，术后即出现胆汁性腹膜炎或胆外瘘。胆总管若被结扎，则术后数日即可出现逐渐加深的黄疸。若被部分缝扎，黄疸可在术后两周或数月后才出现。胆总管损伤后如及时发现，应按损伤情况处理。若胆总管已切开者，可经胆总管壁上裂口或另作切口置入“T”管。若胆总管已横断者，可作胆总管十二指肠吻合，或胆总管空肠 ROUX-Y 吻合术。为了防止这种损伤，在进行腹腔探查时必须检查溃疡所在位置及其瘢痕组织浸润的范围，估计切除溃疡确有困难或溃疡切除后不能妥善地闭合残端时，绝不能勉强将溃疡切除，而应采用幽门窦旷置术。

2. 损伤胰腺

胃或十二指肠后壁穿透性溃疡，其基底部已是胰腺组织，若勉强切除这类溃疡的底部，必将损伤胰腺实质或胰管，易致术后急性胰腺炎或胰外瘘。为了预防胰腺的损伤，可采用幽门窦旷置术，或溃疡底留在胰腺上不予切除。

3. 损伤横结肠系膜血管

在胃大部分切除术中，分离胃结肠韧带时，由于术者不熟悉其局部解剖关系，靠近横结肠大块钳夹，切断胃结肠韧带，误将横结肠系膜及其血管一并切断、结扎。若横结肠中动脉被结扎切断，横结肠边缘血管损伤致肠管已失去生机者，应将坏死的肠管切除，并作横结肠端－端吻合术。

（二）术后出血

1. 术后吻合口出血

术后一般从胃管减压可以吸出少量血液。这是手术时积留在胃内的血液，12 ～ 24h 后逐渐减少或消失。如果从胃管减压持续不断地吸出较大量血液，则表示有胃内出血。胃内出血的原因可能为：胃肠吻合口止血不够妥善致术后吻合口有活跃性出血。这种出血多由于胃切端黏膜下小血管漏扎或在肠钳控制下施行胃肠吻合而未作黏膜下血管结扎所致。严重早期吻合口出血应立即行手术止血。再次手术时，可以在吻合口近端切开胃前壁，用吸引器吸净胃内的血液，仔细检查吻合口和小弯侧断端缝合处，找出出血点后，用“8”字形缝合法止血，如发现吻合口边缘广泛渗血，可加缝一道连续缝线止血。如诊断为术后吻合口出血，经手术探查未发现吻合口有明显出血者，则应进一步探查出血是否来自食管、胃底曲张静脉破裂、被遗留的溃疡或癌肿出血，或十二指肠残端出血。胃大部切除术中为了预防术后吻合口出血，胃断端黏膜下血管应予以－结扎或缝扎止血，胃肠吻合完毕后，应将肠钳稍稍松开，检查有无漏扎的小血管出血，如吻合口有出血时，应加作“8”字形缝合止血。

2. 溃疡旷置术后继续出血

十二指肠后壁溃疡并发急性上消化道出血作急性胃大部切除术时，有时溃疡无法切除，若仅做溃疡旷置术，则术后仍有上消化道大出血时，处理上往往困难。预防这种情况发生，应在胃大部切除术中将十二指肠前壁切开，显露溃疡面，缝扎溃疡底部出血点，或缝扎溃疡底部周围血管，并加作胃十二指肠动脉结扎术，然后缝闭十二指肠残端，并用大网膜覆盖。

（三）十二指肠残端破裂

十二指肠残端破裂是胃大部切除术后严重的并发症之一，一般均发生在十二指肠溃疡病例。十二指肠残端瘢痕较大以致缝合困难或残端愈合不良，而输入空肠管又有梗阻，胆汁、胰液、肠液都淤积在十二指肠腔内，则肠腔内压力不断增高，引起残端破裂。破裂多发生于术后 5 ～ 8 天，可突然发生右上腹部剧烈疼痛，随即出现弥散性腹膜炎。一旦十二指肠残端破裂应即手术，于右肋缘下作一小切口，插一导管至腹腔，持续吸引，吸尽腹腔内胆汁和胰液，以免十二指肠液进入腹腔。瘘管多能在 3 周左右自动闭合。

为了预防或减少十二指肠残端破裂的发生，如果在十二指肠病例作胃大部切除术时能正确处理十二指肠残端，那么可以避免这个严重的并发症发生。对局部炎症广泛和瘢痕组织浸润范围较大的十二指肠球部溃疡，估计不能切除或切除后不能满意地闭合其残端时，应采用幽门窦旷置术。如果事先估计不足，已把幽门部血供切断，无法施行幽门窦旷置术而断端缝合得不够满意，可以采用十二指肠造口术，并用大网膜覆盖残端，残端附近置腹腔引流管，术后经常保持十二指肠造口导尿管引流通畅，腹腔引流管应在术后 5 ～ 7 天拔除，十二指肠造口导尿管可在术后 10 ～ 14 天拔除。

（四）梗阻

胃大部切除术后常可发生梗阻，引起呕吐，一般有下列几种情况。

1. 胃排空障碍

胃大部切除术后胃排空障碍可由吻合口梗阻或胃的张力减退所致。吻合口梗阻发生的原因，有吻合口过小，吻合时胃肠壁内翻过多；缝合处胃肠壁炎性水肿与痉挛；吻合口水肿，胃的张力减退可为血钾过低所致。其临床表现为食后上腹饱胀，呕吐，吐出物为食物。如为吻合口过小或内翻过多所致的梗阻，一般在术后 2 ～ 3 天开始出现吻合口通过障碍，为持续性，不能日趋缓解，因吻合口水肿者多出现在术后 6 ～ 10 天，多为暂时性的。治疗原则应根据引起梗阻的性质而定。如狭窄的性质一时不易确定时，应先采用非手术疗法。大多数患者经适当非手术疗法后梗阻症状可以自行消失。如果不是由于吻合口狭窄，一般经胃管减压 4 ～ 10 天后均能恢复，但亦有的病例须持续减压 2 周以上者。

2. 输入空肠段梗阻

术后发生输入空肠段梗阻常见的原因如下。

（1）胃大部切除术做胃空肠吻合术时，若将胃向下过度牵拉，则完成吻合后胃向上收缩，如输入空肠段留得过短可被拉紧，则使输入空肠在吻合口处或十二指肠空肠曲处形成锐角。

（2）输入空肠段过长发生扭曲，则吻合口近端肠腔内胆汁、胰液及肠液等不易排出，而淤积在近端空肠和十二指肠内。

以上这些情况均可引起输入空肠段内胆汁、胰液、肠液的滞留，使肠袢扩张，直至肠内压力很高时，产生强烈的蠕动，克服部分的梗阻，将大量的液体倾入胃内，引起呕吐，临床症状多出现在术后数日内，也可以出现在术后任何时间。一般症状为上腹胀，或疼痛、恶心、呕吐，吐出物为大量胆汁，其量一次可达 500mL 以上，如梗阻为不完全性，术后发生间歇性呕吐。

输入空肠段梗阻的治疗应根据梗阻的程度及原因而用不同的处理方法，通常输入空肠段梗阻引起的呕吐，均可用空肠输入段与输出段的侧侧吻合来治疗。

预防输入空肠段的梗阻应注意避免输入空肠段过长或过短，输入肠段应在无张力的情况下留置的长度应适当。

3. 输出空肠段梗阻

输出空肠段梗阻是胃大部切除术后较为常见的并发症，常见原因如下。

（1）输出空肠段与吻合口粘连后形成锐角，或粘连带压迫肠管。

（2）内疝：胃大部切除，结肠前胃空肠吻合，在吻合的空肠与横结肠系膜或横结肠之间有一间隙，小肠可以钻入这个间隙引起内疝。内疝可以发生在术后第 3 ～ 6 天，亦可在几个月或几年以后。

（3）套叠：输入空肠段套叠为输出段肠梗阻的少见原因之一。若发生逆行性套叠，套入部尚可经吻合口进入胃内。

（4）输出空肠段功能性障碍：其原因为输出空肠段痉挛或麻痹，致胃肠道内容物通过发生暂时性障碍。

输出空肠段梗阻多发生在术后 2 周内，也可发生在术后数月或数年内。临床表现为上腹饱胀、恶心呕吐，呕吐物多为胆汁和食物，如梗阻原因为内疝、套叠、粘连或粘连带等往往出现阵发性腹痛。输出空肠段的机械性梗阻常需再次手术解除梗阻。如出现绞窄性肠梗阻的临床表现，则需进行急诊手术：内疝嵌顿者，应将嵌顿的肠段复位与缝闭吻合口后下孔隙。若嵌顿的肠段已绞窄坏死者，应将坏死肠段切除并行肠吻合术。输出空肠段套叠者，应行肠套叠整复术。为了防止内疝，空肠输入段应该避免过长，有人主张手术时将空肠与横结肠或横结肠系膜间的间隙缝闭，以防小肠进入此孔隙而形成内疝。

（五）胃回肠吻合

这是一种严重的手术错误，而非并发症，为了防止这种错误发生，下面加以简述。

胃回肠吻合是胃大部切除术中一种完全可以避免的错误，造成这种错误的原因是由于术者工作粗心大意，从腹腔内拉出一段小肠，拉其一端不动，没有认清楚 Trize 韧带的解剖关系，便误认为这段肠管是上段空肠，仓促地进行胃肠吻合。这种错误吻合发生后致小肠几乎全部废用，食物进胃后直接入吻合口经末段回肠至结肠迅速排空，引起营养吸收障碍和水、电解质平衡失调。临床表现为进食后即出现腹泻，每日 3 ～ 5 次或更多一些，粪便呈糊状或水样，即含有未消化的食物，呕吐粪便样内容物或嗳气时有粪样的臭味。体重不断下降，并出现贫血、水肿、营养不良，钡餐检查可以确诊。胃回肠吻合的处理原则是尽早明确诊断，尽早施行矫正手术，术前必须输血及纠正水与电解质紊乱。手术方法是切除胃回肠吻合口及一部分胃和回肠，作回肠端端吻合与胃空肠吻合。

为了防止胃回肠吻合的错误，关键在于辨认清楚十二指肠空肠曲。方法是助手提起横结肠，术者在横结肠系膜下方的根部，脊柱左侧即可看到十二指肠空肠曲及其悬韧带，提起上段空肠，施行胃空肠吻合术。

（六）倾倒综合征

胃大部切除术后，由于丧失了幽门括约肌的调节作用，食物由胃迅速排出进入上段空肠，又未经胃肠液混合稀释仍保留在高渗溶液状态，将大量细胞外液吸收到肠腔，使血容量骤然减少，而造成肠腔突然膨胀，释放 5- 羟色胺，肠蠕动加速，在立位时肠曲下坠，牵拉系膜，刺激腹膜后神经丛，引起症状。

早期倾倒综合征多出现在手术后的 4 ～ 6 天进流质或半流质饮食较多时，而且在进食后立即或 10 分钟后发生。饮食的性质与症状有密切关系，进牛奶或甜食后最易引起症状，并且症状亦较重。

典型症状为两组的症状。一组是胃肠道症状，如上腹部膨胀、恶心呕吐、肠鸣音增多、腹泻等，另一组是心悸、脉快出汗、发热、乏力、头昏、苍白等，症状都以立位和坐位时为重，卧位可以减轻症状。

术后早期出现的倾倒综合征，多数症状较轻，宜少食多餐，避免或少用甜食或其他能引起症状的食物，餐后平卧约 20 分钟等，经过一个时期的胃肠道适应和饮食的调节，症状可以消失或易于控制。

（七）低血糖综合征

多发生在进食后 2 ～ 3h，故亦称晚期倾倒综合征。症状为心悸、出汗、眩晕、乏力、苍白、手颤、嗜睡等症状。发生的机制为食物迅速进入空肠后，葡萄糖吸收加速，血糖骤然升高，刺激胰岛素分泌增加而发生反应性低血糖。进食后即能缓解。

（八）碱性反流性胃炎

胃大部切除术后，由于丧失了幽门括约肌，胆汁持续反流入胃，其含有的胆盐、卵磷脂破坏了胃黏膜屏障作用，使胃液中氢离子大量逆向弥散，促使肥大细胞释放组胺，引起胃黏膜充血、水肿、炎症、出血、糜烂等病变。症状为剑突下持续烧灼痛，进食后加重，呕吐物有胆汁，胃液低酸或缺乏等症状。

胃镜检查，胃黏膜充血、水肿、轻度糜烂，活检常显示慢性萎缩性胃炎。

为了预防此症，有人采用保留幽门或替代幽门括约肌功能的胃切除术。本症药物治疗效果不显著，严重者应手术治疗，改行Roux-en-Y型空肠吻合术，以避免胆汁反流入胃，疗效较好。

（九）吻合口空肠溃疡

吻合口空肠溃疡是一严重并发症，多发生于十二指肠溃疡行胃大部分切除术后，常发生于术后2年内。溃疡多在吻合口的空肠侧，症状和原来的溃疡相似，疼痛较剧，局部常有压痛，极易并发出血。其原因为胃切除不够，或行旷置术时未彻底切除胃窦部黏膜所致。药物治疗无效，宜作手术治疗。

（十）营养性并发症

胃部分切除术后，有些患者可发生消化、吸收功能改变和营养障碍，影响的程度常与胃部分切除的多少成正比。营养障碍其一症状营养不足，体重减轻。体重不足的主要原因可能是胃切除过多的小胃综合征、严重的倾倒综合征、胃肠排空过速所致的食糜不能充分和消化液混合，食物在胃肠内没有足够的消化时间，致吸收功能不足，亦常有较多脂肪从大便排出。治疗的方法是饮食调节，应多餐，供应充分热量。

营养障碍的另一症状是贫血，缺铁性贫血（低色素小细胞性贫血）较常见，也可发生大细胞性贫血。胃大部分切除后约30%患者有缺铁性贫血，以女性患者较为多见。贫血多不严重。导致贫血的主要原因是胃切除后胃酸减少，影响了铁质的吸收，可给予铁剂治疗。巨幼红细胞性贫血（高色素大细胞性贫血）由于胃切除后，成血内因子缺乏所致，可用维生素B_{12}、叶酸、肝制剂等治疗。

（十一）迷走神经切断术后并发症

有的常见并发症和胃大部切除术后相似，如倾倒综合征，但较轻，严重者不多，应用高选择迷走神经切断术（高选迷切）后很少发生。

1. 胃潴留

高选迷切术后较少见，多在术后3～4天，拔胃管后上腹饱胀不适，呕吐胆汁和食物。钡餐可见胃扩张、大量潴留而无排空，手术后胃张力差，蠕动消失所致。以上症状一般可在10～14天逐渐自行消退，也有更长时间者。一般不需手术治疗，可采用禁食、胃肠减压、温盐水洗胃、纠正低钾等治疗。

2. 吞咽困难

术后早期开始进固体食物时出现，下咽时胸骨后疼痛，钡餐见食管下段贲门痉挛，常见的原因是迷走神经切除后食管下端的运动失调或食管炎，大多于1～4个月自行消失。

3. 溃疡复发

溃疡复发率较高是目前顾虑较多的主要问题，据报道，一般溃疡复发率在3%～10%，高于胃大部切除术的1%，常为手术切断迷走神经不彻底所致。该神经变异较多，在高选迷切时游离食管下段不够长或遗漏切断胃壁后支所致。

六、护理

（一）一般护理

多数情况下，老年消化性溃疡患者疾病发作时，所呈现的临床症状不具有典型性、明显性，这常常不容易被识别。对于具有消化性溃疡高危因素的老年人，尤其是存在诸如慢性阻塞性肺气肿、肝硬化等疾病的老年人，要对其是否存在胃部不舒适、是否存在嗳气等临床症状进行密切的观察。当处于溃疡活动期时，要保持休息状态或者进行四周至六周的住院治疗。要针对老年人的饮食习惯、饮食喜好，指导其合理饮食，饮食应当清淡、容易消化且不会对溃疡造成刺激，要保证饮食富含营养，禁食生冷性、刺激性食物，主要摄入的食物为面食。为对胃酸起到稀释作用，牛奶可适量饮用，不过饮用量不可过多。要遵循饮食规律、少食多餐的饮食原则，每顿饭吃得不宜太多。摄入食物时应保持舒畅的心情，且要多咀嚼，不要狼吞虎咽。叮嘱吸烟者最好戒烟，告诉其香烟中的尼古丁会对胃黏膜造成一定的损伤，会使乙醇或阿司匹林消炎药对胃黏膜造成的损伤加大，同时要尽可能地避免饮用茶、咖啡等，对胃黏膜造成损害的药物尽量不要长时间应用。对有损害胃黏膜药物长时间应用史者，要强化随访力度，有需要时适当给予胃黏膜保护剂。

（二）心理护理

消化性溃疡者即使经有效的治疗得到良好疗效，但也会有复发的可能性，且心理因素是消化性溃疡复发的重要因素。故对老年消化性溃疡患者，要加强心理护理，多与患者交流，将消化性溃疡相关知识介绍给患者，安抚患者不要对疾病过于担心，将保持良好心态对疾病转归的重要性解释清楚，引导患者形成乐观向上的情绪，指导其掌握一些放松的技巧，使其学会对自身情绪进行调整。与此同时，加强和患者家属的沟通，提醒家属多留意患者的情绪，多对患者进行开导，以引导患者保持良好心态。倘若患者焦虑、紧张以及失眠等症状过于严重，可遵医嘱让患者短期应用少量的镇静安眠药。

（三）观察药物护理

护士既要遵医嘱合理注射药，又要对使用药物的剂量、所产生的作用、可能会产生的不良反应以及应对方法等进行熟练地掌握。氢氧化铝和磷酸盐的结合会对其吸收造成影响，老年患者长时间应用有出现骨质疏松的可能性。H_2受体阻滞剂应用后会使一些患者出现不良反应，常见的不良反应有头昏、乏力、头晕、皮疹等，若患者长时间有H_2受体阻滞剂使用史，则要对其血常规、肝功能情况进行定期的检查。随着年龄的增长，老年患者的记忆力有所衰退，他们不是出现漏服药物，就是错服药物，遵医服药行为差。故为了促使老年患者遵医嘱合理用药，应加强与患者的沟通，将合理用药的重要性解释清楚，提高遵医依从性，引导其定时定量合理用药，给药时确保患者服药到口。同时，告诉患者一些药物应用后可能会产生一些不良反应，叮嘱患者不要过于紧张，一些不良反应会在停药后自行消失，鼓励患者及其家属在发现出现不良反应后及时汇报，同时护士强化对患者用药期间反应的严密观察，发现不良反应，及时对症处理。

（四）疼痛的护理

考虑到患者或多或少会存在疼痛，故需强化对患者的疼痛护理。要对消化性溃疡患者疼痛的诱因加以了解，尽可能减少或者避免诱发因素，患者有疼痛症状后，对患者疼痛的性质、程度、部位以及规律进行评估，安抚患者不要过于担心，指导其进行深呼吸，和患者说一些他们感兴趣的话题等，以转移其集中在疼痛上的注意力；按照医嘱合理给药，要求患者定时定量用药，用药期间对患者的反应进行密切的观察；叮嘱患者在饭后、睡前服用制酸剂，在进食和睡前服用 H2RA。

第二节　应激性溃疡

应激性溃疡（US）又称急性出血及糜烂性胃炎，近年来统称为急性胃黏膜病变（AGML），是指在应激状态下，胃和十二指肠以及偶尔在食管下端发生的黏膜糜烂和溃疡，从而引起以上消化道出血为主要临床特征的疾病，是上消化道出血最常见的原因是之一，约占上消化道出血的 20%。临床主要表现是难以控制的出血，多数人发生在发病的第 2 ~ 15 天，其预后取决于原发疾病的严重程度。SU 发病率因病因和统计方法不同，文献显示差异很大。临床研究报道，SU 发生率在重型颅脑损伤后为 40% ~ 80%，脑出血后为 14% ~ 76%，脊髓损伤后为 2% ~ 20%，尸检发现中枢神经系统疾病患者 SU 发生率为 12%，是非神经系统疾病患者的 2 倍。

一、病因

（一）严重全身性感染

如见于链球菌、葡萄球菌、革兰阴性杆菌和厌氧菌等所致的败血症或脓毒血症。尤其是伴感染性休克或器官衰竭时，由于组织缺血缺氧更易发生溃疡。

（二）严重烧伤

引起的急性应激性溃疡又称 Curling 溃疡。

（三）中枢神经系统疾病

见于脑肿瘤、颅内神经外科手术、颅内出血、中枢神经系统感染及颅脑外伤等。由此引起的溃疡又称 Cushing 溃疡。

（四）药物

非甾体抗感染药、某些抗生素、乙醇、激素、组胺、胰岛素、抗凝剂、氯化钾等。这些药物有的可刺激前列腺素，抑制黏液分泌，为本病的发病诱因。

（五）食物或饮料

如辣椒、大蒜、饮酒等。

（六）精神与心理疾病

如见于严重精神病、过度抑郁、焦虑、严重心理障碍等，通过精神和心理应激引起消化道黏膜糜烂和溃疡发生。

二、发病机制

关于 AGML 的发病机制尚不完全明了。胃黏膜防御功能削弱与胃黏膜损伤因子作用相对增强，是 SU 发病的主要机制。应激可引起各种疾病和紊乱，研究证明，应激性溃疡和抑郁之间在发病和治疗的上均有相关性。用慢性抑郁应激（CSD）、慢性心理应激溃疡（CPSU）和浸水束缚应激模型在鼠进行实验。暴露 CSD 后动物的溃疡指数比对照组显著增高，暴露 CPSU 后观察抑郁样行为，对暴露 CPSU 的鼠用盐酸氟西汀（抗抑郁药）可显著降低溃疡指数，在 CSD 组用 ranitidine 可抑制抑郁样行为，CPSU 应激后应用米非司酮结果比 CPSU 组溃疡指数有显著降低。但对 CSD 使用米非司酮与单纯对照组之间抑郁样行为无显著的不同。研究也发现，鼠暴露于 CPSU 或 CSD 慢性应激显示比对照组皮质酮的水平低。结论认为，在触发抑郁和应激溃疡性的发生中下丘脑－垂体－肾上腺轴（H.Pylo–ria）功能障碍可能起到关键性作用。目前对 AMGL 的发病机制有以下几种认识。

（一）H^+ 逆扩散

H^+ 逆扩散是指 H^+ 在某种因素作用下，从胃腔反流至胃黏膜的一种病理现象。试验证明，胆酸和水杨酸制剂可使 H^+ 迅速从胃腔进入胃黏膜内，破坏胃黏膜。积累于胃黏膜的酸性产物可以破坏毛细血管和细胞的溶酶体，导致胃黏膜充血、水肿、糜烂和出血。用电子显微镜观察发现，阿司匹林可使胃黏膜上皮细胞肿胀，细胞间的结合处裂开，胃黏膜通透性增加，胃黏膜屏障破坏，导致胃黏膜损害。

（二）胃黏膜微循环障碍

急性胃黏膜病变时常表现胃黏膜血管收缩痉挛与缺血，且溃疡常见于胃黏膜缺血区。在应激状态下，胃黏膜小动脉和毛细血管动脉收缩痉挛，导致胃黏膜缺血、缺氧，使黏膜内酸性产物增加，并损害胃黏膜。最后因酸中毒导致黏膜细胞的溶酶体酶释放，使溶酶体破裂，胃黏膜上皮细胞损伤并坏死，引起 AGML。酸中毒直接使组织中的组织胺和 5–羟色胺（5–HT）等血管活性物质释放，使胃黏膜内小静脉和毛细血管静脉端扩张、淤血，加重了胃黏膜循环障碍，以致缺血加重。在应激状态下，交感神经兴奋导致黏膜血管收缩、痉挛。迷走神经兴奋时使黏膜下动、静脉短路开放，使胃黏膜下缺血进一步加剧，症状胃黏膜内毛细血管的内皮损伤，通透性增加，也可加重胃黏膜损伤。

此外，组织胺的释放以刺激胃酸－胃蛋白酶分泌增加，加重胃黏膜的损伤。由于缺血、缺氧、酸中毒和微循环障碍，激活了凝血因子导致胃黏膜血管的内凝血等一系列病理变化，引起 AGML 的发生。

（三）胃黏膜上皮细胞的脱落、更新和能量代谢异常

当胃黏膜表面上皮细胞脱落增加和（或）更新减少，可导致胃黏膜屏障破坏。各种应激、应用激素及尿毒症时见有胃黏膜表面上皮细胞更新减少，给予乙醇、阿司匹林等药物后，胃黏膜表面上皮细胞脱落增加，胃黏膜屏障功能紊乱，以致发生 AGML。Menguy 等发现，失血性休克鼠的急性 AGML 伴有组织中 ATP 含量显著减少。这是因为胃黏膜缺血时，由于细胞缺氧，酸性产物增加，影响了黏膜上皮细胞线粒体的功能，使 ATP 合成减少，氧化磷酸化速度减慢，细胞内的能量储备因而显著减少，导致胃黏膜损害发生。

（四）胆盐作用

胆盐能增加 H^+ 逆扩散，破坏胃黏膜屏障，并导致胃黏膜内组织胺、胃蛋白酶原和胃泌素的释放，产生自我消化，引起 AMGL。

（五）神经内分泌失调

下丘脑、室旁核和边缘系统是对应激的整合中枢，促甲状腺释放激素（TRH）、5-HTJL 茶酚胺等中枢递质参与或者介导了 SU 的发生。

发生应激情况 24 ～ 48h 后整个胃体黏膜有 1 ～ 2mm 直径的糜烂，显微镜下可见黏膜有局限性出血和凝固性坏死。如果患者情况好转，在 3 ～ 4 天后检查 90% 患者有开始愈合的迹象。一般 10 ～ 14 天完全愈合，不留瘢痕。

三、诊断

有的急性胃黏膜病变可发生在原有慢性胃炎的基础上，这些病变常是局灶性的，且各部位的严重程度不同致使病变常不相同。因此，有学者把 AGML 分为原有慢性胃炎和原来无慢性胃炎两大类。

（一）病史

患者有上述的如服用有关药物、严重烧伤、严重外伤、大手术、肿瘤、神经精神疾病、严重感染、休克、器官衰竭等病史。

（二）临床表现

如为继发性的可有原发的临床表现型和体征。其症状依原发病不同而不同。应激性溃疡如果不引起出血，可没有临床症状，或者即使有症状也容易被应激情况本身的症状所掩盖而不能得到诊断。在应激损伤后数小时至 3 天后有 75% ～ 100% 可发生胃黏膜糜烂或应激性溃疡，SU 的发生大多集中在原发疾病产生的 3 ～ 5 天，少数可延至 2 周。

上消化道出血是主要的临床表现，在原发病后 2 周内发生。30% 有显性出血。出血症状为呕血或黑便，一般出血量不大，呈间歇性，可自止。5% ～ 20% 出血量大，不易控制，少数患者可大量出血或穿孔，2% 患者发生穿孔。也可出血与穿孔同时发生，严重者可导

致死亡。疑有穿孔患者应立即作X线腹部X线检查，见有膈下游离气体则可确诊。其他的症状有反酸、恶心、上腹部隐痛等。

（三）急诊胃镜

急诊胃镜检查组应于24～48h进行，是最准确的诊断手段，可明确诊断病变的性质和部位。胃镜下可见胃黏膜多发糜烂、浅表溃疡和出血等内镜下特征，常见于胃体及胃体含壁细胞的泌酸部位，胃窦部甚为少见，仅在病情发展或恶化时才偶尔累及胃窦部。病变常在48h以后很快消失，不留瘢痕。若出血量大，镜下看不清楚，可以作选择性动脉造影。

（四）钡餐X线检查

一般不宜进行急诊钡剂上消化道X线检查，同时因病灶过浅，钡剂X线检查常阴性，没有诊断价值。

（五）腹部B超和（或）CT检查

一般不用，但检查对鉴别诊断有重要价值。

四、鉴别诊断

（一）消化性溃疡

慢性消化性溃疡一般有节律性、周期性上腹痛、反酸、烧心史。内镜下慢性溃疡常较局限、边界清楚、底部有较厚白苔，周边黏膜皱襞向溃疡聚集，幽门、十二指肠变形等现象。

（二）Mollory-Weiss综合征

Mollory-Weiss综合征是由于胃内压力突然升高伴剧烈呕吐而引起食管贲门黏膜撕裂出血，常于酗酒后引起。严重上消化道出血个别的病例可发生失血性休克。急诊胃镜应在出血后24～48h进行，可见胃与食管交界处黏膜撕裂，与胃、食管纵轴相平行。因撕裂黏膜迅速愈合，超过48h后镜下可无黏膜撕裂发现。

（三）胃癌伴出血

胃癌早期可无症状，或有上腹部不适、进行性食欲缺乏、体重减轻和上腹部痛，用抑酸剂效果不显著。并发出血者少见。多见于中老年患者。胃镜检查可见隆起病变，表面不光滑污秽，可伴溃疡和出血，胃壁僵硬，蠕动差。

（四）食管静脉曲张破裂出血

食管静脉曲张破裂出血是肝硬化门静脉高压的严重并发症，可有病毒性肝炎或饮酒史，静脉曲张破裂出血可反复发生，突然呕血或黑便，大量出血时常伴有失血性休克发生。患者常呈肝病面容，腹腔积液常见，伴有黄疸、蜘蛛痣和皮肤色素沉着。实验室检查可有肝功能异常，低蛋白血症和凝血异常。

五、治疗

应激性溃疡出血常病情凶险，必须高度警惕，及早治疗。由于患者全身情况较差，不能耐受手术，加之术后再出血发生率高，所以多先内科治疗，无效时才考虑治疗。有报道，在 ICU 病房中并发应激性溃疡出血的患者病死率高达 70% ～ 80%，但大多不是死于消化道出血而是原发病，未并发消化道出血的病死率仅 5% ～ 20%。

因此，应加强对原发病的治疗。下面重点介绍并发出血的治疗。

（一）治疗原发病

祛除病因，积极治疗创伤、感染、精神心理疾病、烧伤等引起应激状态的原发病停用加重胃黏膜损伤的药物。适当应用抗生素控制感染。

（二）出血量的估计

精确了解出血量的多少有时很困难。患者或家属提供的病史对于估计失血量常不正确。脉搏和血压的变化有助于出血量的估计，但它们与血容量之间的关系不大。失血量因失血速度而异，临床症状轻重有所不同。少量出血可无症状，或有头晕乏力，明显出血常出现呕血（或）便血，大量出血可见面色苍白、四肢厥冷，甚至晕倒，这是由于血容量不足、外周灌流减少所致。握拳掌上皱纹苍白，提示血容量丢失达 50%。Tudhope 发现，收缩压低于 100mmHg 时有血容量减少，但收缩压高于 100mmHg 并不能排除大量血容量的耗空。以往健康无贫血史，血红蛋白低于 120g/L，提示约有 50% 以上的红细胞丢失，临床上有皮肤与口唇苍白、口干、出汗等症状。失血患者脉搏增加 20 次 /min，血压下降 10mmHg，则说明失血量已达 1000mL。失血量有时亦可从患者平卧、站立、倾斜试验得到估计。失血量与症状之间的关系见表 3-2。尿量少于 30mL/h，提示有 30% 以上的细胞外液丢失。

表 3-2　失血量与症状之间的关系

失血量（mL）	血压（mmHg）	脉搏（次 /min）	症状
＜ 500	正常	正常	头晕乏力
800 ～ 1000	＜ 100	＞ 100	头晕、面色苍白、口渴、冷汗
＞ 1500	＜ 80	＞ 100	四肢厥冷、神志恍惚或昏迷

判定失血量最有效的方法是中心静脉压（CVP）测定。测定 CVP 有助于了解血容量和心、肺功能情况，可鉴别是由急性循环衰竭、血容量不足还是心功能不全引起的，并可指导液体补充，若 CVP 较低，可能是脱水或血容量不足，CVP 升高则可能是肾衰竭，必须限制输液。

根据临床症状，将出血分为三类。

1. 轻度（Ⅰ°）

有呕血或便血、无休克，血压、心率等稳定，可有头晕，血红蛋白无变化，出血量约为体重的10%以下（500mL）。

2. 中度（Ⅱ°）

血压下降，收缩压90～100mmHg，脉压差小，心率100～120次/min，出冷汗、皮肤苍白、尿少。血红蛋白70～100g/L。出血量为体重的25%～35%（1250～1750mL）。

3. 重度（Ⅲ°）

收缩压常在60～90mmHg，心率＞130次/min，血红蛋白低于70g/L。有四肢厥冷、出冷汗、尿少或无尿发生等症状或心律、血压不稳定，或暂时稳定，短期内有再出血。出血量约为全身总量的50%以上（＞2500mL）。

患者出血后，血红蛋白于6～48h后下降，2～6周恢复正常，血小板1h内增加，网织红细胞24h内增加，4～7天达最高值。血中尿素氮上消化道出血时数小时增加10.7～14.3mmol/L，24～48h达高峰，肾功能常需3～4天方可恢复正常。

（三）一般治疗

1. 饮食

出血患者住院后应禁食20～48h，因空腹增强胃的收缩，因此长期禁食并无益处。同时插胃管行持续抽吸，待抽吸已无血，病情又稳定后可开始给予少量流质饮食，以后视病情逐渐增加，以后过渡到半流质饮食、普通饮食。

2. 卧床休息，保持镇静

发生消化道出血后，患者有精神过度紧张，或有恐慌心理，应给患者做好解释工作，一般不用镇静剂。有的患者表现烦躁不安，往往是血容量不足的表现，适当加速输血和精神上得到安慰之后往往可消除。消化道出血后由于85%患者于48h内止血，因此卧床休息2～3天后如无再出血则可开始活动，以减少血栓栓塞和血管闭塞发生。目前不主张头低位，以免影响呼吸功能，宜采用平卧并将下肢抬高。

3. 吸氧

消化道大出血者多有低氧血症存在，后者又是诱发出血的因素，应及时给予吸氧。

4. 加强护理，严密观察病情

及时了解呕血及黑便量、注意精神神志变化、每小时测呼吸、脉搏、血压1次，注意肢体温度变化及记录每小时尿量等。

5. 迅速补充血容量

应迅速建立静脉通路，快速补液，输注血浆及其代用品。

（四）输血

一般少量出血不必输血，脉搏＞120次/min，收缩压＜80mmHg，红细胞压积35%

以下，血红蛋白＜ 82g/L 为输血的指征。尽量输新鲜血，少用库存血。自 20 世纪 80 年代开始用成分输血，更适应疾病的需要，消化道出血患者多输红细胞。输血量依病情而定，并发心功能不全时，原则上输血量以每日不超过 300 ～ 350mL 为宜，输血的速度应慢，以＜ 1.5mL/（kg·min）为宜。进行成分输血，有助于控制总输血量，尤其是老年患者应避免增加心肺和循环负担，以免加重心功能不全。

（五）止血剂的应用

1. 纠正凝血因子异常

如有凝血因子异常，可用新鲜冷冻血浆或凝血酶复合物（PPSB）。也可用冻干健康人血浆，目前临床应用的为凝血酶原复合物浓缩剂（PCC）。PCC 含凝血因子Ⅱ（凝血酶原）、Ⅶ、Ⅸ和Ⅹ。用于重型肝炎、肝硬化有凝血因子缺乏的患者，有良好的止血作用。

2. 孟氏溶液胃管内注入

为一种碱式硫酸铁溶液，它具有强大的收敛作用，从而能使血液凝固。经胃管注入 10% 孟氏液 10 ～ 15mL，如 1 次收敛不显著，可于 4 ～ 6h 后重复应用。本品在出血创面上能形成一层黑色的牢固附着的收敛膜，从而达到止血目的。口服本品时对口腔黏膜刺激大，故临床上已很少应用。

3. 去甲基肾上腺素

去甲基肾上腺素用于胃内或腹腔内，经门脉系统吸收，能使门脉系统收缩，减少血流，达到减少出血或止血作用。去甲基肾上腺素还可使局部胃黏膜血流减少，胃酸分泌减少，但不影响黏液的分泌量。其作用与切除迷走神经相似。肝脏每分钟可破坏 1mL 去甲基肾上腺素，药物通过肝脏后大都遭破坏，因此，从门脉系统吸收的去甲基肾上腺素对全身血压无明显影响。其控制上消化道出血的机制是：高浓度去甲基肾上腺素可使胃肠道出血区域小动脉强烈收缩而达到止血。口服或胃管内注入或腹腔内注射可使内脏区小动脉广泛收缩，从而降低内脏区血流量 50% 左右。常用去甲基肾上腺素 4 ～ 8mg 加生理盐水 100mL 灌入胃内，根据病情 4 ～ 12h 重复一次。或用去甲肾上腺素 2mg 加 400mL 冷开水口服，对溃疡出血有一定疗效。Leveen 等提倡用 16mg 加生理盐水 200mL 灌入胃内。腹腔内用法为去甲基肾上腺素 10mg 加生理盐水 20 ～ 40mL 注入或 8mg 注入腹腔积液中。经临床试用，腹腔内注入 8mg 去甲基肾上腺素后可引起一时性血压升高，减慢输入率后可恢复。由于使用后产生胃肠道缺血过重可能引起黏膜坏死，因此，对腹腔有粘连者、高血压、年老有动脉硬化的患者不宜应用。去甲基肾上腺素治疗只能作为不能手术或无手术指征病例的一种主要治疗措施，或作为紧急过渡性措施，把急诊手术转为择期手术。

（六）抑制胃酸分泌

1. 生长抑素

生长抑素是一种内源性胃肠肽，能抑制胃酸分泌，保护胃黏膜，抑制生长激素和胃肠胰内分泌物激素的病理学性分泌过多，并有效地抑制胃蛋白质酶的释放。生长抑素能抑制胃泌素、胰高糖素、内皮素、P 物质、白三烯等激素的分泌。能抑制胃动素分泌、减少胃蠕动，使内脏血流减少。同时可促进溃疡出血处血小板的凝聚和血块收缩而止血。

2. 施他宁

施他宁也是一种人工合成的 14 肽，其结构和生物效应与天然的生长抑素相同。

施他宁的药理作用：

（1）抑制由试验餐和五肽胃泌素刺激的胃酸分泌，并抑制胃泌素和胃蛋白酶释放。

（2）减少内脏血流。

（3）抑制胰、胆囊和小肠的分泌。

（4）胰内的细胞保护作用。

3. 善得定

善得定是一种人工合成 8 肽，且有与天然生长抑素相似的作用。善得定对胰腺炎也有显著的疗效。

生长抑素和施他宁的用法为：首先静脉推注 50pg，然后 250 ～ 500μg/h 持续静脉滴注，直到出血停止后再维持 1 ～ 3 天。奥曲肽 100μg 静脉注射，然后 25 ～ 50μg/d 静脉滴注。

4. 质子抑制剂

（1）奥美拉唑（omeprazole，洛赛克，losec）：洛赛克与 H^+-K^+-ATP 酶结合，抑制胃酸分泌；增加胃黏膜血流量，保护黏膜。首剂 80mg 静脉推注，1 次 /d，连用 5 天，

（2）达克普隆（takepron 或兰索拉唑，lansoprazole）：为第二代质子泵抑制剂。30mg，1 ～ 2 次 /d。

（3）泮托拉唑（pantoprazole）：40mg，2 次 /d，静脉滴注或口服。

（4）雷贝拉唑（rabeprazole，波利特，瑞波特）：通常成年人 10mg，2 次 /d，病情较重者 20mg，2 次 /d。

（5）埃索米拉唑（esomeprazole，耐信）：20mg，2 次 /d，病情好转后改为 20mg，1 次 /d。

（七）内镜治疗

消化道出血时内镜止血治疗可降低出血所致病死率，明显减少再出血率、输血量、急诊手术等。

1. 局部喷射药物止血

（1）去甲基肾上腺素加冰盐水或使局部血管强烈收缩，减少血液而止血：常用去甲基肾上腺素 8mg 加入 100mL 4° ～ 6° 冰盐水，在胃镜直视下喷射，治疗有效率为 86.2%。

（2）孟氏液：主要成分为碱性硫酸铁 $[Fe_4(OH)_2(SO_4)_5]$，为具有强烈收敛作用的三价铁，通过促进血栓形成和血液凝固，平滑肌收缩、血管闭塞，并在出血创面形成一层棕黑色保护膜而起止血作用。常用 5% ～ 10% 孟氏液 10 ～ 15mL 经胃管注入或在胃镜直视下喷洒。

（3）凝血酶：能直接作用于凝血过程的第三阶段，促使血液的纤维蛋白原迅速生成纤维蛋白凝块，堵塞出血点而达到止血目的。常用 1000U 局部喷射。

（4）纤维蛋白酶：常用30000U溶于生理盐水30mL中喷射，对出血量＜1000mL者有效率为93.3%。

2. 经内镜局部注射止血

（1）纯乙醇注射止血：无水乙醇可使组织脱水固定，使血管固定收缩，血管壁变性坏死，血栓形成而止血。采用99.5%医用乙醇结核菌素注射器和内镜专用注射针，先以无水乙醇冲洗注射针，排尽注射器导管内空气，再于内镜下在出血的血管周围1～2mm注射3～4处，每处注入无水乙醇0.1～0.2mL，穿刺深度约3mm。如果裸露血管很粗，出血量大，可于血管断端直接注射1～2次，每次0.1～0.2mL。

（2）经内镜注射肾上腺素、高渗盐水混合溶液止血：肾上腺素有强力收缩血管作用，高渗盐水可使注射处组织水肿，血管壁纤维变性，血管腔内血栓形成而止血。

A液：2.5M NaCl 20mL+肾上腺素1mg

B液：蒸馏水20mL+肾上腺素1mg

A液∶B液为1∶3。适用于出血性溃疡伴基底明显纤维化、瘢痕组织形成时，每处注射1mL，共3～4处，总量不超过5mL。

3. 经内镜激光止血

目前临床应用的有氢离子激光和钇铝石榴石（Na-YAG）激光两种。功率高（60～100W）、穿透力强，激光能穿透组织与动脉深达5mm。因此，止血效果好。将激光纤维放置于距病灶1cm处，在病灶周围每次脉冲或照射0.5～1.0秒，然后照射出血血管，一般止血需6～8次照射。

4. 经内镜电凝治疗

应用高频电的热效应使组织蛋白变性而止血。通过内镜活检孔置入电凝探头，电流通过探头产生热能，此高温足以使组织变性发白、血液凝固，主要适用于溃疡病出血。把电极尖接触出血病灶，用脚踏开关按通电凝电极，电凝数次，直至局部发白为止。

5. 经内镜微波止血

微波可使血管内皮细胞损伤，血管壁肿胀、血管腔变小、血管痉挛，形成血栓以达到止血。使用圆珠形电极输出功率40W时，通电时间3～10秒，而针形电机输出功率40W时，通电时间10～15秒。该法设备简单，操作容易，完全可靠，患者痛苦小。

6. 热电极止血

主要构造为一中空铝制圆柱体，内芯有线圈，顶端表面涂有聚四氯乙烯层。通过铝制圆柱体将热传导组织表面，起到止血和组织凝固作用，通过内镜的活检孔道将加热电极插入消化管腔，通常设定温度为140～150℃，每次使用的能量为3.6千卡，持续1秒。

7. 经内镜钳夹止血

即通过内镜放置金属夹，对出血小动脉进行内镜钳夹止血。

8. 冷冻止血

即迅速降温，使局部组织坏死凝固达到止血。冷却剂用液氮或液体二氧化碳。冷却剂可使探头末端温度降至 -63℃，当接触黏膜组织后，出血部位冰冻发白，几小时后局部组织坏死，1 ～ 3 天后坏死完成形成溃疡，3 ～ 4 周后溃疡愈合。

（八）手术治疗

经上述各项治疗仍持续大量出血或反复大量出血，在 6 ～ 8h 输血 600 ～ 800mL 仍不能维持血压稳定者，并发穿孔或腹膜炎者应及时去手术室治疗。手术时根据患者情况，尽可能采用最简单 / 最迅速的手术方式，以挽救生命。行局部止血、迷走神经切断加胃窦切除为常用术式。此类患者多数病情危重，全身情况差，应尽可能做好术前准备，但有时情况又十分危急，因此，把握好手术时机非常重要。手术后再出血也时有发生，应提高警惕。

六、预防

目前对急性胃黏膜病变的预防学者们存在一些分歧。以往主张药物预防，并认为收到显著的预防效果。有 Scheurlen 报道 PPI 治疗预防 AGML 得到肯定。在 ICU 患者进行 AGML 的预防作为监护的标准。有报告，直肠癌术后预防性用抗酸剂是术后患者的保护因子，可减少 AGML 的发生。韩国 Park 等在鼠的试验，用 Acermono Max.sap（AmMs）（五角枫，毛萼色木槭）观察在水浸束缚（WIRE）应激引起胃溃疡上的保护作用。结果 AmMs 通过诱导一氧化氮合成酶（NOS）/ 或神经元 NOS 表达，显著保护胃黏膜抵抗应激引起胃损伤。等报告鼠的试验，研究了抗抑郁药抗溃疡发生的预防作用。使用度洛西汀、阿米替林、氟西汀和米氮平，用赋形剂作为对照组，结果显示，抗抑郁药通过影响去甲基肾上腺素和 5- 羟色胺水平引起抗溃疡作用，其中度洛西汀、阿米替林和米氮平对溃疡性作用较强。Huang 等研究 IGF-1（胰岛素样生长因子 -1）/PTEN（人第 10 号染色体缺失的磷酸酶及张力蛋白质同源的基因）/Akt（蛋白质激酶 B）FoxO（叉头转录因子的 O 亚型）信号通路在应激引起胃溃疡性上的预防作用。研究指出，上述信号通路通过调节细胞的凋亡，在鼠胃溃疡的发生和愈合上发挥中心作用。美国从一个大城市医疗中心的调查结果，发现不同层次的医师是否用抑酸剂预防 AGML 发生认识上并不一致。部分医师不主张用抑酸剂预防。

七、应激性溃疡的观察与护理

（一）病情观察

1. 严密观察有无消化道出血征象

注意观察生命体征，特别是血压、脉搏的变化。发现原因不明的血压下降，脉搏细弱等失血性休克的早期征象，应及时报告医师。

2. 观察患者的意识变化和面部表情活动

昏迷患者若出现呃逆、呕吐、腹胀、烦躁不安和痛苦表情，应及时查找原因，对怀疑有消化道出血的患者，应及时下胃管或行指肝检查。

3. 观察胃内容物的颜色

有无出血。我们在鼻饲前常规抽吸胃液，一旦发现暗红色或者咖啡色胃内容物，应停止鼻饲，并立即向医师报告。当患者呕吐咖啡色内容物时，或排放大量柏油样便，提示出血量较多，应及时报告，并积极配合医师抢救。

4. 了解应激性溃疡的发病规律

做到早期预防。严重颅脑损伤的在伤后 1 ～ 3 天内发生消化道出血。颅内损伤并肺部感染时，由于长时间气管切开，口腔及咽部细菌易侵入胃中滋长，使胃中 pH 下降，促成和加重上消化道出血，了解这一点后就应做好呼吸道的护理，防止肺部感染及应激性溃疡的发生。

（二）护理

1. 饮食护理

出血期间应禁食。出血停止后先从流质饮食开始，再慢慢过渡到半流质饮食，最后是软食且少食多餐，多喝鲜奶，必要时静脉高营养。

2. 对症护理

（1）胃管吸引：留置胃管持续吸引可防止胃扩张，并能清除胃内胃酸和积血，了解出血情况。

（2）冰盐水或血管收缩剂洗胃：冰盐水灌洗（每次 60mL）或血管收缩剂（去甲肾上腺素 8mg 放在 100mL 葡萄糖溶液中）滴入，均可使黏膜血管收缩达到止血目的。

（3）胃肠道外用血管收缩剂：去甲肾上腺素 8mg 放在 250mL 生理盐水中滴入腹腔或作选择性动脉插管，每分钟注射 0.2U 垂体后叶加压素于胃左动脉内，持续 24h，出血停止后逐渐减量。

（4）抗酸药间隔洗胃：H_2 受体拮抗剂甲氰咪胍和前列腺素均能使胃黏膜血管充血扩张增加出血，故有人主张在已出血的病例中不用。

（三）体位护理

对昏迷患者应将头偏向一侧，防止呕吐物及口腔分泌物吸入呼吸道及口鼻腔吸入呼吸道而引起窒息。患者需绝对卧床休息，加上组织灌注不准，极易发生压疮。为此我们应做好皮肤护理，睡气垫床，保持床单平整、清洁、干燥，每 2h 翻身一次，翻身动作应轻柔，避免拖、拉、推。给予患者肢体按摩，促进血液循环，防止压疮发生。

应激性溃疡一般以黏膜糜烂和急性胃溃疡为特征的上消化道出血，医护人员应及时诊断和抢救，以提高患者生存率。护理人员应严密观察病情变化，早期发现问题，及时处理，积极配合医师治疗是成功的关键。

2002 年的分类对 DGIM 进行了定位和定性诊断，包括部位、动力紊乱特点以及病因：①部位，包括食管、胃、小肠、胆管以及结肠和直肠动力障碍；②动力障碍特点，如胃动力异常分为胃排空增快、胃排空延迟和胃适应性松弛障碍、胃动过速等；③病因分类，需要区分动力障碍是属于原发性的，还是继发性的。上述分类对疾病的诊断和治疗有重要的指导意义。

由于胃肠道症状与胃肠道动力障碍类型之间缺乏恒定的相关关系，因此确立DGIM的诊断需要对患者的胃肠道运动功能进行检测和分析，这导致了DGIM临床诊断困难，不如FGID那样基于临床症状的诊断方便、实用。

第三节　功能性消化不良

消化不良是指集中在上腹部的疼痛或不适，其中，“不适”包括腹部胀满、早饱、嗳气、恶心等症状。根据病因不同，可以将消化不良分为3类：

（1）器质性消化不良，消化不良症状为明确疾病所致，该疾病一旦得到成功治疗，消化不良症状就可缓解，如溃疡病、胃癌、肝胆胰疾病等。

（2）不能肯定消化不良症状是否与现有的发现有关，如幽门螺杆菌（Hp）感染、胃炎等。

（3）现有的检测技术尚不能发现任何明确的病因。后两类属于功能性消化不良（FD），也曾被称为非溃疡性消化不良（NUD）。因此，FD基本概念是：有上消化道消化不良症状，经过内镜检查、生化检验等没有发现可以解释这些症状的疾病。

世界各地报告的消化不良患病率为7%～63%，平均为25%，但是统计准确的患病率有很大难度。

一、病因和发病机制

本病的病因和发病机制尚未完全阐明，可能与以下几方面有关（见表3-3）。

表3-3　FD患者胃肠运动和内脏感觉变化

指标	主要发现
肌电活动	部分FD患者胃的慢波改变（胃动过缓或胃动过速）
胃肠收缩运动	25%～40%FD患者胃窦压力波的数量和（或）幅度降低，与幽门螺杆菌感染无关；部分患者MMC Ⅲ相运动频率降低，可能与幽门螺杆菌有关
胃排空	30%～75%FD患者同位素测定胃排空延迟
胃运动功能异常	食物胃内分布异常、胃窦面积扩大、胃窦排空损害、近端胃容受功能障碍、胃十二指肠反流增多
内脏感觉高敏感	至少50%FD患者对胃膨胀的感受性增强

（一）胃酸分泌异常和胃十二指肠黏膜对酸的高敏感性

部分 FD 患者的临床症状酷似消化性溃疡，而且抑酸药物对 FD 的疗效比安慰剂要高 20% 左右，提示这部分 FD 患者确实存在胃酸分泌异常，或对胃酸的敏感性提高。

一种可能机制是部分 FD 患者与消化性溃疡患者相似，有胃酸分泌增加。幽门螺杆菌阳性 FD 患者对胃泌素释放肽刺激的泌酸反应（反映餐后状态）增高，因此，这部分 FD 患者与 DU 患者一样，对胃泌素反应性增高、胃酸分泌异常。

另一种可能机制是部分 FD 患者有胃十二指肠感觉异常，胃十二指肠黏膜对酸的敏感性增强，或者存在酸介导的胃肠运动异常。健康人胃内灌注酸后会引起消化不良的症状，如嗳气、饱胀、恶心、反流、疼痛等症状。FD 患者胃内灌注酸后出现这些症状的概率更大。

当酸进入十二指肠后可以诱发正常人的十二指肠推进性运动、胃窦部运动受抑制，但是 FD 患者这种酸介导的十二指肠 - 胃反射机制受损，使十二指肠对外源性酸的清除能力下降、十二指肠球部黏膜对酸高敏。因此，FD 患者存在十二指肠黏膜化学感受器的异常或者内脏传入神经水平的异常。

（二）胃肠运动异常

部分 FD 患者存在全胃肠道运动功能异常，这可能是 FD 与其他功能性胃肠病症状重叠的机制之一。常见的胃肠运动功能异常包括以下几种情况。

1. 食管运动功能异常

症状为食管转运时间延迟、胡桃夹食管、弥散性食管痉挛、下食管括约肌压力增高等。

2. 胃电活动异常

症状为慢波减少、空腹和（或）餐后胃动过速比率增多、主频率不稳定（餐后更不稳定）、餐后主功率增加幅度降低等。

3. 胃十二指肠协调运动异常

症状为胃窦部运动指数低下、空腹和餐后胃窦面积增大、远端胃内容物向近端胃反流增多、幽门运动异常（如幽门转流、孤立性幽门压力波、幽门运动与胃十二指肠运动在时间和空间上不协调等）、胃窦 - 幽门 - 十二指肠运动不协调等动力学异常，这些运动异常可能与胃排空、胃的感觉改变有关系。

40% ～ 70% FD 患者有近端胃容受功能损害，幽门螺杆菌感染可能影响近端胃容受功能。此功能受损与早饱、体重降低等有关，早饱可以很好地预测胃底容受功能损害的存在。

25% ～ 63% FD 患者对食物胃排空延迟。有学者研究了胃排空与临床症状的关系，结果发现：以“上腹痛”为主要症状者，胃排空多数正常，男性多见；以“非痛症状”（餐后饱胀、恶心、呕吐）为主要症状者，胃排空延迟的发生率高，女性多见；没有突出症状者，胃排空延迟发生率高、与肠易激综合征（IBS）和胃食管反流病（GERD）的重叠率高。

4. 小肠运动异常

少数FD患者有小肠运动异常，如消化间期运动复合波（MMC）减少或阙如、MMC Ⅱ相时间延长、MMC Ⅲ相传播异常、爆发性运动发生率高、对食物的运动反应异常。此外，11%的FD患者有小肠转运时间延长。

5. 结肠运动异常

31%的FD患者有结肠转运时间延长，许多患者与IBS重叠。

6. 胃肠道以外空腔脏器的功能紊乱

如胆囊排空延迟、膀胱易激等。所以FD患者的平滑肌肉运动功能变化可能是由于弥散性的改变。

（三）胃感受性或内脏感觉过敏

正常人进食时胃出现容受性舒张，此过程中胃的顺应性和胃壁张力会发生变化，但是不会被感受到。1/3～2/3FD患者对胃扩张存在感觉过敏，用气囊扩张FD患者的近端胃可以重现临床症状；较小的胃内容积就可以使FD患者产生上腹部不适和疼痛，此外，嗳气、体重降低等可能也与此有关。

许多FD患者常常诉食物（特别是富含脂肪的食物）会诱发症状，小肠内的脂肪可以造成FD患者的胃对膨胀感觉过敏。在十二指肠内灌注脂肪后，FD患者的胃容量增加、不适和饱胀的阈值降低。

导致FD患者胃感受性或内脏感觉敏感性增加的共同因素似乎是胃壁张力（胃壁感受器）、传入神经功能和中枢神经系统的调制异常，即脑-肠轴的功能异常。

（四）幽门螺杆菌感染

幽门螺杆菌的感染率和FD的发病率在普通人群中都比较高，人类实验表明幽门螺杆菌急性感染可引起上消化道症状，但幽门螺杆菌慢性感染是否可以导致或者加重FD还有很多争议。首先，从流行病学角度而言，FD患者的幽门螺杆菌感染率是否比较高？其次，幽门螺杆菌根除后FD患者的症状是否会得到改善？但是，目前还无法非常完美地回答这两个问题，尚无法确定幽门螺杆菌是否在FD的发病中发挥作用。根据现有资料，根除幽门螺杆菌后可能仅使少部分FD患者获得症状改善。

（五）心理-社会因素和应激

心理-社会因素和应激在功能性胃肠病中起重要作用。FD患者常有明显的个性异常和不同的处世方式，如焦虑、抑郁、疑病、神经质、倾向于经常到医院看病等，在工作和家庭生活方面也比健康者更紧张，有更多的经济烦恼。个性异常会影响FD患者对应激事件的反应，FD患者经历的生活应激事件往往比较多。

个性异常和生活应激事件与消化不良症状的关系密切，如精神易创性与FD的发病率、患病率都有非常强烈的关系；焦虑作为一项独立的危险因素与消化不良、餐后不适综合征有关。

心理－社会因素和应激是如何引起或者加重上消化道症状？个性和精神疾病能够影响胃肠运动。心理因素（试图控制愤怒、忍耐愤怒情绪、对长期的应激因素采取对抗情绪等）是 FD 患者发生胃潴留，继而出现上消化道症状的重要原因。应激也可以影响胃肠功能、影响腹腔感觉。

（六）胃肠肽类激素

胃肠肽类激素可通过旁分泌、内分泌、神经内分泌或作为神经递质在 CNS 和外周不同水平发挥对胃肠功能的调节作用。胆囊收缩素（CCK）、生长抑素、促胃动素、食欲刺激素（又称胃生长激素释放素）等可能与 FD 的某些临床症状相关。

（七）感染后消化不良

一项前瞻性队列研究报道，罹患急性沙门菌性胃肠炎 1 年之后，14% 患者发展为消化不良（RR=5.2，95%CI 为 2.7 ～ 9.8）。另一项研究也发现，17% 的 FD 患者曾经有过胃肠道感染史。因此，急性胃肠道感染可能是肠易激综合征（IBS）和 FD 的共同发病因素。

（八）基因多态性

虽然 FD 有家族聚集性，但其基因易感性仍难确定。

有研究发现，GNB3 的 825T 或者 C 等位基因与 FD 存在关联性。还有其他基因多态性的研究报道称有 5- 羟色胺转运蛋白、IL-17F、迁移运动抑制因子、CCK-1、TRPV1 315C、儿茶酚 -O- 甲基转移酶等的基因多态性。

二、病理

胃十二指肠黏膜形态学改变与消化不良症状之间的关系还有争议。国内的意见是 FD 不包括慢性萎缩性胃炎、糜烂性胃炎等。实际上，消化不良患者最常见的胃镜检查发现就是“慢性炎症”。国外学者研究发现：在消化不良患者内镜检查时“正常”和各种“无明显相关的发现”者各占一半左右（见表 3-4）。

表 3-4　消化不良患者胃镜检查发现

内镜所见	均数（范围 /%）
胃十二指肠复合溃疡	17.0（1.0～44.0）
胃溃疡	5.5（1.6 ～ 8.2）
十二指肠溃疡	10.0（2.3 ～ 12.7）
反流性食管炎	12.0（0 ～ 23.0）
胃恶性肿瘤	1.2（0 ～ 3.4）
正常 / 各种无明显相关的发现	51.0（2.0 ～ 71.0）

关于内镜下哪些变化属于“器质性改变”还有争议。有时胃黏膜损伤很轻微，无法

与“正常黏膜”相鉴别。因此，有学者建议，以是否有内镜下肉眼可见的组织破坏或大的黏膜改变作为器质性或功能性消化不良的分界线（见表 3-5），也可以参考药物性胃黏膜损害的判断标准（见表 3-6）。

表 3-5　器质性和功能性消化不良的内镜诊断

器质性消化不良	功能性消化不良
胃溃疡	红斑 / 渗出性胃炎
十二指肠溃疡	萎缩性胃炎
食管炎（伴或不伴裂孔疝）	偶发异常（血管扩张、息肉、黏膜皱襞等）
新生物	
糜烂性胃炎	
糜烂性十二指肠炎症	

表 3-6　药物性胃十二指肠黏膜损害评分系统

分级	黏膜损害
0	无肉眼可见的损伤
1	＜ 10 个（瘀点性）出血点、没有糜烂
2	10 ～ 25 个出血点和（或）1 ～ 5 个糜烂灶
3	＞ 25 个出血点和（或）6 ～ 10 个糜烂灶
4	＞ 10 个糜烂灶和（或）溃疡

注：0 ～ 2 级，无临床意义；3 ～ 4 级，有临床意义。

内镜所见的“胃十二指肠的炎症性改变”与消化症状之间的关系也不明确。有学者认为红斑性 / 渗出性十二指肠炎 / 胃炎与消化不良症状之间很少或没有联系，胃内少许糜烂或红斑没有临床意义。多数学者认为 FD 的临床症状与胃炎的组织学严重程度无关。但是，也有学者发现 FD 患者的临床症状（上腹部烧灼感、餐后痛、恶心、呕吐、腹胀和嗳气、空腹痛、厌食等）与组织学发现（炎症程度、活动度）之间有明显的相关关系，空腹痛可以预测胃窦部炎症；一些持续性、有动力障碍症状的患者与持续的贲门部炎症关系更大。

人和动物研究已经清楚地显示，黏膜炎症与感觉 - 运动功能变化之间有明显的联系，炎症可以导致运动功能异常和触发传入神经途径的变化而导致内脏痛觉过敏，胃十二指肠黏膜炎和浸润细胞产生的炎症递质可能参与这个过程。因此，这些组织学“炎症”与消化不良的关系尚需深入研究。

三、临床表现

FD的症状主要出现在“中上腹部”，即通过剑突、脐水平和两侧锁骨中线围成的长方形范围内（不同于诊断学里的概念），包括疼痛和不适，其中“不适”包括上腹部胀满、早饱、胃胀、嗳气、恶心等。这些症状可能与饮食有关。

长病程的FD患者常无消瘦、贫血等症状。但是，部分新出现症状的患者，由于自我饮食控制、焦虑、睡眠不佳等，可能出现体重下降，但不会出现进行性下降。

FD的病程可以比较长，部分患者的症状类似于消化性溃疡症状，具有慢性、周期性（冬春季节或者季节交替时容易发作）、节律性（如空腹痛、餐后缓解，或者餐后痛）等特点。

部分FD患者还重叠有IBS或者胃食管反流病（GERD）。

此外，FD患者常存在抑郁或者焦虑症。与其他功能性胃肠病一样，FD患者常有一些躯体方面的痛苦症状，如纤维肌痛、膀胱易激、生命活力改变（睡眠障碍、性功能低下、食欲减退、活动能力下降）等。

常无明显的阳性体征，有的有中上腹部压痛。

四、诊断和鉴别诊断

2006年，功能性胃肠病罗马委员会正式发布了功能性胃肠病罗马Ⅲ诊断标准。其中FD定义是：起源于胃、十二指肠区域的消化不良症状，缺乏任何能解释症状的器质性、系统性或代谢性疾病的证据，这种症状可持续或者反复发作。

FD诊断标准为病程至少6个月，近3个月有症状，且符合以下标准：①一个或者一个以上症状：餐后饱胀不适、早饱、上腹痛、上腹烧灼感；②没有可以解释症状的器质性疾病的证据。根据症状群，可将FD分为餐后不适综合征和上腹痛综合征。

在诊断FD之前，必须排除能够引起类似症状的其他器质性疾病，如肝胆疾病、胰腺疾病、肠道疾病以及系统性疾病（如甲状腺功能亢进症、糖尿病、硬皮病等）对胃肠道的影响。

出现以下“报警表现”的，应该进一步深入检查：40岁以后首次出现症状、明显的消瘦和体重下降、消化道出血和贫血、发热、腹部包块等。

五、治疗

应该与患者建立他们参与的互动式的医患关系，让患者积极参与在疾病的治疗和管理过程中。FD明确诊断以后，应该先向患者做详细的解释，解除思想顾虑，然后根据患者的实际情况，选择适当的药物治疗。应该指出的是：目前还没有任何一种药物对所有患者的症状都有作用。

（一）改变生活方式、调整饮食习惯

对FD患者而言，没有固定的食谱，一般认为在有症状期间应该避免牛乳、豆浆等豆制品、过甜食品、刺激性食物、高脂肪饮食，以及经过发酵食品（如馒头、蛋糕、饼干等）。

是否避免辣的食品还有争议，有研究认为红辣椒粉中的辣椒辣素可以阻滞腹腔C型伤害感受神经纤维、降低FD症状的密度。三餐要定时定量，白天一般不提倡加点心，夜间必要时可以进食少量点心。

应该强调戒烟、避免过度饮酒、减少咖啡和浓茶的摄入。生活要规律，保证充足的睡眠，保持良好的心态，适当参加运动和力所能及的体力劳动。

（二）抗酸剂和抑酸剂

抗酸剂多为非处方药（OTC），确切疗效难以评价。这类药物通常是偏碱性的，可直接中和胃酸，起效快，对酸相关的症状如泛酸、烧心、易饥饿等可能有一定的缓解作用。但是，它们的作用时间短、服药次数多、长期服用有明显的不良反应，所以不提倡常规、长时间应用，必要时可以作为患者“按需治疗”或者“症状自我控制”的选择药物之一，短时间服用。

抑酸药物目前主要有两大类，即H_2受体拮抗剂（H_2RA）和质子泵抑制剂（PPI）。H_2RA有西咪替丁、雷尼替丁、法莫替丁、尼扎替丁、罗沙替丁等，它们对胃酸分泌有较明显的抑制作用，可以部分缓解酸相关性的症状，但对FD的疗效还有争议，可以作为部分FD患者“按需治疗”的药物。

目前PPI有奥美拉唑、泮托拉唑、雷贝拉唑、兰索拉唑、埃索美拉唑等，其制酸作用更强，对FD的疗效好于H_2RA和安慰剂，有效率为31%～86%。

（三）胃肠动力调节药物

包括促动力药物和降低动力的药物。促动力药物对FD的疗效还有争议，一般认为促动力药物可以改善FD患者的临床症状，效果明显高于安慰剂，特别对改善上腹部饱胀、恶心等症状有较好的效果。

此外，昂丹司琼、阿洛司琼（5-HT3受体拮抗剂）、费多托辛（κ-受体激动剂）等可以改善FD的内脏感觉敏感性，对改善症状有一定帮助，但是这些药物还无法广泛应用于临床治疗FD。舒马普坦（一种5-HT1p受体激动剂）、丁螺环酮（5-HT1A受体激动剂）、acotiamide（毒蕈碱M1/M2受体拮抗剂）、硝酸甘油可以改善FD患者胃的容受功能，缓解早饱、腹痛等症状。

一些中医中药也有良好的胃肠动力调节作用。

（四）胃肠黏膜保护剂

理论上，胃肠黏膜保护剂对FD可能有一定疗效，但确切疗效尚难肯定。可供选择的有胶体铋、硫糖铝、铝碳酸镁、替普瑞酮、瑞巴派特，以及前列腺素制剂、中医中药等。

（五）根除幽门螺杆菌

一项包含3566例病例的荟萃分析显示，根除幽门螺杆菌后，Hp阳性FD患者的RR可以降低10%（95%CI，6%～14%），虽然其效果在统计学上有意义，但是其临床效果却非常小，根除幽门螺杆菌治疗的可能效益仅20%。

尽管第二届幽门螺杆菌感染的亚太共识认为幽门螺杆菌阳性 FD 患者是根除幽门螺杆菌的指征，但在临床上，对于幽门螺杆菌高感染率的国家仍然应该慎重处理，严格掌握指征，不宜盲目进行幽门螺杆菌治疗。

（六）心理治疗和抗抑郁治疗

医师应该具有高度的责任感和同情心，从社会、心理等方面努力寻找可能存在的刺激因素，排除可能的器质性疾病，细心解释，让患者充分了解 FD 的发生、发展和预后，在此基础上辅以适当的心理治疗。

抗抑郁药物的疗效还有一定的争议。对于抑郁、焦虑明显的患者，抗抑郁药物可能是有帮助的，目前常用的有：三环类抗抑郁药（阿米替林、多虑平、氯丙咪嗪、去甲丙咪嗪、三甲丙咪嗪）、四环类抗抑郁药（米安色林）、5-羟色胺再摄取抑制剂（如帕罗西丁等）、5-HT1A 激动剂（如坦度螺酮等）。需要注意的是，这些药物起效慢，应该向患者耐心解释，以免患者对药物产生怀疑而影响效果。

（七）治疗策略

应该遵循个体化的原则。在改变生活方式、调整饮食习惯的基础上，选择抑酸剂或者胃肠动力调节药物进行经验性治疗 1～2 周。如果是上腹痛综合征，可以优先选择 H_2 受体拮抗剂或 PPI；如果是餐后不适综合征，可以优先选择胃肠动力调节药物。

如果上述治疗无效，可以转换治疗方法，即抑酸剂－促动力药物，或促动力药物－抑酸剂，也可以两者联用。如果都无效，则应该对患者的病情进行重新评估，是否有其他影响因素或者其他功能性肠道疾病。对于明显心理学异常、腹腔感觉过敏者，抗抑郁药物是有帮助的。

如果上述治疗仍然无明显效果，需要注意患者的服药顺应性，并注意排除隐蔽的、尚未被发现的器质性疾病。

六、预后

FD 的症状可以反复、间断性发作，一般认为社会心理负担越重、疑病者，症状越不容易消失。症状是否会随时间而变化，仍然有争议，在 1～7 年的随访期间，有 30%～86% 患者报告有相同的症状，但是消化不良有随年龄增大而逐渐下降的倾向，90% 以上没有症状的患者在随访 7 年后仍然没有症状，或仅有少许症状。一般认为幽门螺杆菌感染和服用 NSAID 是 FD 患者发展为溃疡病的独立危险因子，这些患者在症状复发时需要进行胃镜检查。

七、功能性消化不良的护理

（一）健康宣教

患者就诊时及时将有关功能性消化不良的相关知识宣传手册发放给他们，包括症状、疗法、预防策略、注意事项等知识，尽量让患者尽快了解与掌握本病发病原因、规律、症状及预防措施等，从而促使他们更好地配合治疗与护理，降低并发症与复发率。同时，护理人员还应将本病与其他消化不良病变的区别告知患者，以此消除他们的后顾之忧，从而增强他们的治疗信心与信念。此外，将正确服药方法、生活节奏调整、饮食习惯改善及愉悦心情保持等策略告知患者，促使他们尽快掌握一些基本的非药物治疗，促进疾病的早日康复。

（二）心理干预

患者由于对自身疾病不了解，以及部分患者的工作、生活等受到临床症状的影响，从而极易产生紧张、焦虑、担忧等不良心理情绪，为此应加强对他们的心理干预。虽然本病发病机制尚无确切定论，但是从有关研究中可以看出，患者的心理情绪对于疾病的治疗与预后有着很大的影响，若患者一直保持不良心理情绪应对治疗、护理，那么就会阻碍疾病的治疗与预后。为此，护理人员应针对患者的不同性格与心理特点，采取不同的护理干预，尽量帮助他们认识到自身的心理问题，从而改善他们的心理状态，同时帮助他们建立情绪宣泄的正确途径，比如采取唱歌、打球、外出旅游等方式，积极改善他们的不良心理情绪，从而以愉悦的心情应对治疗、护理。

（三）饮食干预

功能性消化不良患者大部分病因在于嗜食辛辣、刺激性食物，同时爱好抽烟与喝酒等，这些不良饮食习惯极易对人类的胃肠道产生刺激，从而引发一系列消化方面的病变。基于此，针对功能性消化不良患者需加强饮食干预，建议以易于消化的软食为主，同时做到定量与定时进食，切勿暴饮暴食或者饮食过度等。此外，功能性消化不良患者要尽量减少食用脂肪量过高的食物，以及韭菜等难以消化的食物。

第四节　食管裂孔疝

一、概述

食管裂孔疝是指腹腔内脏器（主要是胃）通过膈食管裂孔进入胸腔所致的疾病。食管裂孔疝是膈疝中最常见者，达 90% 以上。食管裂孔疝多发生于 40 岁以上，女性（尤其是肥胖的经产妇）多于男性。

二、病因

（一）先天性因素

正常情况下，在食管下段有一弹力纤维膜包绕，食管下段和食管胃连接部分还有由上、下膈食管韧带、胃膈韧带把食管、胃固定在食管裂孔处，从而有效地防止食管胃连接部和其他腹腔脏器疝入胸腔。目前普遍将形成食管裂孔疝的原因分为先天性因素和后天性因素两种，先天性因素有膈肌食管裂孔的发育不良和先天性短食管，如膈肌右脚部分或全部缺失，膈食管裂孔较正常人宽大松弛或裂孔周围组织薄弱，使腹腔脏器，尤其是胃囊的上端“有机可乘”而向上疝入胸腔。有些食管裂孔疝同时伴有先天性短食管，使胃向尾端迁移时停顿在胸腔内，食管的延长也因此而停顿，使食管胃结合部位于横隔上方。这是食管裂孔疝发生的先天因素，比较少见。

（二）后天性因素

最常见。多见于中老年人，后天性因素主要与肥胖以及其他慢性引起腹腔压力长期增高有关。腹腔内压力增高，是引起食管裂孔疝的最常见因素。如妊娠后期、肥胖症、便秘、腹腔积液、腹腔内巨大肿瘤，剧烈的咳嗽、呕吐，频繁的呃逆，习惯性便秘等均可使腹腔压大于胸腔压力，导致腹腔里的胃囊通过食管裂孔向上凸入胸腔而形成食管裂孔疝。另外，各种食管疾病引起的食管瘢痕收缩，导致食管短缩，或各种原因引起的食管、胃与膈食管裂孔位置的改变，以及膈食管膜和食管裂孔松弛，均可产生食管裂孔疝，如胃上部或贲门部手术，破坏了正常的结构引起的手术后裂孔疝，或创伤后引起的创伤性裂孔疝。还有一些辅助因素如抽烟、喝酒亦可能与食道裂孔疝的发生相关。

三、发病机制

膈食管裂孔的扩大，环绕食管的膈肌脚薄弱等，致使腹段食管、贲门或胃底随腹压增高，经宽大的裂孔而进入纵隔，进而引起胃食管反流、食管炎等一系列病理改变。

Barrett 根据食管裂孔发育缺损的程度、突入胸腔的内容物多寡、病理及临床混变，将食管裂孔疝分为 3 型。Ⅰ型：滑动型食管裂孔疝；Ⅱ型：食管旁疝；Ⅲ型：混合型食管裂孔疝。由于 Barrett 分型简单、实用，被国内外普遍采用。最常见的食道裂孔疝为滑动型食管裂孔疝，占整个食管裂孔疝数量的 85% 左右。食管裂孔肌肉张力减弱，食管裂孔口扩大，对贲门起固定作用的膈食管韧带和膈胃韧带松弛，使贲门和胃底部活动范围增大，在腹腔压力增高的情况下，贲门和胃底部经扩大的食管孔突入胸内纵隔，在腹腔压力降低时，疝入胸内的胃体可自行回纳至腹腔。

食管旁疝较少见，仅占食管裂孔疝的 5% ～ 15%，症状为胃的一部分（胃体或胃窦）在食管左前方通过增宽松弛的裂孔进入胸腔。有时还伴有胃、结肠大网膜的疝入。但食管－胃连接部分位于膈下并保持锐角，故很少发生胃食管反流。如果疝入部分很多，包括胃底和胃体上部（巨大裂孔疝）则胃轴扭曲并翻转，可发生溃疡出血、嵌顿、绞窄、穿孔等严重后果，因此，虽然食管旁疝发生率较低，但是一般症状较重，一旦发现就需要及时治疗。混合型食管裂孔疝最少见，约占食管裂孔疝的 5%。混合型食管裂孔疝是指滑动型食管裂孔疝与食管旁疝共同存在，常为膈食管裂孔过大的结果。其特点是除胃食管结合部自腹腔滑入后纵隔外，胃底乃至主要的胃体小弯部伴随裂孔的增大而上移。由于疝囊的扩大及疝入的内容物不断增加，可使肺和心脏受压产生不同程度地肺萎缩和心脏移位。此外，亦有将巨大的膈食管裂孔缺损致使腹腔内其他脏器如结肠、脾、胰腺、小肠等疝入胸腔列为Ⅵ型食管裂孔疝。

四、诊断与鉴别诊断

（一）临床症状

食管裂孔疝患者可以无症状或症状轻微，其症状轻重与疝囊大小、食管炎症的严重程度无关。滑动型裂孔疝患者常没有症状若有症状大部分是由于胃食管反流造成的，小部分是由于疝的机械性影响；食管旁裂孔疝的临床症状主要由于机械性影响，患者可以耐受多年；混合型裂孔疝在两个方面都可以发生症状。食管裂孔疝患者的症状归纳起来有以下 3 方面的症状。

1. 胃食管反流症状

症状胸骨后或剑突下烧灼感、胃内容物上反感、上腹饱胀、嗳气、疼痛等。疼痛性质多为烧灼感或针刺样疼，可放射至背部、肩部、颈部等处。平卧、进食甜食、酸性食物等均可能诱发并可加重症状。此症状尤以滑动型裂孔疝多见。

2. 并发症相关症状

（1）出血：裂孔疝有时可出血，主要是食管炎和疝囊炎所致，多为慢性少量渗血，可致贫血。

（2）反流性食管狭窄：在有反流症状的患者中，少数发生器质性狭窄，以致出现吞咽困难，吞咽疼痛，食后呕吐等症状。

（3）疝囊嵌顿：一般见于食管旁疝。裂孔疝患者如突然剧烈上腹痛伴呕吐，完全不能吞咽或同时发生大出血，提示发生急性嵌顿。

3. 疝囊压迫症状

当疝囊较大压迫心肺、纵隔，可以产生气急、心悸、咳嗽、发绀等症状。压迫食管时可感觉在胸骨后有食管停滞或吞咽困难。

（二）检查

主要有内镜和 X 线上消化道钡餐检查。

（三）诊断

由于本病相对少见，且无特异性症状和体征，诊断较困难，对于有胃食管反流症状，年龄较大，肥胖，且症状与体位明显相关的可疑患者应予以重视，临床上诊断食管裂孔疝除临床症状、体格检查外，确诊常需借助胃镜和 X 线上消化道钡餐检查。

1. X 线上消化道钡餐检查

（1）滑动型裂孔疝

主要特征有以下 5 个方面。

①膈上疝囊征：胸透时在膈上、心脏左后方可见一圆形或椭圆形束状影，直径

≥ 5cm，含气；若囊内不含气体则表现为左侧心膈角消失或模糊；吞钡剂时可见囊内有钡剂充盈，并可见胃黏膜征象。

②食管下括约肌环（A 环）升高和收缩：A 环症状为疝囊上方一宽约 10cm 的环状收缩。A 环在正常情况时不显示，出现裂孔疝后可呈收缩征象，构成疝囊的上端。

③膈上疝囊内可见胃黏膜皱襞征象，并经增宽的膈食管裂孔延续至膈下胃底部。

④食管胃环（B 环，Schatski 环）出现：B 环是滑动型裂孔疝的特征性征象，症状为疝囊壁上出现深浅不一的对称性切迹。B 环的形成是食管胃连接部暂时性收缩而成，此环的出现表示食管胃连接部移至膈上。正常人此环位于膈下，钡餐检查时不易显示。

⑤间接征象：膈食管裂孔增宽＞ 2cm，钡剂反流至膈上，食管胃角（His 角）变钝，胃食管前庭部呈尖幕状。

（2）食管旁疝：食管旁疝发生时胃泡影像一部分进入膈上，位于食管的左前方，在食管下端左前方形成较大压迹；而贲门仍然位于膈下。

（3）混合型裂孔疝：混合型裂孔疝可见以上两种征象。对于可复性裂孔疝（特别是轻度者），一次检查阴性不能排除本病，临床上高度可疑者应重复检查，并取特殊体位如仰卧头低足高位等，观察是否有钡剂反流及疝囊出现。

2. 内镜检查

主要症状有：

（1）食管腔内有潴留液。

（2）齿状线上移，距门齿常＜ 38cm。

（3）贲门口松弛或扩大。

（4） His 角变钝。

（5）胃底变浅。

（6）膈食管裂孔压迹被覆充血、潮红或糜烂、溃疡的黏膜。

（7）伴反流性食管炎所见。

内镜检查可与 X 线检查相互补充，协助诊断。内镜检查还可同时判断疝的类型和大小；是否存在反流性食管炎及严重程度；是否存在 Barrett 食管或贲门炎性狭窄；并除此之外其他病变如食管贲门部恶性肿瘤等。

3. 超声内镜检查

由于肺和疝入胸腔的胃都是含气体的器官，以及肋骨的阻挡，普通超声难以诊断食管裂孔疝。而超声内镜对诊断食管裂孔疝具有不可替代的优势。食管裂孔疝在超声内镜下症状为食管壁增厚，以黏膜层为主，在 Schatski 环下方可见正常的胃壁超声影像，有助于诊断食管裂孔疝。

4. 食管动力检查

食管裂孔疝时食管压力测定可发现压力双峰，LES 上移，胃食管连接处压力随疝的滑动而波动，测压管经疝囊时高压力升高。通过食管测压还可排除贲门失弛缓症、食管弥散性痉挛和硬皮病等。

诊断过程中值得注意的是，并不是所有的反酸和烧心就一定是食管裂孔疝。有反流性食管炎症状的患者 80% 的可以从上消化道钡餐检查中查到有滑动性疝，但是只有 5% 的食道裂孔疝患者查出有反流性食管炎。

（四）鉴别诊断

食管裂孔疝主要是其并发症引起的临床症状，需与其他疾病进行鉴别。

1. 急性心肌梗死和心绞痛

食管裂孔疝的发病年龄也是冠心病的好发年龄，伴有反流性食管炎患者的胸痛可与心绞痛相似，可放射至左肩和左臂，含服硝酸甘油亦可缓解症状。但一般反流性食管炎患者的胸痛部位较低，同时可有烧灼感，常于饱餐后和平卧时发生。心绞痛常位于中部胸骨后，常在体力活动后发生，很少烧灼感。有时上述两种情况可同时存在，因从疝囊发出的迷走神经冲动可反射性地减少冠脉循环血流，诱发心绞痛，所以在作临床分析时应考虑上述可能性。连续动态心电图观察及心肌酶检测有助于鉴别诊断。

2. 下食管和贲门癌

易发生于老年人。癌组织浸润食管下端可引起胃食管反流和吞咽困难，应警惕此病。

3. 慢性胃炎

可有上腹不适、反酸、烧心等症状，内镜及上消化道钡餐检查有助于鉴别。

4. 消化性溃疡

抑酸治疗效果明显，与有症状的食管裂孔疝治疗后反应相似，上腹不适、反酸、烧心等症状通常于空腹时发生，与体位变化无关。内镜检查可明确诊断。

5. 呼吸系统疾病

食管裂孔疝患者可出现咳嗽、咳痰、喘息、憋气等呼吸系统疾病的症状，X 线和 CT 检查有助于鉴别诊断。

6. 胆道疾病

除上腹不适外，一般可有炎症性疾病的症状，如发热、血白细胞增高、胆管结石伴胆管炎的患者多有黄疸，体检右上腹可有局限性压痛，血生化检查、B 超及 CT 扫描有助于鉴别诊断。

7. 胃穿孔

上腹呈持续性刀割样疼痛，腹肌紧张，伴有或不伴有嗳气、反酸、恶心、呕吐，但腹透无膈下游离气体，钡透可见膈上疝囊。

8. 渗出性胸膜炎

左下胸和左上腹明显疼痛，左侧胸呼吸音减弱，叩诊浊音。X 线检查示左侧胸腔积液，但胸部仔细听诊可闻及肠鸣，钡餐检查可发现胸内有充钡的肠袢影。

9. 左侧气胸

心脏右移、心音远弱，左上胸叩诊呈鼓音，下胸叩诊呈浊音，语颤减弱，呼吸音减弱，胸透为左胸腔有气液征象，根据胸腔内有气液征象，可与气胸进行鉴别。叩诊呈鼓音、语颤减弱、呼吸音减弱的区域多为胃疝入胸腔呈倒置的葫芦状，胃内充满气体致胃体极度扩大所致。

10. 肠梗阻

有腹痛腹胀、恶心、呕吐、肠鸣消失，或有气过水声，多由于横结肠疝入胸腔引起梗阻所致，钡透胸腔有充钡肠管。

11. 伴发疾病

Saint 三联征：指同时存在膈疝、胆石症和结肠憩室。有人称此三联征与年老、饮食过细所致便秘、腹压增高有关。Casten 三联征：指同时存在滑动型裂孔疝、胆囊疾病和十二指肠溃疡或食管溃疡。上述两种三联征的因果关系尚不明了，在鉴别诊断时应予以考虑。

五、治疗

无症状或症状很轻的食管裂孔疝，通常不需要治疗。

（一）内科治疗

由于食管裂孔疝的症状主要是因胃酸反流刺激食管所引起，因此内科治疗基本上与反流性食管炎相似。内科治疗原则主要是消除疝形成的因素，控制胃食管反流促进食管排空以及缓和或减少胃酸的分泌。大部分患者内科保守治疗即可并不需要手术治疗，当内科治疗无效时，可以考虑手术治疗。

（二）外科治疗

外科治疗主要的目的是修复扩大的食管裂孔，另外还要加上抗反流手术。手术治疗可选择开胸手术、开腹手术或腹腔镜微创手术。

近年来，随着微创外科技术的迅速发展，腹腔镜食管裂孔疝修补和胃底折叠抗反流术，以其手术过程中只需重建（不需切除）、图像大、光照良好、可在狭小间隙内操作以及术后恢复快，住院时间短等突出优势而迅速成为食管裂孔疝的首选手术方式。在美国等国家，腹腔镜食管裂孔疝修补和胃底折叠抗反流术已成为除腹腔镜胆囊切除术外常用的腹腔镜手术。

腹腔镜微创手术包括：回纳疝内容物、修补食道旁裂孔和胃底折叠抗反流。腹腔镜食管裂孔疝修补术关闭或修补扩大的食管裂孔有两种方法，合成补片修补食管裂孔缺损，或单纯缝线关闭缺损，如果食管裂孔很大，亦可先缝线关闭缺损后再应用合成补片修补，覆盖上去的补片边缘至少应超过疝环边缘 2cm。长期随访结果发现，Ⅱ、Ⅲ型的食管裂孔疝的术后复发率可以高达 20% ～ 42%。合成补片的应用显著降低了食管裂孔疝的复发比率，但同时出现了一些新的与补片应用相关的并发症，如补片侵蚀食管，补片卡压或炎症刺激纤维瘢痕致使食管狭窄等，患者出现吞咽困难等不适症状，甚至需要再次手术。因此，更加理想的补片类型和形状的选择有待于进一步多中心的实践来证实。近年来，生物补片应用于食管裂孔疝的修补逐渐受到人们的重视，其不但可以显著降低食管裂孔疝的术后复发率，同时更可以有效降低术后补片相关并发症的发生。

胃底折叠抗反流常用术式有两种，Nissen 手术（360° 全胃底折叠术）和 Toupet 手术（部分底折叠术），但是选择何种胃底折叠抗反流术式一直是外科医师要考虑的一个问题。Nissen 手术亦称全胃底折叠术，此手术可经腹或经胸进行，是 1956 年由 Nissen 医师首先完成。Nissen 手术能消除裂孔疝，使贲门复位，恢复食管胃角，在括约肌处建立了一个活瓣机制。此手术是目前采用最为广泛和施行最多的术式，被奉为抗反流的经典术式，该术式在缝合食管裂孔后将游离的胃底部与食管做全周形（360°）包绕环缝，以确保腹段食管和附加瓣的功能，达到防止反流的目的。Toupet 手术是一种胃底部分折叠术，它是将胃底由食管后方做 180° ～ 270° 包绕缝合。国外有研究表明，Nissen 和 Toupet 手术均可安全、有效控制反流，Toupet 与 Nissen 胃底折叠手术的效果、持久性及术后患者的满意度相似，但 Toupet 胃底折叠术的术后吞咽困难并发症发生率更低，因而更受到青睐。至于选择何种术式，仍需根据患者的病因及临床症状，由专科医师综合考虑。

从患者的角度来看，术后生活质量的改善情况是其最关心的问题。大多数患者术后反酸、烧心等反流症状均能得到很好的控制，尽管长时间的随访可能会有部分患者出现症状复发，但症状一般较术前好转，止酸药物的应用剂量也明显减少。但仍有部分患者术后症状无缓解或复发，这与术前患者手术适应证的选择相关，目前抗反流的手术适应证为：内科治疗失败的病例；药物治疗出现不良反应或不愿长期用药者；并发 Barrett 食管、伴有狭窄或重度反流性食管炎病例；胃食管反流病导致严重呼吸道疾病；射频治疗或其他内镜下微创治疗无效或效果欠佳者；食管旁疝或混合型食管裂孔疝。对于抗反流手术的有效性是否优于药物治疗，手术适应证的选择，术式的选择，以及什么样的患者需要使用补片，目前并没有完全统一的标准。外科医师应根据患者的临床症状，食管裂孔疝的大小，患者的心理状态及自己的临床经验积累对患者进行“个体化”的综合评估。以期达到术后满意的治疗效果。

六、腹腔镜下食管裂孔疝修补术的护理

（一）心理护理

食道裂孔疝的患者长期忍受疾病带来的痛苦，心理耐受差，经内科反复保守治疗效果不佳，既希望外科手术能治愈疾病，又害怕手术失败、预后不佳，从而产生恐惧焦虑情绪，我们积极做好心理护理和健康教育，包括向患者及家属介绍腹腔镜食管裂孔疝修补术这一技术的优点，实施手术的必要性，术前注意事项、手术过程、麻醉方法，主管医师的技术水平及可能达到的手术效果，同类患者术后的康复情况等，消除患者及家属的恐惧焦虑心理，争取患者的主动配合。

（二）术前准备

术前完善各项血指标检查、胃镜检查、食管测压和24h食管pH监测，食管和胃钡餐造影；积极治疗慢性支气管炎，控制血压；术前忌食易产气食物，术前禁食6h，禁饮2h，术前晚给予口服缓泻剂，以排空积便，不灌肠。保证充足的睡眠，对于焦虑或睡眠质量欠佳的患者，手术前晚予安定片5mg口服，保证充足的睡眠，以最佳精神状态配合手术。

（三）术后护理

按全麻术后护理常规进行护理，麻醉清醒后取低半卧位休息，给予心电监护、吸氧3L/min，严密监测T、HR、R、BP、SPO_2，观察患者面色及精神状况，注意听取双肺呼吸音，指导有效咳嗽咳痰。保持腹腔引流管及胃管引流通畅，密切观察引流液的量、颜色、性质，同时注意腹部体征和对生命体征的观察，以及及早发现内腹腔内出血或气胸等并发症。术后第1天下床活动，手术当天禁食，术后12h饮水和清流，术后24h进食全流，1周后进食半流，要求半卧位或坐位时进食，同时密切观察有无进食后恶心呕吐、腹痛腹胀、食物反流等不适情况。

（四）并发症的观察与护理

1. 肩背酸痛

肩背酸痛为腹腔镜术后常见并发症，由于术后疼痛致自主活动量下降，二氧化碳积聚在膈下产生碳酸刺激膈神经所致。出现肩背部酸痛，术后协助取舒适卧位，鼓励早期翻身活动，给予轻柔患处，延长吸氧时间至术后24h，症状在术后1～2天均自行缓解。

2. 吞咽困难

术后常见早期并发症之一。其发生原因可能是食管裂孔关闭过紧，术前长期营养不良，低蛋白血症，术后局部切口水肿长期胃液反流刺激食管黏膜增生引起食管狭窄有。可造成进食哽噎感，持续数天或数周。术后出现吞咽困难，经术后禁食、胃肠减压、营养支持治疗后，3～5天后吞咽困难症状缓解。

3. 腹胀

术后腹胀、肛门排气迟缓，主要与术前长期胃蠕动能力弱，迷走神经损伤，手术刺激及情绪紧张等原因有关，同时腹腔镜手术术中气腹是术后胃肠道功能紊乱的一个重要因素。术后出现腹胀，采取术后12h即协助患者下床活动，腹胀明显的留置胃肠减压40h后拔除胃管，配合脐周超声理疗中药导入治疗促进胃肠蠕动。

（五）生活指导

指导患者规律生活、合理饮食，戒烟酒，进食全流质1周后改半流质，宜少量多餐，术后4周改为软食并逐渐向固体食物过渡。宜进食温和、细腻、易消化食物，细嚼慢咽，避免过甜、咸、浓及颗粒过大，粗糙生硬食物，补充维生素，如有进食哽噎，吞咽困难，经调整饮食结构，症状可逐渐消失。需适当活动锻炼，避免劳累，预防呼吸道感染，积极治疗慢性咳嗽，预防便秘，消除腹内压增高的因素。术后 1 ～ 3 周如出现胸痛、呼吸困难、咳嗽咳血者应立即复诊。

第五节 食管克罗恩病

一、概述

Crohn（克罗恩）病（CD）是一种原因不明的炎症性病变，可侵犯从口腔到肛门的整个消化道以及消化道意外组织。食管偶被波及，可能为 CD 的一部分；但病变也可能仅限于食管，Medden 等称之为局限性食管炎。1983 年 Weterman 报告 31 例食管 CD，其中 16 例并发其他部位病变。Crohn 病的病理特点是以溃疡性或肉芽肿性病变为主。食管 CD 是最显著的组织学改变亦为非干酪性上皮样肉芽肿。这种肉芽肿由上皮样组织细胞聚集而成，可伴有 Langhans 型多核巨细胞；其边缘有淋巴细胞环绕，中心无干酪性坏死；可见于管壁全层，但以黏膜下层和浆膜层最多见。有时这种病理改变非常的小，形态不像“肉芽肿”，称其为肉芽肿性炎症似更为恰当。

二、诊断与鉴别诊断

（一）临床症状

1. 一般症状

CD 是一种原因不明的肠道慢性炎症性疾病，可发生于胃肠道的任何部位，尤其是末端回肠和右半结肠。为慢性、隐袭性疾病，症状多种多样，主要取决于病变侵犯部位。以腹痛、腹泻、肠梗阻为主要表现。约 1/3 患者有低热或中等发热，不伴发冷，此时常为活动性病变。伴有全身不适、倦怠、食欲缺乏、恶心、呕吐、营养不良、体重下降，消瘦等症状。

2. 系统性症状

CD 可侵犯胃肠外组织，可并发全身病变，如皮肤损害、多发性关节炎、角膜炎、虹膜睫状体炎、硬化性胆管炎、肾脏淀粉样变性及杵状指等。

3. 食管局部症状

食管发生口疮样溃疡，引起胸骨后疼痛、吞咽痛，甚至呕血；食管中段的深溃疡穿透浆膜，可能形成食管支气管瘘。病情活动时柱状上皮覆盖的区域常发生狭窄，患者诉说有进行性吞咽困难。

（二）辅助检查

1. 实验室检查

外周血常规呈轻、中度贫血；白细胞计数一般正常，病情活动特别是存在并发症时可升高；血小板计数明显升高，且与炎症活动程度相关。病变活动时血清第Ⅷ凝血因子升高，血沉增快，C- 反应蛋白及其他急性时相性反应物如 α1 抗胰蛋白酶、α1 抗糜蛋白酶、α2 球蛋白、β2 微球蛋白、A 淀粉样蛋白等均可升高。血清溶菌酶活力在 CD 及其他肉芽肿病时均可升高。血清血管紧张素转换酶亦为肉芽肿病变的标志物，但在 CD 时其略正常或降低。近年还发现，抗酿酒酵母抗体可能是 CD 的特异性标志物。

2. 放射学检查

X 线食管造影可见黏膜不规则，可见多发浅龛影，或管腔狭窄。病变初见于食管下段，以后逐渐蔓延至全段。

3. 内镜检查

内镜下见到的最早期食管黏膜变化为多发性、境界清晰的隆起性小红斑，其周围黏膜正常。随病情进展，在上述病变基础上形成口疮样溃疡，单个或多个，大小不一，直径为 0.1 ～ 1.5cm，邻近黏膜外观可完全正常。这种溃疡是内镜诊断 CD 的重要依据。如病情进一步发展，溃疡增大成线形，长 0.5 ～ 3.0cm、宽 0.5 ～ 1.0cm、深 0.1 ～ 0.5cm，边缘呈挖掘状；有些溃疡覆盖由坏死碎屑组成的膜。由于炎症侵犯黏膜下层，使其表面的黏膜层高低不平。还可见到黏膜架桥。内镜直视下在口疮样溃疡边缘活检，但因取得的标本较小，能检获肉芽肿的阳性率仍不足 50%。因 CD 常累及黏膜下层及肌层，超声内镜可见食管结构、层次破坏。

综上所述，食管 CD 诊断很困难，主要因为本病罕见，且病理活检不易找到特征性的肉芽肿改变。如同时发现小肠或大肠存在特征性 CD 病变，则强烈提示食管病变也可能为 CD。一些纵隔疾病常侵犯食管，引起酷似食管 CD 的症状，其中 Behcet 病难与 CD 鉴别。食管肉瘤样病、念珠菌病、食管静脉曲张、反流性食管炎和食管癌等也易与食管 CD 相混淆，应注意鉴别。

三、治疗

食管 CD 治疗原则同其他部位病变。

（一）一般治疗

活动期患者应给予少渣、无刺激性、富有营养的流质饮食或半流质饮食；不宜饮用酒、茶、咖啡等。吸烟会加重病情，在女性患者尤为如此，故应戒除。适当卧床休息。预防上呼吸道、肠道等感染，因感染可促使病情加重或复发。适当补充维生素，若贫血明显可适量输血。避免应用 NSAID 药物，以免病情恶化。

（二）药物治疗

1. 激素类药物

有症状的活动性食管 CD 需用皮质激素治疗。30mg/d 强的松龙或等量替代品可使 75% ～ 90% 患者的症状得以缓解，大多数患者的红细胞压积、血沉、血浆黏蛋白等恢复正常。一般认为，其短期效果满意，但不能改变长期病程。

2. 水杨酸偶氮磺胺吡啶（SASP）

有些学者认为水杨酸偶氮磺胺吡啶对轻、中度患者有效，可作为第一线用药，或与皮质激素及其他药物合用以减少皮质激素剂量、缩短用药时间。待临床症状缓解后，先逐步减少激素用量，直至完全停用；如病情仍稳定，则逐步停用水杨酸偶氮磺胺吡啶。水杨酸偶氮磺胺吡啶的有效成分为美沙拉嗪，磺胺吡啶主要是作为美沙拉嗪的载体，但其大部分不良反应由磺胺吡啶产生。如果没有特殊的包膜，5- 氨基水杨酸将很快在十二指肠和上部空肠吸收而不能到达作用部位。

（1）用法：3g/d，维持用药 2 年以上。

（2）不良反应：发生率高达 20% 左右，其中 4% 被迫停药。长期服药可发生恶心、呕吐、药疹、白细胞减少等，对于肝、肾功能不全者慎用。

3. 美沙拉嗪控释微丸（商品名艾迪莎）

美沙拉嗪控释微丸为美沙拉嗪的控释剂型，核心为美沙拉嗪和赋形剂颗粒，包被有控释材料。使美沙拉嗪得以通过上消化道以有效浓度到达远端肠管。其特点之一为逐步溶解，聚甲基丙烯酸酯在进入小肠后（pH ＞ 5.5）开始溶解，在空肠和结肠处（pH ＞ 7）进一步溶解，释放美沙拉嗪；特点之二是美沙拉嗪控释微丸为细小颗粒，每个颗粒均为包被缓释剂型，相对于片剂具有更大的优势，可更广泛地分布于肠管，扩大美沙拉嗪与病变黏膜的接触面积，更好地发挥局部治疗的作用；特点之三是服用方便。

（1）用法：2g/d，分 3 ～ 4 次口服。

（2）不良反应：头痛、恶心、头晕等，较轻微。

4. 其他免疫抑制剂

如 6-MP，抗生素如甲硝唑，抗结核药物如利福平、异烟肼等以及免疫刺激剂、免疫球蛋白等都曾试用于治疗 CD，但对食管病变的效果尚无资料评价。

（三）手术治疗

药物治疗无效，或并发食管梗阻、穿孔、瘘管形成、癌变、大出血等严重并发症的患者可考虑手术治疗。

第四章 肠道疾病

第一节 急性肠系膜上动脉病

急性肠系膜上动脉病常由肠系膜上栓塞或继发血栓形成等引起，是急性肠系膜缺血最常见的原因，占急性肠系膜缺血的75%～80%，以栓塞较多见。一般发病急骤，剧烈而没有相应体征的上腹部或脐周疼痛，器质性和并发心房颤动的心脏病，胃肠过度排空症状为本病重要特征，称其为Bergan三联征。本病常见于中老年人，发病率随年龄增加而升高，男性多于女性。

一、病因和发病机制

血管本身的病变和血流灌注不足是引起本病的两个主要因素，其次是细菌感染。在原有广泛动脉硬化的基础上，亦可发生在夹层动脉瘤、系统性红斑狼疮、长期口服避孕药或血液高凝状态基础上，造成急性肠系膜上动脉缺血、血栓形成或栓塞。

（一）血管疾病

血管疾病主要是动脉粥样硬化、动脉栓塞或血栓形成。此外，多发性结节性动脉炎、类风湿性关节炎、糖尿病等疾病同时并发小血管的动脉炎。

肠系膜上动脉栓塞发生与其解剖特殊因素有关，肠系膜上动脉是一大口径的动脉，从腹主动脉腹侧呈锐角分出，几乎与主动脉平行，栓子易进入形成栓塞。腹腔动脉虽然亦是一大口径的动脉，但与腹腔主动脉呈直角，故栓子不易进入。肠系膜下动脉虽然呈锐角发出，但其口径小，栓子不易进入，故栓塞很少发生。栓子一般来自心脏的附壁血栓或赘生物，故多见于心脏瓣膜病、感染性心内膜炎、心房纤颤、心肌梗死及瓣膜置换术后患者。此外，栓子来自动脉粥样硬化斑块及偶见的细菌栓子。这些栓子自发或在导管检查时脱落。

肠系膜上动脉血栓形成一般发生在已有动脉粥样硬化的狭窄血管，较少发生于主动脉假性动脉瘤、血栓性闭塞性脉管炎、结节性动脉周围炎或风湿性血管炎而狭窄的血管。由于动脉硬化管腔已有部分狭窄，在某些诱因下如充血性心力衰竭或心肌梗死时，心排血量突然地减少或大手术后引起血容量减少等，都可导致血栓形成。血栓形成常见于动脉开口处，并常涉及整个肠系膜上动脉，因此病变可涉及全部小肠和右半结肠。

（二）血流灌注不足

动脉硬化患者血管腔狭窄时，虽然血液供应尚可维持肠管的正常活动，但储备能力已降低，任何原因的血压下降均有可能导致血供不足，发生肠缺血性梗死，特别是患者伴有夹层动脉瘤、系统性红斑狼疮等疾病时更易发生。

（三）细菌与细菌毒素

正常情况下肠道内菌群保持动态平衡，肠道缺血，肠壁防御能力降低时，细菌即侵犯肠壁，可引起伪膜性肠炎、手术后肠炎、急性坏死性肠炎、急性出血性肠炎等。肠腔细菌毒素越多，越使缺血恶化。动物实验表明，肠缺血后，如加用抗生素，动物发生休克的比例下降。

二、临床表现与诊断

（一）临床表现

肠系膜上动脉栓塞、血栓形成或痉挛都可造成缺血，其临床表现基本相似，根据病程可分为早期和晚期表现。

1. 早期表现

腹痛是最常见的症状，常为突发的上腹部或脐周剧烈绞痛，镇痛药难以缓解，可向背部或胸胁部放射，伴有频繁的恶心呕吐、腹泻及肠蠕动亢进等胃肠过度排空症状，但腹部平坦柔软，可有轻压疼痛，全身改变不明显。但短时间出现广泛阻塞的患者早期可有休克症状。本病的早期临床表现是非特异性的，与急性缺血性肠痉挛有关，因早期肠壁尚未发生明显坏死，腹部体征往往不明显或相对较轻。腹部体征与腹痛程度不相称，即腹痛症状重而腹部体征轻是本病早期的一个特点。

2. 晚期表现

因肠管缺血，坏死及腹膜炎，临床表现逐渐明显，腹胀、腹肌紧张、压痛、反跳痛、肠鸣音减弱或消失，同时可呕血或便血，叩诊时若有移动性浊音时腹腔穿刺常可抽出血性渗出液，并可出现休克、呼吸困难和意识模糊等表现。一种特征性的腹部和腰部青紫斑，见于约 1/5 的患者，这是低心排血量伴肠梗死的表现。

（二）诊断

由于本病早期症状不典型，缺乏特异性，如何提高早期诊断率，在发生肠坏死之前确诊本病，是提高疗效、改善预后、降低病死率的关键。诊断主要依靠病史、临床表现和选择性肠系膜动脉造影等检查。

1. 病史及临床表现

50 岁以上有心脏瓣膜病、动脉粥样硬化、近期心肌梗死、心房纤颤或其他部位血管栓塞史者，突然发生剧烈急性腹痛，伴有呕吐、腹泻或血便时，尤其早期体征与症状不符合者，应高度怀疑本病，应深入仔细询问患者病史及查体，并做有关检查。

2. 实验室检查

早期白细胞升高，肠坏死时可有代谢性酸中毒及血液浓缩。血清淀粉酶、天冬氨酸氨基转移酶、乳酸脱氢酶、肌酸磷酸激酶、碱性磷酸酶及无机磷等均可升高，但均缺乏敏感性和特异性。脂肪酸结合蛋白可作为诊断早期肠缺血的敏感指标。最近，一种急性肠系膜动脉闭塞时增高的缺血修饰清蛋白（IMA），有望成为早期诊断的标志物。

3. 腹部 X 线检查检查

早期无明显异常，有时由于肠痉挛小肠内无气体即可出现“休克腹”特征性改变，数小时后出现液平面。由肠出血和水肿引起圆而光滑的肠壁拇指纹征，常为多发性。后期肠麻痹时可见肠袢积气，肠壁水肿增厚。肠坏死时肠腔内气体漏入肠壁浆膜下引起肠壁中积气（5%），有时细菌大量进入门静脉引起门静脉积气（2%）。

4. 选择性肠系膜上动脉造影

疑有急性肠系膜缺血的患者，X 线检查排除了其他急腹症，无论腹部体征如何，均应在早期作血管造影。血管造影对本病的早期诊断具有较高价值，并被看作金标准，可观察肠系膜动脉的血流、血管痉挛和侧支循环情况，并可鉴别动脉栓塞、血栓形成或血管痉挛，还能经导管注药治疗。动脉栓塞多在结肠中动脉开口处，造影剂在肠系膜上动脉开口以下 3 ～ 8cm 处突然中断。栓子表现为动脉内锐利的圆形或半月形充盈缺损，伴远端血流完全闭塞或不完全闭塞。血栓形成则往往在肠系膜上动脉开口距主动脉 3cm 以内出现血管影突然中断，伴反应性血管收缩、管腔缩小。血管痉挛显示为有缩窄但无中断，可有动脉分支收缩和扩张交替，动脉弓痉挛。虽然动脉造影有诊断价值，但在急症情况下不易施行。

5. 多普勒超声检查

多普勒超声显像有利于观察肠系膜血管的形态、梗阻部位以及血流减少情况，术中对判断肠管活力也很有帮助。依据狭窄的形态学和血流动力学改变来判断是否存在狭窄以及狭窄程度，可获得较高的诊断正确率。肠系膜上动脉收缩期峰值流速＞ 275cm/s 或无血流信号，表示存在＞ 70% 的狭窄，其敏感性或特异性均为 80%。但因受肠道气体的干扰和超声医师的经验、技术的影响，确诊率不高。

6. CT 和 MRI 检查

CT 检查早期小肠无特异改变，强化后有时能显示动脉闭塞或肠系膜或门静脉系统的血栓形成和侧支血管影。严重缺血时，肠壁界限不清、模糊，肠腔或腹腔内并发血性腹腔积液。CT 血管造影（CTA）被认为是颇具诊断价值的检查方法，可显示肠系膜血管充盈缺损，有助于诊断，还可以帮助鉴别非血管因素引起的急腹症。

MRI 和 MRA 对急性肠系膜上动脉缺血病变的诊断价值与 CT 相仿，且与 CT 相比具有无辐射、影像精度高和可重现等优点。对比增强 MRI 可清晰显示肠壁各层，黏膜下层明显增强；急性肠系膜上动脉缺血的 T_2 加权像较正常肠壁显著增强。MRA 同样可清晰显示急性肠系膜上动脉缺血的早期病变，诊断特异性为93%，快速对比增强 MRA（CE-MRA）对缺血性病变的诊断准确率几乎和数字减影血管造影（DSA）相同，而且 MRA 可同时观察血流变化，被认为是最适合全面评估腹部血管疾病的检查方法。

事实上，随着近年来CT和MRI技术的飞速发展，二者在诊断肠系膜上动脉缺血性疾病的敏感性和特异性上与传统的血管造影技术已没有差别，价格昂贵、风险高、有创伤性、不易普遍推广的血管造影术金标准的地位已有逐步被无创性的CT和MRI取代的趋势。

7. 放射性核素检查

用放射性核素铟或锝标记血小板的单克隆抗体，注射后行γ照相，能显示急性肠系膜闭塞的缺血区。目前该技术已逐步用于临床，估计有较好的发展前景。但由于静脉途径难以使足量的核素到达灌注不良区域，虽然静脉内使用核素可在1h内诊断肠管缺血是一个优点，但不能作晚期（24h）诊断。

8. 剖腹探查

可疑急性肠系膜上动脉病，但难以确诊的患者，应尽早剖腹探查明确诊断，尽早手术治疗以减少肠坏死范围，预防灾难性后果。进腹后要进行肠管及肠系膜血管的探查，以决定肠管的存活情况并准确定位病变血管的部位。进腹后如果发现空肠起始部10cm左右肠袢色泽正常，相应系膜的动脉搏动存在，而其远侧的小肠和升结肠水肿、色泽黯红或黯紫，动脉搏动明显减弱或消失，可提示肠系膜上动脉阻塞性病变。进一步在胰腺下缘摸查肠系膜上动脉，如有栓塞条状物，则证明肠系膜上动脉阻塞。

三、治疗

（一）内科治疗

内科治疗主要适用于血管阻塞范围小、无肠管坏死、腹膜炎表现以及手术前后的准备和康复。

1. 一般治疗

包括禁食、胃肠减压、静脉补液、维持水电解质和酸碱平衡。应加强监护，密切监测患者每小时尿量，反复测血压、脉搏，必要时测量中心静脉压。针对原发病应及时纠正心力衰竭，抗心律失常，停用利尿剂、缩血管药物。由于呕吐、体液外渗和肠坏死出血等丢失大量液体，再加疼痛反射均可以引起休克。应予及时补充血容量及输血，纠正和预防休克。腹腔内渗出液以及肠坏死均能导致腹腔及全身感染，且多为混合性感染，应尽早静脉给予大剂量广谱抗生素，避免致命性脓毒血症的发生。

2. 血管扩张剂治疗

血管扩张剂可迅速有效地缓解动脉痉挛，改善肠管的缺血状态和避免肠坏死的发生。经动脉造影导管注射药是给予血管扩张剂的最有效途径。临床上血管扩张剂以罂粟碱最常用，将罂粟碱稀释为1mg/mL，以30～60mg/h速度导管滴入，24～48h后再造影检查。如有肠系膜血管扩张则说明有效，继续用药，并连续拍片，待狭窄血管恢复正常后停用；如血管狭窄持续存在，临床表现不减轻或反而加重，出现腹膜刺激征则需要剖腹探查。

值得注意的是罂粟碱输入肠系膜上动脉，肝功能正常情况下通过肝几乎清除，但有肝功能不全时可导致低血压，因此低血压患者禁用罂粟碱。此外，也可应用胰高血糖素、前列腺素等。为防治肠管再灌注损伤，可给予氧自由基清除剂如超氧化物歧化酶，或氧自由基合成抑制剂如别嘌呤醇。在使用血管扩张剂时，血容量必须补充充分，因为血液潴留在内脏血管床会恶化已有的低血容量状态。

3. 抗凝与溶血栓治疗

在手术期避免应用抗凝剂，但在动脉血栓摘除术或动脉血管重建术后（48h），开始即可应用。联合应用溶血栓剂与血管扩张剂是内科治疗的主要方法。溶血栓剂全身应用有大出血的危险，一般经造影导管直接注入，尽量与血栓直接接触，可达到溶血栓目的。溶栓治疗应严格把握指征，只适用于发病 6 ～ 8h 无肠管坏死患者。溶栓治疗过程中，应观察腹部症状、体征，若腹痛不减轻，或出现腹膜刺激征，此时即使造影显示好转，也应立即停止溶栓治疗中转手术。溶血治疗后应抗凝治疗，以改善血流状态预防血栓再发，可选用肝素、华法林、肠溶阿司匹林等。

（二）介入治疗

常在选择性肠系膜上动脉造影的同时对病变处给予处理，如球囊扩张、支架植入、置管溶栓、罂粟碱局部灌注等，是对还未发生肠壁坏死的首要治疗手段，可有效避免肠坏死的发生。有学者回顾分析报道介入支架植入的技术成功率为 83.3%，其近、中期临床有效率分别为 100% 和 88.9%，明显高于同期的药物溶栓保守治疗的 30.4% 和 14.3%。此外，支架治疗组患者术后肠缺血恢复快于药物治疗组，支架治疗组临床症状复发率及病死率均明显低于药物治疗组。有学者报道，腔内血管治疗较传统手术治疗能够明显降低急性肾衰竭、肺部并发症的发病率和病死率，显示出良好的临床疗效，同时有微创的特点，更易被患者接受，成为可替代外科手术的安全、有效的方法。

（三）外科治疗

本病发病迅速快，病情变化快，短时间内即可引起广泛的肠管坏死、休克等，病死率高。因此，一旦诊断基本确定或高度疑似本病时，在积极术前准备后，即应剖腹检查，根据探查情况，可采用不同的处理方法。手术治疗的目的是及时去除动脉内栓子，恢复肠壁血供，切除坏死肠管。一般来说，肠管可耐受缺血 12h，若缺血 8h 内手术则效果较好。有资料显示：症状发生后 1 天内手术，病死率为 25%，4 天后手术则上升为 83%。

外科手术包括血栓动脉内膜剥脱术、血栓切除术、栓子切除术、旁路移植术及坏死肠段切除术等。一般先手术摘除血管内栓塞物，然后再切除坏死的肠段，术后应行抗凝治疗以防止血栓复发。

1. 血栓动脉内膜剥脱术

目的在于清除血栓，可直接切开肠系膜上动脉根部清除掉血栓并作血管内膜剥脱术。该术彻底但难度大，且术后继发出血多见，故应用受到限制。

2. 血栓切除术

用于动脉血栓形成。于血栓形成处纵形切开动脉壁，切除血栓。远侧小

动脉内血栓可借助 Fogarty 导管取出。血栓切除术和旁路移植术已取代效果不佳的血栓内膜切除术。

3. 栓子切除术

临床明确为动脉栓塞且经造影导管注入溶栓药物无效时，应行栓子切除术。栓子多位于肠系膜上动脉的结肠中动脉起始部上方，可触到动脉内局限的条索状团块，其远端搏动消失。血栓取除后，应仔细观察小肠活性，如已坏死则应行肠切除吻合术。

（1）动脉切开取栓术：该方法适用于早期单纯性动脉栓塞。在横结肠系膜根部中间偏左处游离肠系膜上动脉，在动脉搏动处触及质地较硬的栓子，全身肝素化后，阻滞其远近端切开该段动脉前壁 0.5 ～ 1.0cm。远端栓子逆行轻柔挤压经切口取出，如取出困难，可向远端插入 Fogarty 导管，帮助取净继发性血栓。近端栓子在松开近端阻滞后稍加吸引或挤压即可被喷出的血流冲出。后经切口向动脉远端注射 10U/mL 的肝素盐水 20 ～ 40mL，以 5-0 无损伤血管线缝合动脉切口。若认为直接缝合会发生狭窄，则可取一小块静脉壁修补裂口。注意在取栓过程中操作轻巧，避免血管破裂引起肠系膜血肿。取栓后动脉内注射 50 万 U 尿激酶或重组链激酶，以溶解残余的血栓。

（2）Fogarty 导管取栓术：在 Treitd 韧带下方分离肠系膜上动脉。静脉注射肝素 50mg 后，阻滞肠系膜上动脉。将 3 号 Fogarty 导管送入动脉的近端，在手的引导下，通过栓塞的部位，球囊注入盐水，拉出栓子。然后向动脉远端注射尿激酶 25 万 U，溶解远端小动脉及静脉内的继发血栓，这时近端喷血好，远端回血通畅。用罂粟碱 30mg 注入动脉以解除痉挛。然后缝合血管壁。开放肠系膜上动脉血流，观察肠管血供 15 ～ 30 分钟，若血供无障碍可关腹。

（3）动脉插管取栓术：将超滑导丝跨越梗阻段，以 8F 长动脉鞘更换造影导管，动脉鞘沿导丝跨越梗阻段，退出扩张管，20mL 注射器抽负压，缓慢回抽动脉鞘至有血液进入注射器，将注射器内血液推出，检查有无栓子；复查动脉造影，了解动脉开通情况。上述操作可反复进行，直至栓子完全取出。当取出的栓子伴有新鲜血栓时，可经动脉给予尿激酶溶栓。取栓时经静脉给予肝素 600U/h。若动脉造影显示肠系膜上动脉分支纤细或痉挛，可经动脉导管注射罂粟碱 30 ～ 60mg/h。

4. 旁路移植术

通常用于动脉血栓形成。先行血栓切除术，然后行旁路移植术重建血流。动脉血栓形成常有该动脉起始部动脉硬化性狭窄的病理基础，因此在一般情况下行取栓术相当困难，而主动脉一肠系膜上动脉旁路术则较适合。自体大隐静脉柔韧度较好，可精细吻合，且抗感染能力优于人工血管，移植物多采用自体大隐静脉。但如无明显感染，选用人造血管作移植物效果更佳。如腹腔干血流通畅，可行肾下腹主动脉 - 肠系膜上动脉旁路移植术。如腹腔干发生闭塞，先取除血栓，然后选用分叉形移植物，同时完成主动脉 - 肝

总动脉和主动脉－肠系膜上动脉旁路移植术。先游离出一段肠系膜上动脉后，以 2 ～ 3F 的 Fogarty 导管插入，取出动脉远端的继发血栓后，将倒置的大隐静脉与肠系膜上动脉行端侧吻合，游离一段腹主动脉，将大隐静脉另一端与腹主动脉做端侧吻合，注意移植段大隐静脉的长度，避免吻合口张力过大或移植段过长扭曲成角。动脉血栓形成通常发生于动脉狭窄基础上，如狭窄范围较局限，可施行经皮腔内血管成形术。

5. 肠切除术

如肠管已坏死，切除坏死肠管是唯一有效的治疗方法，可进行肠切除肠吻合术。肠切除有两个难题需要解决，一是正确判断肠管活力，确定合理的肠切除范围；二是要防止术后复发。小肠坏死的范围取决于肠系膜上动脉阻塞的部位，阻塞部位越低，肠坏死范围越小。肠管可分为坏死段、有活力段及可疑活力段。

肠管活力的判断可依据肠管色泽、蠕动和动脉搏动情况，术中可用热盐水纱布湿敷，动脉注入扩血管药、肝素或神经阻滞等方法。近年来有人用多普勒血流仪和荧光染色技术来判断肠管活力，尤以荧光法准确性高、无不良反应、误诊率低。荧光素染色法的方法是：静脉注射荧光素 1g，以紫外线灯光照射，如肠壁呈均匀黄绿色，说明活力正常，如呈现斑片状无荧光素区，说明该段肠管已坏死。

如应用上述方法仍难以判定肠管活力时，为防止切除过多的肠管，可暂时将肠管放回腹腔，于术后 24 ～ 48h 再次剖腹探查，当可确定肠管是否存活。目前腹腔镜值得推荐作为术后再探查的手段。小肠切除时如范围小，在不影响肠功能时可适当放宽切除范围，如大范围坏死，为了不影响术后肠功能可缩小肠切除范围，行肠切除时应考虑到术后生存的需要或术后复发的可能性。肠切除一定要超过坏死肠袢两端 15 ～ 20cm，同时将已有栓塞的系膜一并切除，当切除范围不够时可导致术后肠管再次坏死或形成吻合口瘘。肠切除后，如果血运差，为了安全可进行肠外置术。

一般采取经腹直肌切口，进入腹腔后，首先清除腹腔内渗出液。然后根据肠管存活与否、全身情况等确定手术方式。常用术式有以下几种。

（1）肠切除对端吻合术：适用于一般情况良好、肠坏死范围较小和能耐受本手术者。

（2）肠外置二期手术：适用于患者一般情况较差、不能耐受肠切除吻合以及肠管生机尚不能确定者。可待患者一般情况改善后，二次切除已坏死的肠管，或将有生机的肠管还纳回腹腔。

（3）广泛肠切除术：动脉栓塞的部位常在根部，使其所供血的肠管广泛坏死，而不得不切除全部小肠及右半结肠。这类患者即使术后给予完全胃肠外营养，病死率仍很高。因此，在术中应尽可能保留多的肠管，当不能准确判断肠管的生机时，可以先行肠外置，待明确肠管生机后二次手术。

为了防止术后血管痉挛和复发，术后可注射罂粟碱 30mg，每 4h1 次共 1 ～ 2 天，肝素 50mg，每 6h 1 次，持续 1 周。也有学者不赞成用肝素以防肠管出血而应用低分子右旋糖酐。这类患者术后宜长时间应用华法林以减少再次发生栓子。短肠综合征，再栓塞或血栓形成，肠外瘘，胃肠道出血，局限性肠纤维化狭窄等是术后可能发生的并发症。

四、急性肠系膜上动脉栓塞的护理

（一）术前护理

1. 心理护理

肠系膜上动脉栓塞起病急，病情复杂，患者及其家属都很紧张、焦虑，术前护士根据该病的发病原因、溶栓机制和常见并发症向患者及其家属介绍介入治疗的目的、注意事项、用药要求，可能出现的不良反应，防治措施及护理重点，使患者及其家属消除顾虑，建立良好的医患关系，为手术打下良好基础。

2. 病情观察

急性肠系膜上动脉栓塞临床罕见，具有病情凶险，症状体征不典型，误诊率、病死率高等特点，因此早期诊断非常重要。护士应严密观察患者意识、瞳孔、生命体征变化，行心电监护，吸氧；观察患者腹部体征变化，如出现明显腹胀、腹膜刺激征、肠鸣音减弱或消失、呕吐物为血性、血便，可视为中后期表现，应及时报告主治医师。

3. 并发症的观察与护理

肠系膜上动脉栓塞患者常并发心血管系统疾病，并发心血管疾病，持续剧烈的腹痛，易诱发心脏病的发作，需给予持续心电、血压、心率、血氧饱和度检测，在应用血管扩张药物时，应严格控制药物的输入速度和浓度，防止输液过快引发脑卒中和心肾功能的变化。

4. 术前准备

为患者双侧腹股沟区备皮，做碘过敏试验，常规检查血常规、肝肾功能及出凝血时间，建立静脉通路，行抗凝治疗，严密观察患者意识、瞳孔、生命体征变化，行心电监护，吸氧。备齐急救药品和器材以防发生意外。

（二）术后护理

1. 生命体征的护理

因急性肠系膜上动脉栓塞介入治疗是高难度操作，术后仍有潜在的危险性，如可能造成肠系膜上动脉撕裂出血、心包堵塞、肺栓及心衰竭等，故术后应严密监测生命体征，给予持续低流量吸氧，连续动态监测血压、心率、血氧饱和度。一有异常，立即通知医师，及时对症处理。

2. 疼痛的护理

多数患者年龄较大，且急诊手术前又未完全纠正高血压、冠心病等心血管系统疾病，所以准确区分患者术后疼痛与心血管系统疾病所致的放射性疼痛非常重要。一般心血管系统疾病所致的疼痛都有胸闷、气急、心悸等先兆症状，本组病例在护理过程中未出现此类症状。

3. 穿刺部位与活动的观察与护理

密切观察穿刺点有无渗血及血肿，观察穿刺侧肢体皮肤颜色、温度，足背动脉搏动情况。穿刺侧肢体轻度屈曲外展，局部予纱布加压包扎，无渗血、渗液，局部无肿胀，卧床至拔管后 24h。在卧床期间每隔 1 ～ 2h 给予患者翻身，按摩受压皮肤，并指导患者活动肢体防止压疮及下肢静脉血栓形成。

4. 抗凝治疗及护理

由于术中反复穿刺及造影，造成动脉壁损伤，加上术后患者卧床及穿刺侧肢体的制动，易继发血栓形成。因此必须严格执行医嘱坚持抗凝治疗，治疗期间患者需卧床休息，避免皮肤、黏膜损伤，同时需动态监测凝血酶原时间，并观察全身有无出血点及牙龈出血等症状，及时告知医师调整抗凝药用量。

5. 引流管的护理

给予留置溶栓导管及胃肠减压管，治疗期间保持两管通畅，尤其在病情好转后，进行带管活动时防止因牵拉而脱落。要保证胃肠减压管有效的负压吸引，密切观察引流液的量、性质、颜色，并做好准确记录，同时注意有无活动性出血及应激性溃疡的发生。待肠蠕动恢复、无腹痛、腹胀后予拔出胃肠减压管，拔胃管后均无腹痛、腹胀等不适发生。更换引流袋及换敷料时应严格无菌操作，防止感染发生。

6. 营养与饮食指导

术后均继续留置胃肠减压管，期间予全胃肠外营养支持，提高机体免疫力。当患者病情缓解，肠自主蠕动恢复后按医嘱拔除胃管，指导患者饮食由流质饮食开始逐步到普通饮食，给予高热量、高蛋白、高维生素及低脂肪少渣饮食，并以少量多餐为原则，逐渐增量，以利胃肠道耐受。

第二节　急性出血性坏死性肠炎

一、病因与发病机制

急性出血性坏死性肠炎是一种急性、暴发性疾病。临床上以腹痛、腹泻、便血、呕吐、腹胀、发热及中毒症状为主，成年人和儿童均可发病。15 岁以下占 60% 以上。男女发病为（2 ～ 3）:1 发病前可有饮食不当等诱因，以农村中发病较多。

急性出血性坏死性肠炎的病因和发病机制尚不十分明了。一般认为，本病的发生是由于多种因素共同作用的结果。内部因素为肠道局部缺血，胃肠分泌功能低下，导致肠道屏障功能缺损外部原因是主要是肠道病原体感染。现认为与 C 型产气荚膜芽孢杆菌感染有关，可能由 C 型产气荚膜芽孢杆菌产生的 B 毒素所致，B 毒素可影响人体肠道微循环而致斑片状、坏疽性肠炎。由于某种原因进食污染有致病菌的肉类食物（未煮熟或变质），或肠内生态学发生改变（如多食蔬菜转变为多食肉类）而利于该病菌繁殖；和（或）肠内蛋白酶不足（个体性或地区性），或以具有胰蛋白酶抑制因子的甘薯为主食法，使 B 毒素的分解破坏减少，从而导致了发病。病变主要为肠壁小动脉内类纤维板蛋白沉着、栓塞而致小肠出血、坏死。疾病常见于空肠和回肠，也可累及十二指肠、结肠及胃，偶可累及全消化道。病变可局限于肠的一段，也可呈多发性。受累肠段肠壁水肿、增厚、质地变硬。病变常起始于黏膜，表现出为肿胀、广泛性出血，可延伸至黏膜肌层，甚至于累及浆膜，可伴不同程度的腹腔渗液，严重时可引起溃疡及穿孔。

二、临床表现

多急性起病，也有缓慢发病者。病情轻重不一，轻者仅表现腹痛、腹泻，病情通常 1～3 周，很少复发或留后遗症；重者可在 1～2 天后出现大量便血，并出现休克、高热等中毒症状和严重并发症。

（一）胃肠症状

1. 腹痛

可见于 95% 以上病例，腹痛常为首发症状。疼痛位于脐周、左腹、右腹或全腹。多为阵发性绞痛，疼痛亦可为持续增长性阵发性加剧。

2. 腹泻、便血

腹痛发生后出现腹泻，一日 3～7 次不等，亦有达 20 多次者。粪便初为糊状带粪质，后渐为黄水样，继之呈血水样、高粱米泔水样或果酱样，甚至为鲜血或暗红色血块，此时粪质少而有恶臭。出血量多少不定，轻者可仅有腹泻，或为粪便潜血阳性。严重者一日血量可达数百毫升。腹泻和便血时间短者仅 1～2 天，长者可达月余。可呈间歇发作，或反复多次发作。

3. 呕吐

常与腹痛、腹泻同时发生，呕吐物可为胃内容，或呈咖啡样、血水样，亦可呕吐胆汁。

（二）腹部体征

腹部胀满，有时可见肠形。脐周、上腹或全腹有明显压痛，部分患者肌紧张或反跳痛。早期肠鸣音亢进，中毒症状明显，或伴有麻痹性肠梗阻者，肠鸣音减弱或消失。

（三）全身表现

病情严重者，可出现水电解质紊、休克、高热、抽搐、神志模糊或昏迷等严重中毒症状。此种病例预后差。

（四）并发症表现及其他表现

严重病例可出现麻痹性肠梗阻、肠穿孔、急性一腹膜炎等并发症及相应表现。其他少见表现有肠系膜淋巴结肿大、黄疸、肝脏脂肪酸变性、间质性肺炎、肺水肿、弥散性血管内凝血（DIC）、肺水肿、急性肾衰竭、肾上腺灶性坏死等。

（五）临床类型

临床类型可根据其临床突出表现分为腹泻型、便血型、肠梗阻型、腹膜炎型和毒血症型 5 种类型。

（六）实验室检查和特殊检查

1. 血常规

白细胞增多，多在 $12.0\times10^9/L$ 以上，以中性粒细胞增多为主，并有核左移现象。

2. 粪检

粪便呈血性，或潜血试验强阳性，可有少量或中等量脓细胞。

3. X 线检查

腹部 X 线检查可见受累肠段（多为空肠）充气和液平面。肠穿孔者膈下可见游离气体。在急性期不宜做钡餐或钡灌检查，以免发生穿孔。急性期过后可作钡餐检查，如怀疑病变累及结肠者，应考虑做结肠镜检查。钡剂检查显示肠黏膜粗糙，肠壁增厚，肠间隙增宽，肠壁张力和蠕动减弱，肠管扩张和僵直，部分病例可出现在肠痉挛、狭窄和肠壁囊样气肿。

三、诊断与鉴别诊断

（一）诊断

急性出血坏死性肠炎的诊断主要根据临床表现和相关的辅助检查。剧烈腹痛、便血、腹部压痛点不固定伴有严重毒血症时应怀疑本病可能。如同时能排除中毒性痢疾、绞窄性肠梗阻、肠套叠等诊断即可成立。辅助检查对诊断有很大帮助。血常规显示周围血白细胞质增多，以中性粒细胞增多为主，常有核左移。红细胞质和血红蛋白常降低。粪便检查外观呈或鲜红色，或潜血试验强阳性，镜下见大量红细胞，偶见脱落的肠系膜，可有少量或中等量脓细胞。急性期不宜做钡餐或钡灌检查，以免发生穿孔。急性期过后可钡餐检查，以协助诊断。因此无早期诊断价值。

急性出血坏死性肠炎腹痛前有程度不同的前驱症状，如头痛、乏力、全身痛及食欲缺乏等。腹痛常常是突然发生的，以左上腹或右下腹为主，有时却是脐周围或全腹部的持续性腹痛。临床上酷似肠梗阻或腹膜炎。除腹痛外常有腹泻或血便。患者发热，自我增高，甚至于发生中毒性休克。服务部广泛压痛，肠鸣音减弱或消失，偶尔在腹部触及包块。穿孔和腹膜炎时全腹压痛，有肌卫、反跳痛。腹腔试探穿刺发现红细胞和脓细胞提示有肠穿孔、肠坏死可能性。

（二）鉴别诊断

由于本病的临床表现与其他胃肠病有相似之处，因此易于混淆，应及时给予鉴别。

1. 克罗恩病急性期

急性出血性坏死性肠炎与克罗恩病的急性期在病变与临床表现出上却有许多相似之处。克罗恩病是一种非特异性遗传免疫力性疾病，常无明显发病季节性和发病诱因。青壮年多见，腹泻以单纯性水样便为主，很少便血或有中毒症状，甚至发生中毒性休克。易转为慢性。病变以增生为主，很少发生出血、坏死。根据以上可资鉴别。

2. 中毒性痢疾

随着生活环境和自然环境的改善，对中毒性痢疾防治效果水平面的提高，本病的发病率有明显下降。中毒性菌痢发病骤急，开始即有高热、惊厥、神志模糊、面色灰暗、血压下降，可于数小时内出现脓血便，粪便中脓血便外，找到吞噬细胞或大便培养出痢疾杆菌可作鉴别。

3. 急性化脓性腹膜炎

主要是急性出血性坏死性肠炎早期与腹膜炎鉴别。尽管两种疾病都有腹痛、恶心呕吐、感染中毒症状，但化脓性腹膜炎如为继发性，可继发于腹腔内器官操作穿孔、破裂或原发性腹膜炎常由肺炎、脓毒血症、泌尿生殖系统感染等引起。开始即有腹膜刺激征状。急性出血坏死性肠炎早期一般无腹膜刺激征。腹痛、便血为主要症状。

4. 急性阑尾炎

腹痛是急性阑尾炎的主要症状，多数人以突发性和持续性腹痛开始，少数人以阵发性腹痛开始，而后逐渐加重。腹痛开始多在上腹、剑突下或脐周围，经 4 ～ 8h 或者 10h 后，腹痛部位逐渐下移，最后固定于右下腹部，这种转移性右下腹痛约 80% 的患者具有这一特征，所谓转移性右下腹痛，根据这一特征可与其他急腹症鉴别。

5. 急性胃黏膜病变

本病有用药、酒精中毒或应激如严重感染、休克、大手术、烧伤、创伤及精神高度紧张等应激，引起血管痉挛收缩，致使黏膜缺血缺氧，导致黏膜损害，发生糜烂和出血。因此，了解有无用药、酗酒或应激状态对诊断很有帮助。由于溃疡不侵及肌层，在临床上很少有腹痛，上消化道出血是其最突出的症状，表现呕血或黑便。出血严重者可发生出血性休克。

6. 十二指肠溃疡

疼痛部位在中上腹脐上方偏右，呈钝痛、烧灼痛或饥饿痛，有周期性、节律性发作，发生在饭后 1 ～ 2h，进食可缓解，常有嗳气、反酸、烧心、呕吐等症状。内镜检查可确诊。

7. 肠梗阻

腹痛、呕吐、腹胀、无大便、无肛门排气是肠梗阻的主要功能，临床症状不同。上述这些症状的出现与梗阻发生的急缓、部位的高低、所有腔阻塞的程度有密切关系。肠梗阻的特点：

（1）波浪式地由轻而重，然后又减轻，经过一平静期而再次发作。

（2）腹痛发作时有气体下降感，到某一部位时突然停止，此时腹痛最为剧烈，然后有暂时缓解。

（3）腹痛发作时可出现肠形或肠蠕动，患者自我感觉似有包块移动。

（4）腹痛时可听到肠鸣音亢进。绞窄性肠梗阻由于某种原因有肠管缺血和肠系膜的嵌顿，则常常为持续性，伴有阵发性疼痛加重，疼痛也较剧烈。有时肠系膜发生严重绞窄，可无缘无故性剧烈腹痛。麻痹性肠梗阻的腹痛往往不明显，阵发性绞痛尤为少见，一般多为胀痛。肠梗阻时呕吐、腹胀明显，而便血不多。急性出血性坏死性肠炎时便血症状较重，X 线腹部 X 线检查小肠有比较弥散的充气或液平面。

8. 肠型过敏性紫癜

儿童多见。腹痛剧烈伴呕吐、便血、易发生休克。常有腹膜刺激征与伴有肠麻痹和腹膜炎者不难鉴别。但肠型过敏性紫癜呕吐、腹胀更重，而便血不多。X 线腹部 X 线检查典型者常显示假肿瘤（充满液体的团袢肠段）、咖啡豆（充气的团袢肠段）影像。急性出血性坏死性肠炎时出血症状较重，X 线腹部 X 线检查小肠有比较弥散的充或液平面。

四、治疗

急性出血性坏死性肠炎的治疗一般以内科治疗为主，治疗的要点是减轻消化道负担、纠正水和电解质紊乱、改善中毒症状、抢救休克、控制感染和对症治疗。

（一）一般治疗

腹痛、便血和发热期应完全卧床休息和禁食。这样有利于胃肠休息。直到呕吐停止、便血减少，腹痛减轻时方可进少量流食，以后逐渐加量，待无血便和明显腹痛时再改软食。禁食期间应静脉注射补充高渗葡萄糖、复方氨基酸、清蛋白、脂肪乳等。恢复饮食宜谨慎，过早摄食可能会导致营养不良，影响疾病的康复。腹胀和呕吐严重者应作胃肠减压。

（二）纠正水、电解质失衡

急性出血性坏死性肠炎时由于出血、呕吐、腹泻、发热，加上禁食，易于发生水、电解质及酸碱平衡失调，应及时给予纠正。

（三）抗休克

急性出血性坏死性肠炎时由于某种原因发热、呕吐腹泻、失血、禁食等因素容易引起休克，是引起患者死亡的主要原因，早期发现休克并及时处理是治疗本病的主要环节，应迅速补充血容量，改善微循环，除补充晶体溶液外，应适当输血浆、新鲜全血或人体血清蛋白等胶体液。血压不升者，可酌情选用山莨菪碱为主的血管活性药物。为减轻中毒症状、过敏反应、协助纠正休克，可慎用肾上腺皮质激素治疗。可静脉滴注 3 ～ 5 天氢化可的松，成年人 200 ～ 300mg/d，或地塞米松 5 ～ 10mg/d；儿童用氢化可的松 4 ～ 8mg/d，或地塞米松 1 ～ 2.5mg/d，病情好转应及时停药，因肾上腺皮质激素有加重肠出血和肠穿孔之危险，应用时必须谨慎。一般用 3 ～ 5 天。

（四）应用抗生素

控制肠道感染，宜尽早应用有效抗生素治疗。常用头孢类罗氏芬、先锋必、舒普深，喹诺酮类、大环内酯类等，酌情选择。

（五）对症治疗

腹痛严重者可给予杜冷丁，高热、烦躁可给吸氧、解热剂、镇静剂或物理降温，便血量大时给予输血。

（六）中药

可用清热解毒、行气化滞、止血为主持中药治疗。常用方剂有黄连丸加减。常用的有黄连素、白头翁、马齿苋、银花、黄芩、赤白芍、广木香、秦皮、丹皮等。

（七）抗毒血清

采用 Welchii 杆菌抗毒血清 42000 ～ 85000U 静脉滴注，有较好疗效。

（八）手术治疗

多数学者主张有以下情况时应考虑手术台治疗：

（1）明显增加肠坏死倾向或肠坏死者。

（2）多次大量便血内科学治疗仍不能控制休克者。

（3）腹胀、肠鸣音消失、有麻痹性肠梗阻、穿孔可疑者。

（4）腹腔内有化脓性病灶需引流者。

（5）不能排除其他应进行手术的急腹症者。

腹膜刺激征是手术治疗的主要指征。手术切除受累肠段可以减少肠毒素的来源，防止中毒性休克的发展，因此有手术台指征的患者应争取早期手术治疗，对一般情况差，不耐受手术台者宜积极抢救，待休克纠正后随即进行手术。关于术式，对已有肠坏死或穿孔的患者，宜进行肠切除术一期吻合，切除时要认清病变大小、范围，一定要注意保留健康肠管断端进行吻合，以免发生肠瘘。如果肠管病变广泛，不能切除全部病变时，此时只能切除病变严重部分或肠造口。对病变范围不清或术中休克危重患者，不宜期切除肠吻合，肠管切除后行肠外置造口，日后再二次吻合闭合瘘管。

五、小儿急性出血性坏死性肠炎的护理

（一）禁食

早期严格禁食是治疗本病的要点。禁食时间长短根据症状轻重有所不同，过早进食有复发的可能，禁食过久易引起营养不良并延长治愈时间。同时在恢复喂养过程中应注意由流质、半流质及软食逐渐过渡，喂养量从少量开始逐渐增加。本组病例强调：腹胀消失，连续 3 天大便潜血转阴是试行进食的指征，禁食时间最短 6 天，最长 24 天，未发现病情复发。

（二）胃肠减压

中度或重度腹胀者在禁食同时须行胃肠减压。在胃肠减压过程中，我们注意以下两点：一是保持胃肠减压管通畅，二是注意引流物的性质、颜色及量，并准确记录24h量，以供补液参考。

（三）休克期的护理

出现中毒性休克，在护理中，我们注意以下几点：

1. 尿量的观察

尿量的观察是早期发现休克及判断治疗措施是否有效的依据。因此我们应准确记录尿量。在监测尿量时，对于小婴儿，我们采用一次性集尿袋来留取尿量。神志不清者应留置导尿，准确计算每小时尿量，并严格执行无菌操作。

2. 生命体征和神志的观察

根据患儿病情每30～60min测量体温、脉搏、呼吸、血压一次，观察神志改变，有无昏迷、抽搐、烦躁等。若发现患儿四肢发凉、口唇苍白脉搏细弱、呼吸浅快或烦躁不安、反应较差时，均应及时报告医师，同时做好一切抢救准备。

3. 补液

中毒性休克的患儿均有严重的脱水和不同程度地酸中毒，抢救的关键是快速足量补液护理上要求操作熟练、准确、争分夺秒，可同时开辟两条静脉通道并固定好针头，防止渗漏，输液总量应按医嘱在规定时间内完成多种药物同时滴注时，应严格掌握药物的联合应用禁忌。并发肺炎和心衰的患儿应注意掌握输液速度。

4. 血管活性药物的运用

为改善微循环，防治休克，本组4例用山莨菪碱，有8例用多巴胺治疗，疗效满意但由于多巴胺的外周作用与其用量关系很大。因此，必须严格按照医嘱要求掌握用量，控制滴速同时要认真观察穿刺处有无血肿和渗漏，应用多巴胺等药物切勿漏出血管外，以免引起局部组织及皮肤坏死。本组应用多巴胺的患者由于建立了严格的护理观察记录，加强督查，未出现药物渗漏现象。

第三节　肠扭转

肠管沿其系膜纵轴发生扭转，使肠管发生扭曲，血运障碍而出现肠梗阻征象者称为肠扭转。多发生于小肠、乙状结肠与盲肠。发病率约占肠梗阻的15%，其中小肠扭转为肠扭转总数的80%。

一、病因与发病机制

（一）解剖因素

当一段游离肠袢的两端固定，其间的距离较短，肠系膜较长，使这一段肠轴相对不稳定，则易于发生肠扭转。如先天性中肠旋转不全，肠系膜未与后腹膜固定，小肠悬挂于系膜上均可能发生小肠扭转。盲肠、升结肠系膜未与后腹膜融合固定，形成可移动性盲肠；乙状结肠过长而其系膜根部较窄也很易发生扭转。

（二）物理因素

如饱餐后大量的食物突然涌入肠袢内或肠腔内积存有大量的粪便、蛔虫团，或肠管上有大的肿瘤、憩室、先天性巨结肠等都可使肠袢的重量大大增加，从而可诱发肠扭转的发生。

（三）机械因素

强烈的肠蠕动或体位的突然改变可引起或加重肠扭转的作用。尤其是剧烈的反常蠕动也是导致肠扭转的因素之一。

肠袢发生扭转后，一般说肠袢短小的扭转较易出现肠梗阻。肠袢较长的则在扭转180° 以上才会造成肠梗阻。肠管扭转，肠系膜也随之扭转，系膜血管发生扭转受压，影响血运，形成绞窄性肠梗阻。因扭转后的肠袢两端受压，形成闭袢性肠梗阻，肠腔内积气积液，高度膨胀，很易致肠坏死、穿孔以及腹膜炎。

二、临床表现

肠扭转既是闭袢性梗阻又是绞窄性梗阻，发病往往急骤，腹痛剧烈，腹胀明显。病情发展快，早期即可出现休克。临床上常见到小肠、乙状结肠和盲肠为肠扭转的 3 个常见部位，其中小肠扭转最为常见。

小肠扭转可发生在任何年龄，以青壮年多见。儿童多为肠道及系膜发育畸形所致，成年人则多继发于肠道某些病理改变的基础上。如手术后的局限性粘连、系膜肿瘤、系膜过长等。扭转多为顺时针方向，并多超过 270°。早期腹部轻压痛，可无肌紧张及反跳痛。腹部存有不对称膨胀或局限性肠袢扩张。随着病情的进展，腹胀加剧、压痛及肌紧张出现，腹腔渗液增加，进而出现休克。X 线检查，小肠全扭转时仅见十二指肠膨胀，小肠少量积气，偶有小液平。部分扭转者，早期 X 线检查可无任何异常发现，必要时应反复检查或口服碘水造影以确诊梗阻的存在。有时可见不随体位移动的长液平、假瘤征和“咖啡豆”征等腹部 CT 小肠双期三维成像对小肠扭转的诊断效果甚佳。

乙状结肠扭转临床上可见到两种类型。一种发作急骤，腹部剧烈绞痛、呕吐，腹部有压痛、肌紧张等，可早期出现休克。另一种较多见，发病比较缓慢，多见于老年男性，经常有便秘，往往过去有类似发作史，主要症状是腹部持续胀痛，呕吐不多，患者有下坠感，但无排便排气。腹部高度膨隆，且不对称，腹膜刺激征不明显。X 线检查可见巨大的双腔充气肠袢自盆腔达膈下。立位时可见到两个大液平面。晚期近端结肠也逐渐充气扩张。

小剂量钡剂灌肠可发现钡剂受阻，其尖端呈锥形或“鸟嘴形”。

三、诊断与鉴别诊断

肠扭转的诊断要点如下。

（1）有不恰当的剧烈活动或体位改变，尤其是餐后很快参加的剧烈运动或劳动。腹部突然发生剧烈的绞痛，且多位于小腹部。腹痛可放射至腰背，伴有频繁的呕吐。

（2）全小肠扭转，气胀限于胃、十二指肠，扭转的小肠则无胀气。部分肠扭转，则被扭转的小肠高度膨胀，腹部可见局限性膨隆。

（3）X线检查：可见小肠普遍充气伴有多个液平。仅有胃十二指肠充气扩张者，提示全小肠扭转。有巨大扩张的充气肠袢固定在腹部某一部位，并且有很长的液平面者，则提示部分小肠扭转，并且有闭袢形成。

（4）CT：CT检查可发现肠管围着某一处呈螺旋状排列，从而形成漩涡状表现，肠系膜血管随着旋转的肠管也呈漩涡状改变、移位。同时可见肠管同心圆征、肠管强化减弱、腹腔积液的出现则高度提示绞窄性肠梗阻可能。因此，CT检查对肠扭转的诊断极具价值。

小肠扭转发病急，病情进展快，休克的发生率较高。临床上常与下列疾病相混淆，应注意鉴别。

（一）肠系膜血管栓塞或血栓形成

患者往往有冠心病或心房纤颤史，多数有动脉硬化表现。选择性肠系膜上动脉造影不仅可以确诊，而且还可帮助早期鉴别肠系膜栓塞、血栓形成或血管痉挛。

（二）腹内疝

其发病急骤，迅速出现绞窄性肠梗阻症状，与部分肠扭转的临床表现极其相似。X线检查对诊断有重要价值。X线检查表现为充气的肠袢聚集一团，钡餐检查可发现一团小肠袢聚集在腹腔某一部位，不易分离，周边呈圆形。选择性动脉造影可以看到小肠动脉弓行走移位。如右侧十二指肠旁疝时可看到空肠动脉弓走向肠系膜上动脉右侧。有时很难作出诊断，而往往须在剖腹探查中才得以明确诊断。

（三）急性坏死性胰腺炎

血清淀粉酶增高在胰腺炎诊断中准确率很高。临床表现不典型者，行腹腔穿刺如抽吸混浊的有血性的含有高淀粉酶腹液，则诊断明确。X线检查显示胰腺阴影增大，密度增高，边缘不清。胰旁有钙化斑阴影或不透光的结石阴影。由于局限性肠麻痹，右上腹或中腹可出现扩张的近段空肠袢，腔内有液平，即所谓“哨兵袢”征。早期仰卧时见结肠肝曲、脾曲充气，而横结肠中段无充气，即所谓“横结肠截断征”，这是因为炎症刺激而引起横结肠痉挛所致。此外，B超、CT检查对胰腺炎的诊断均有很大帮助。

乙状结肠扭转因起病大多隐匿，且常发生在老年患者，故应与结肠癌、粪块阻塞或假性肠梗阻（Ogilvie 综合征）等相鉴别。

四、治疗

（一）非手术治疗

小肠扭转早期，病情较轻的患者可先行手法复位。患者取胸膝位。因扭转多为顺时针方向，所以术者用手按逆时钟方向，在腹部轻轻地按摩，同时用手向上抬起腹部，然后又突然松手，谓之“颠簸疗法”。自上腹顺序至下腹；反复颠簸可连续 3 ～ 5 分钟，休息片刻，可再进行 3 ～ 5 次，扭转的小肠多能复位。国内文献显示，有一定数量的病例获得成功。

乙状结肠扭转，可先做乙状结肠镜，待看到扭转处试行插入肛管，一旦排气后扭转便可自行复位。但复位后复发率高达 40%，故多数主张复位后仍应行择期手术治疗。

（二）手术治疗

小肠扭转一旦被确诊或疑为绞窄性肠梗阻时，均应在积极的术前准备后进行手术治疗。手术时应将扭转肠袢尽快进行反旋转复位。肠袢血循环恢复良好者，可不做处理。肠袢如绞窄坏死，则应果断地进行病变肠段切除术和肠吻合术。应当注意的是，虽然随着要素膳饮食方法（EEN）及胃肠外营养治疗（TPN）的完善与普及，很多过去难以存活的短小肠患者而能得以存活，并有一定的生活能力，但保留的小肠越短，则术后病理生理紊乱越严重，并发症也越多，长期存活率就越低。因此，对需要做小肠广泛切除而保留的小肠不足 1m 者，应持慎重的态度，力争保留 1m 的小肠。作为外科医师，应极度重视保护患者的每一公分长度的小肠，做到“寸肠必争”，无法判断是否存活的小肠，可以热盐水纱布热敷肠管及系膜根部，或行 1% 普鲁卡因或苄胺唑啉系膜根部注射，观察 30 分钟，如肠管血运恢复，则务必保留该段肠管。判断肠管活力的方法：肠管颜色由深转浅，由暗红转为红色或淡红色，系膜边缘可见动脉搏动，肠管有弹性，可见肠蠕动，肠管切缘可见活跃的动脉出血等。另 Buckley 等采用经外周静脉注射荧光素后，以紫外线照射检查肠管荧光情况以检测肠管活性的方法，其报道的准确率达到 100%，目前尚未见国内相关报道。应注意的是，对于全小肠扭转患者，术中尽管经过多种努力，最后保留有活力肠管仍不足 100cm 者，我们亦应积极努力做好抢救工作，使患者能平稳度过围手术期，待以后依靠肠外营养继续维持生命，还可等待机会行小肠移植术，或又可给患者带来长期生存机会。

盲肠复位后则应固定于侧腹壁。乙状结肠复位后可与降结肠平行缝合固定或如情况好者，可行乙状结肠切除术及吻合术。肠管坏死、患者情况尚好也可做一期肠切除术及肠吻合术；乙状结肠还可先切除后行断端造瘘，待情况好转后再行二期手术造瘘还纳。

五、预后

肠扭转在各种类型肠梗阻中是比较严重的，病死率较高，可达 15% 以上。早期诊断和及时恰当治疗是改善其预后的关键。避免饱餐后立即进行重体力劳动；对经常便秘的老年人，应设法通便并养成规律的排便习惯；而对蛔虫症、巨结肠症等都应予以及早的治疗，均有助于预防小肠或乙状结肠扭转的发生。

短肠综合征（SBS）患者因肠道吸收面积显著减少而出现腹泻、脱水、电解质代谢紊乱以及营养不良等症状。长期肠内营养可以维持 SBS 患者的生命及大部分正常功能，但费用昂贵，适用范围因此受到极大的限制。随着肠内营养技术的发展，谷氨酰胺、生长激素等药物的使用，部分 SBS 患者依靠代偿功能及肠内营养，以达到正常生存的目的。学者医院有三例术中保留小肠不足 100cm 的患者长期生存的病例。对于短肠综合征，小肠移植手术正在全世界范围内被众多临床、病理生理医师所关注，据 ITR2009 年统计，截至 2009 年 5 月 30 日，全球共有 73 个移植中心对 2061 例患者完成了 2291 次小肠移植，1184 例患者仍存活，其中 726 例患者拥有良好的移植肠功能并成功摆脱了肠外营养的支持。临床和基础研究的不断进步，将会给一部分患者带来了生存的曙光。

六、全胃切除术后继发急性肠扭转的围手术期护理

（一）术前护理

1. 心理护理

由于患者年龄都较大，患者已了解自己行全胃切除手术的病情，对再次发病住院均有紧张、恐惧心理；对疾病治疗缺乏信心，尤其是家属非常担心肿瘤的复发。由于一时不能缓解剧烈的腹痛，给患者增加了烦躁和焦虑心理。医护人员应该与患者及其家属多沟通、多交流，关心体贴患者，建立相互之间的信任感，减轻患者和家属的心理压力，保持心情舒畅，避免情绪激动掩盖症状。

2. 密切观察腹部变化

全胃切除术后远期继发急性肠扭转患者的主要临床表现为腹胀腹痛，腹痛多为阵发性，腹痛的性质改变是急性肠梗阻病情恶化。本次研究采取了以下护理措施：

（1）密切观察患者生命体征，如早期出现休克症状时要分析与腹痛、补液的关系。

（2）密切观察腹痛的变化，可有突然加剧或疼痛突然消失的变化。

（3）密切观察腹部体征，是否有腹膜刺激征或有固定局部压痛和反跳痛变化。

（4）密切观察呕吐物及胃肠减压液的多少，性质的改变有助于诊断。

（二）术后护理

1. 引流管护理

术后腹腔引流管、胃管及尿管的护理十分重要，要保持各引流管的通畅，防止打折，堵塞等。本次研究 6 例术后均放置 1 ～ 2 根腹腔引流管，通过观察引流液量的多少和颜色可判断术后早期有无出血；后期则可观察腹腔积液的情况、是否存在胆瘘、胰瘘、淋巴瘘和肠道吻口瘘。胃管引流术的量性状可观察肠道吻合口是否有出血症状，肠管

是否再次坏死。本次研究有 1 例术中发现吻合口的肠管水肿明显，术后胃肠引流管每天引流出淡血性液体 50 ～ 100mL，术后 14 天引流出暗红色血液时报告医师，立即进行 CT、B 超检查，提示肠腔内血块团，诊断为吻合出血或吻合口瘘发生，应持续胃肠减压、禁食，及时做好术前准备，施行再剖腹手术，术后加强营养支持和抗感染治疗，避免了生命危险。

2. 切口护理

全胃切除术后远期继发急性肠扭转的患者，肠扭转、肠坏死手术往往造成腹腔和切口污染，加上腹壁原有的疤痕组织，局部的血液循环较差，易发生感染。需观察切口处的皮肤有无红、肿、热、痛，有无渗液及硬结等。发现上述情况时间隔减张拆线，红外线或频谱照射等相应的处理，防止伤口裂开。

3. 营养支持护理

营养支持是全胃切除术后远期继发急性肠扭转、肠坏死，小肠广泛切除术后恢复的重要手段。术后 1 ～ 7 天，患者处于禁食、胃肠减压阶段，短期内肠腔吻合口尚未愈合，又不能从消化道获得足够的营养支持，给予完全胃肠外营养。本次研究 1 例术后小肠只存 3cm 是属于超短肠综合征，大部营养物质来源于全肠外营养。

4. 并发症的观察与护理

并发症的观察是肠扭转、肠切除术后重要的护理工作，术后 3 ～ 7 天若患者出现体温升高、腹痛、烦躁、冷汗、血压变化，或胃管引流液量和颜色的变化，腹腔引流管引流量突然增加，或伤口敷料被腹腔积液浸湿，则发生了吻合出血或吻合口瘘可能。

第四节　机械性肠梗阻

一、病因与发病机制

机械性肠梗阻多系肠壁本身、肠腔或肠管外的各种器质性病变使肠腔变小，肠腔内容物通过受阻所致。

（一）肠壁病变

如小儿先天性的肠狭窄、闭锁；后天性的肠道炎症如 Crohn’s 病、肠结核等；损伤性疤痕狭窄，肠壁肿瘤侵及肠管周径大部或突入肠腔内；还有手术的肠管吻合口处水肿以及肠管套叠等。

（二）肠腔内因素

肠管堵塞见于粪石、蛔虫团及巨大的胆结石。

（三）肠壁外病变

各种因素造成的肠管的病理性压迫。如腹腔炎症、损伤或手术引起的腹膜广泛粘连或形成的粘连带，还有腹内疝、腹外疝嵌顿、腹腔内巨大肿瘤和肠扭转等。

二、病理生理

肠梗阻后，机体为了克服梗阻障碍，肠管局部和机体全身将出现一系列复杂的病理生理变化。

（一）肠管局部

肠梗阻初期，梗阻的近段肠管为使肠内容物通过梗阻处，蠕动增加，便产生阵发性腹痛和肠鸣音亢进。以后肠管逐渐扩张，如梗阻部位长时间不能解除，肠壁收缩力逐渐减弱，最后肠壁平滑肌完全麻痹，肠动力完全紊乱，其蠕动变弱，以至肠鸣音消失。梗阻以上肠黏膜出现吸收障碍，分泌的消化液不能吸收，黏膜渗出增多，大量肠液积聚于肠腔。肠梗阻的腹痛可使食管上段括约肌反射性地松弛，吞咽时可吞下大量的空气约占肠腔内气体的70%。肠腔内由于大部分气体为氮气，很少向血液内弥散，故肠腔迅速膨胀，内压增高可达7.5mmHg（18cmH_2O）以上，在强烈蠕动时，肠内压则可达30mmHg（40cmH_2O）。结肠闭袢性肠梗阻时闭袢肠管内压力高达37.3mmHg（50cmH_2O）以上。远高于静脉压，这导致肠壁血循环障碍，引起肠壁充血、水肿和液体外渗增加。同时由于缺氧、细胞能量代谢障碍，肠壁通透性增加，液体可自肠腔渗出到腹腔。肠壁压力增高，静脉淤血综合征明显，可引起小血管破裂出血，黏膜下常见点状到片状出血灶，甚至肠壁坏死、穿孔，发生腹膜炎。

（二）全身变化

1. 水、电解质紊乱

正常时胃肠道每天分泌7000～8000mL消化液，绝大部分通过小肠再吸收回到全身循环系统。仅约500mL到达结肠，仅约150mL经大便排出。肠梗阻时消化液的回吸收发生障碍，而且液体自血管内向肠腔继续渗出，大量积存于肠腔。实际上这些积存于肠腔内的液体等于丧失到体外。加上呕吐，不能进食，可迅速导致患者的血容量减少，血液浓缩。高位小肠梗阻时更易出现脱水。由于体液的丧失也导致大量的电解质（Na^+、K^+、Cl^-等）丢失，致使发生电解质紊乱。低血容量和缺氧情况下的组织细胞代谢所产生的酸性代谢产物剧增。此外，因缺水、少尿所造成的肾脏排酸障碍，因而可引起严重的代谢性酸中毒发生。

2. 感染和中毒

肠梗阻尤其是低位肠梗阻，肠内容物郁积和肠内环境的改变，细菌大量繁殖，空肠内细菌数可达5×10^9/mL，回肠内可达6×10^9/mL。细菌多为革兰阴性菌，但也有大量厌氧菌繁殖。由于梗阻肠壁黏膜屏障机制受损，肠壁通透性增加，细菌产生的毒素大量被腹膜吸收，导致全身中毒血症。若肠梗阻持续存在，发展为绞窄时，则大量细菌可进入腹腔。不仅如此，这些细菌还可以直接进入血中，造成门静脉及全身性的菌血症及毒血症。最后引起中毒性休克。尤其是在患者已有水、电解质失衡和酸中毒的情况下，更会加重休克的严重性与顽固性。

（三）休克

休克发生的原因：一方面因大量的急性失水导致血容量骤减，另一方面因感染、中毒很容易造成休克。特别是绞窄性肠梗阻时，静脉受压，回流障碍，而动脉则仍在向绞窄的肠袢继续供血，实际上相当于动脉血不停地将血流到体外。故绞窄性肠梗阻早期则很易发生休克。

（四）呼吸和循环功能障碍

肠管膨胀时腹压增高，横膈上升，腹式呼吸减弱，可影响肺内气体交换。同时可使下腔静脉回流受阻，加上全身血容量骤减，致使心排血量明显减少。

三、临床表现

（一）症状

肠梗阻的共同症状是腹痛、呕吐、腹胀及停止排便排气。

1. 腹痛

不同类型的肠梗阻有不同性质的腹痛。单纯性机械性肠梗阻一般为阵发性剧烈绞痛，系梗阻以上部位的肠管强烈蠕动所致。此类疼痛常可有下列特征：

（1）阵发性疼痛，轻而重，然后又减轻，经过一平静期而再次发作。

（2）腹痛发作时可感到有气体下降，到某一部位突然停止，此时腹痛最为强烈，随后有暂时缓解。

（3）腹痛发作时可出现肠形或肠蠕动波，患者自我感觉有包块移动。

（4）腹痛时可听到肠鸣音亢进，有时患者自己可以听到。持续性腹痛伴有阵发性加重多见于绞窄性肠梗阻。持续性腹痛伴有腹胀常为麻痹性肠梗阻。持续钝痛伴有阵发性加剧而无缓解者，多提示肠系膜牵拉或肠管高度痉挛，常见于肠套叠、肠粘连、肠扭转造成的闭袢性肠梗阻，是绞窄性肠梗阻的早期表现。如腹部出现明显压痛，则表明肠梗阻后肠液渗漏腹腔，已形成腹膜炎。

2. 呕吐

呕吐也是肠梗阻常见的症状，可反映出梗阻的部位和病变发展的程度。梗阻早期，呕吐为反射性，吐出物为胃液、食物，然后进入静止期。若梗阻未解除，梗阻部位为高位小肠，再发呕吐出现较频繁，且静止期短，呕吐的胃内容物中含有胆汁。如低位肠梗阻，静止期较长，1～2天后再次发生呕吐，呕吐内容物带有粪臭。呕吐物如呈棕色或血性，则肠梗阻可能已成为绞窄性。

3. 腹胀

腹胀出现较迟。腹胀程度与梗阻部位有关。高位小肠梗阻腹胀不明显，而低位肠梗阻可表现为全腹膨胀，叩诊呈鼓音，并常伴有肠型。麻痹性肠梗阻，腹胀明显，但无肠型。闭袢性肠梗阻，则出现局部膨胀，叩诊有鼓音。结肠梗阻如回盲部关闭，可以显示腹部不对称的高度腹胀。

4. 停止排便排气

完全性肠梗阻可出现停止排便排气。梗阻早期，肠蠕动增加，梗阻以下部位残留的气体和粪便仍可排出。此种现象应引起注意，以避免延误早期肠梗阻的诊断和治疗。绞窄性肠梗阻如肠套叠、肠系膜血管栓塞或血栓形成，肛门可排出血性液体或果酱便。

（二）体征

1. 全身表现

单纯肠梗阻早期可无明显表现。晚期则会出现脱水、全身虚弱无力、眼窝凹陷、口干舌燥、皮肤弹性减弱，心律不齐，严重缺水。绞窄性肠梗阻，可有休克表现。

2. 腹部表现

常有不同程度地膨胀，有时可见肠型、肠蠕动。听诊肠鸣音亢进，呈高调金属音或气过水声。如为绞窄性肠梗阻晚期并发感染性腹膜炎，则出现麻痹性肠梗阻，肠鸣音则减弱或消失。单纯性肠梗阻腹壁软，按压膨胀的肠管有轻压痛。肠管内含有气体和液体，可闻震水音。绞窄性肠梗阻可出现局限性压痛及腹膜刺激征，有时可扪及绞窄的肠袢。叩诊时除有鼓音外，有时因腹腔有渗液，可出现移动性浊音。值得注意的是检查腹部时必须同时检查腹股沟部、脐部，以了解有无腹外疝嵌顿。

（三）化验检查

肠梗阻晚期，由于失水、血液浓缩，白细胞计数、血红蛋白、红细胞压积都有所增高，尿比重亦增高，血清 K^+、Na^+、Cl^- 浓度均有不同程度的降低。血清 pH 及二氧化碳结合力以及尿素氮、肌酐、血气分析等检查可了解电解质和酸碱紊乱状况以及肾功能。绞窄性肠梗阻时白细胞一般可达（1.5 ～ 2.0）$\times 10^9$/L 以上，中性粒细胞也增高，且多伴有核左移现象。当肠坏死并发细菌感染时，白细胞增多，大便潜血阳性，肌酸磷酸激酶明显增高，甚至出现电解质紊乱和代谢性酸中毒。

（四）影像学检查

1. X 线检查

肠梗阻 X 线片检查一般取直立位，或左侧卧位（体弱者）X 线检查检查。在梗阻发生 4 ～ 6h 后，即可出现充气的小肠袢，而结肠内气体减少或消失。空肠黏膜的环形皱襞在充气明显时呈“鱼骨刺”状。肠梗阻较晚期时小肠袢内可见有多个液平面，呈典型的阶梯状并有倒 V 形扩张肠曲影。必要时重复 X 线检查检查对比观察 X 线检查上肠袢影像变化，有助于了解肠梗阻是否缓解或为进一步加重。

2. CT 检查

肠梗阻判断标准：

（1）小肠肠管扩张，内径大于 2.5cm，或结肠内径大于 6cm。

（2）见近侧扩张肠管与远侧塌陷肠管或正常管径的远侧肠管间的“移行带”即梗阻部位。腹部 CT 可以鉴别麻痹性肠梗阻与机械性肠梗阻。麻痹性肠梗阻的 CT 表现为成比例的小肠和结肠扩张，而没有扩张肠袢与塌陷肠袢之间的“移形带”。腹部 CT 还可以了解肠管梗阻部位，通过寻找扩张和非扩张段交界处，观察肠管腔内、肠管壁情况，有经验的临床医师可以判断出肿瘤、粪石、异物等梗阻原因，可以快速诊断肠扭转、肠套叠、血运性疾病等，从而给临床医师进行术前评估提供较为真实可靠的依据。

3. B 超检查

可以了解肠腔扩张情况，更为重要的是，B 超可以定位可能存在的腹腔积液，可以指导临床医师进行诊断性腹腔穿刺，通过腹腔积液的性质，可以进一步指导下一步治疗。

4. 消化道碘水造影

不全性肠梗阻患者，可行消化道碘水造影，该检查能动态、多时间地观察小肠蠕动功能、梗阻部位、梗阻处形态，从而为临床医师提供治疗依据。需注意的是，碘水能导致肠蠕动增加，故对于完全梗阻、怀疑有肠坏死或坏死趋势者禁用。

四、诊断与鉴别诊断

肠梗阻的诊断不仅是要确定肠梗阻的存在，而且还包括肠梗阻的部位、程度、有无肠袢绞窄以及引起梗阻的病因。典型的机械性肠梗阻具有阵发性腹部疼痛、呕吐、腹胀、腹部有肠型、肠鸣音亢进以及停止排便排气等表现。但在肠梗阻早期症状体征不明显时，诊断往往有些困难。因此根据上述肠梗阻的诊断要求，在诊断过程中需要解决如下几个问题。

（一）确定肠梗阻的存在

某些绞窄性肠梗阻的早期不具有腹痛、呕吐、腹胀、停止排气排便典型的四大症状和腹部压痛、肠蠕动波和肠型、高调肠鸣者等明显体征，往往与一些其他的急腹症如急性胰腺炎、输尿管结石、卵巢囊肿蒂扭转等相混淆，应做好与这些疾病的鉴别诊断。详细的病史和各项有关检查是必要的。X 线检查对肠梗阻的诊断十分重要，可见肠管扩张、肠腔积气积液。站立位 X 线检查如见到小肠阶梯形液面和（或）“鱼刺征”为机械性肠梗阻的典型特征。因此对疑有肠梗阻的病例，要动态观察其症状、体征和其 X 线腹部 X 线检查。B 超检查用于肠梗阻诊断简便迅速，也便于对肠梗阻进行动态观察，其图像显示扩张积液的肠袢伴肠壁水肿是诊断肠梗阻的标准。B 超诊断肠梗阻的敏感性达 94%，但对梗阻病因的诊断率为：32% ～ 46%，如 B 超对少数积气型肠梗阻的诊断比较困难，对某些肠梗阻的确切梗阻部位或病因难以确诊。目前对绞窄性肠梗阻尚无可靠的特征图像。

（二）机械性梗阻与动力性梗阻的鉴别

机械性肠梗阻具有较典型的肠梗阻临床表现，如阵发性腹痛、肠鸣音亢进伴腹胀，常有肠型蠕动波。动力性肠梗阻往往继发于腹腔感染、腹外伤、腹膜后血肿、脊髓损伤、肠道炎性疾病等，多为持续性腹胀，无绞痛发作，肠鸣音减弱或消失，全腹膨胀、肠型不明显。痉挛性肠梗阻腹痛虽然较剧，突然发作和突然消失，但肠鸣音不亢进，腹胀也不明显，有时可扪及痉挛的肠管。机械性肠梗阻胀气只限于梗阻以上部位，充气肠袢大小不一。麻痹性肠梗阻则可见胃肠道普遍胀气，小肠充气肠袢大小较为一致。X线检查动态观察对鉴别更有帮助。若为腹膜炎引起的麻痹性肠梗阻，腹腔内有渗出性积液，肠管漂浮其中，肠管间距增宽。痉挛性肠梗阻胀气多不明显，但有时可见肠管痉挛性狭窄。

（三）绞窄性肠梗阻的鉴别

绞窄性肠梗阻肠管存在着血运障碍，随时有发生坏死和腹膜炎的可能，在治疗上具有紧迫性。临床上绞窄性肠梗阻具有以下特征：

（1）腹痛发作急骤、剧烈，疼痛持续，阵发性加重。并不因呕吐而减轻，有时可感到腰背疼痛。

（2）呕吐出现早而且频繁，呕吐物有时为带血状或粪臭味，或肛门排出血性液体。

（3）腹胀不明显，有时局部膨隆，不对称，或可触及孤立肿大的肠袢。

（4）有腹膜刺激征，或固定的局部压痛和反跳痛。

（5）腹腔有积液，穿刺为血性液体。

（6）早期出现休克征象，如病因未解除，则抗休克治疗其效果多不显著。

（7）X线检查的特征是显示孤立胀大的肠袢，位置固定不随时间而改变，肠腔内积液多，而积气少，肠间隙宽显示有腹腔积液。

（8）血清无机磷显著增高。腹腔液中肌酸磷酸激酶的两种同工酶C：PK-MB及CK-BB显著增高，对判断绞窄性肠梗阻、肠坏死有重要意义。

（9）经积极的非手术治疗而临床症状无明显改善。

（四）明确肠梗的部位

根据呕吐出现的早晚、吐出物的性质和腹胀的程度，可以判断高位或低位的小肠梗阻。但据此鉴别低位小肠和结肠的梗阻有时比较困难。结肠梗阻时腹痛较轻，呕吐次数较少，腹部膨胀多不对称。而且因结肠回盲瓣的作用，结肠梗阻时常可导致结肠高度膨胀的闭袢性肠梗阻。此外，结肠梗阻对胃肠减压效果常不满意。因其壁薄很易发生穿孔。X线腹部X线检查检查，对判断肠梗阻部位有重要价值。典型的小肠梗阻造成的气胀阴影为阶梯状，常位于腹中央，其长轴是横贯的。完全性小肠梗阻，结肠内没有气体或仅有少量的积气。结肠梗阻多在腹周呈扩张结肠和袋形，而小肠胀气不明显。有时空肠的环状皱襞的阴影与结肠袋的阴影相似，诊断上可能发生错误，故必须结合临床表现，用有机碘溶液进行消化道造影方可有助确诊。

（五）病因诊断

考虑病因时应详询病史并结合检查结果进行仔细分析。如有腹部手术史或腹部手术瘢痕者应可考虑为粘连性肠梗阻；有腹外伤史，可因既往考虑腹腔内出血引起的粘连；如为现病史应考虑有无腹膜后血肿所致麻痹性肠梗阻可能。伴有周身结核病灶者，可能为腹腔结核性粘连。如有心血管疾病，再如心房纤颤、动脉粥样硬化或闭塞性动脉内膜炎的患者，需考虑肠系膜动脉栓塞。近期有腹泻者应考虑痉挛性肠梗阻的可能。便秘或饱餐后劳动或剧烈活动，则应考虑为肠扭转。腹部检查应包括腹股沟部以排除腹外疝嵌顿，直肠指诊应注意有无粪块填充、直肠内肿瘤。指套染有新鲜血迹应考虑有肠套叠可能。以年龄考虑，儿童多考虑蛔虫性肠套叠；老年人多考虑为肿瘤、肠扭转、粪块堵塞等。结肠梗阻病例 90% 为癌性梗阻。而腹部外科大手术、腹腔感染或严重腹部复合损伤是麻痹性肠梗阻、炎性肠梗阻的常见原因。

五、治疗

急性肠梗阻的治疗包括非手术治疗和手术治疗。治疗方法的选择应根据梗阻的原因、性质、部位以及全身情况和病情严重程度而定。首先应积极给予非手术治疗以纠正梗阻带来的全身性生理紊乱，改善患者一般状况，同时为手术治疗创造条件。

（一）非手术治疗

1. 胃肠减压

胃肠减压是治疗肠梗阻的一项重要措施。胃肠减压可以减轻或解除肠腔膨胀，有利于肠壁血液循环的恢复，减少肠麻痹的发生。腹胀减轻还有助于改善呼吸和循环功能。胃肠减压可防止呕吐，还可避免吸入性肺炎的发生，有利于手术探查。通常用较短的单腔管（Evin 管）或双腔管，放置在胃十二指肠内。保持通畅，可获得满意的减压效果。而对于低位小肠梗阻和麻痹性肠梗阻的减压，可采用双腔的较长的减压管（Miller-Abbol 管）。管的远端有胶囊，通过幽门后，囊内注入空气，刺激肠管蠕动，可将此管带到梗阻部位，或在 X 线透视下放置。对低位肠梗阻可以达到有效的减压，缺点是操作费时费事。采用胃肠减压管接袋方法进行胃肠减压，而为避免尖端侧孔及开口吸附黏膜未使用接负压盒的方法，效果满意。

2. 纠正水、电解质紊乱和酸碱失衡

水、电解质的丢失是肠梗阻的主要病理生理改变之一。因此应首先补充液体和电解质。纠正酸碱平衡失调，使机体恢复和维持内环境的稳定，保持抗病能力，以争取时机在最有利的情况下接受手术治疗。肠梗阻造成的失水多为混合性，以细胞外液为主，基本上属于等渗性缺水。治疗上应迅速纠正细胞外液的不足，输入胶体液以扩容可获得较稳定的血容量，维持血压，但在治疗细胞组织代谢紊乱方面仍属不够。而输入电解质液后约 1/4 保留在血管内，其余 3/4 的液体通过微循环渗透到组织液中，使组织间液迅速得到补充。由此，细胞代谢才可得以正常进行，组织中的酸性代谢产物才能顺利运送，体内的酸碱失衡方可得以纠正。充盈的组织液可调节血容量的不足，维持循环动力学的稳定。输液原则应“先盐后糖”“先晶体后胶体”。首先用等渗盐水纠正细胞外液的丢失，补充血容量，必要时给予适量的碱剂纠正酸中毒。当尿量＞40mL/h，应适量补钾。少数患者出现抽搐症状，可补充适量的钙和镁盐。补钙每次1.0g，可重复使用；25%硫酸镁5～10mL，1次即够。若血容量明显不足，血压下降者，为了迅速补充血容量，可先输入部分胶体液。最常用的是低分子右旋糖酐500～1000mL，可达到迅速扩容，疏通微循环，恢复血流动力学的平衡，然后再补充电解质溶液。

绞窄性肠梗阻或单纯性肠梗阻晚期的患者常有大量血浆和血液的丢失，故治疗过程中还需补充一定的血浆和血液。

3. 抗生素

肠梗阻后肠内容物淤积，细菌大量繁殖，可产生大量毒素，引起全身性中毒。严重的腹膜炎和毒血症是肠梗阻最常见的死亡原因。因此抗生素的应用十分重要。一般选用针对革兰阴性杆菌的广谱抗生素以及针对厌氧菌的甲硝唑。

4. 抑制胃肠胰腺分泌

质子泵抑制剂，可抑制胃酸分泌，减少下游事件分泌及激活。醋酸奥曲肽是一种人工合成的天然生长抑素的八肽衍生物，它保留了与生长抑素类似的药理作用。能抑制胃肠胰内分泌系统的肽以及生长激素的分泌。生长激素释放抑制激素的药物作用有：抑制生长激素、甲状腺刺激激素、胰岛素、胰高血糖素的分泌；可以抑制胃酸分泌，可抑制胃蛋白酶、胃泌素的释放；减少胰腺的内外分泌以及胃小肠和胆囊的分泌，降低酶活性，对胰腺细胞有保护作用。通过以上抑制分泌药物减少肠道内负荷，增加了肠梗阻非手术治疗的成功率。

5. 其他对症治疗

（1）镇痛解痉：解痉能解除肠管痉挛性疼痛，避免肠管痉挛的收缩造成进一步的损害，如肠内压增高，蠕动亢进而加重肠扭转或肠套叠等。常用乙酰胆碱阻滞剂如阿托品或山莨菪碱，如不准备急诊手术，切勿使用强效镇痛药，如吗啡、杜冷丁、冬眠灵等。

（2）中药通理攻下、理气开郁、活血化瘀在治疗肠梗阻中有较好的疗效，尤其是对单纯性肠梗阻早期、蛔虫性肠梗阻的治疗较为适宜。此外，还有氧气驱蛔虫，生豆油灌注、中药灌注、针刺疗法治疗。

（3）西甲硅油等物理性用药可以减少肠道内气液含量，降低肠腔内压力，改善肠壁血供。另外，单纯性肠梗阻，肠套叠、肠扭转的各种复位法包括钡灌肠、经乙状结肠镜插管，腹部按摩及颠簸疗法等。

在非手术治疗过程中应严格地观察患者的病情变化，如绞窄性肠梗阻经非手术治疗未能缓解应早期进行手术治疗，一般观察不宜超过4～6h。对于单纯性肠梗阻可观察24～48h。

（二）手术治疗

手术治疗是肠梗阻的一个重要治疗手段，其关键在于确定手术的时机及手术方法的选择。手术指征是：

（1）确诊或疑诊为绞窄性肠梗阻者。

（2）单纯完全性肠梗阻采用积极非手术治疗 24 ～ 48h 后仍不能缓解者，复发性粘连性肠梗阻（即原先因粘连手术治疗后再发生肠梗阻）非手术治疗无效或半年内多次急性肠梗阻发生者。

肠梗阻手术治疗的方法主要有 4 种：

（1）解除引起梗阻的原因。

（2）肠切除肠吻合术。

（3）短路手术。

（4）肠造瘘术或肠外置术。

手术方式的选择取决于梗阻的程度、部位、病因以及患者的全身情况。

1. 单纯性肠梗阻

可采取解除梗阻原因的手术。如粘连松解术，肠切开取出蛔虫、粪石、胆石或异物等。狭窄的肠管可切除后重新吻合（炎症性肠管狭窄、肿瘤）；如病灶不能切除时（肿瘤晚期）、广泛粘连成团，可行梗阻的近侧与远侧做短路吻合术；少数病情严重的患者，特别老年患者或并发多种严重基础疾病的患者，胃肠减压效果不满意，可先行简单的肠造瘘术，即通过一小的腹壁切口，切开腹膜找出扩张肠袢，做荷包缝合后插入粗蕈状管即可完成，待以后患者情况改善，再次手术。有时粘连扭结的肠袢经减压后即可自行复位，肠腔恢复通畅。肛门排气排便后就拔出造瘘管，伤口可自行愈合。术中探查发现肠管高度膨胀，首先应在妥善保护周围组织下对梗阻近端肠管行减压术，以减少毒素的吸收并有利于手术的进行。

2. 绞窄性肠梗阻

手术的目的是解除绞窄原因，切除坏死肠管，重建肠道连续性。少数患者因全身情况很差，不能耐受较大手术，可在解除绞窄病因后行简单的肠减压造瘘术。术中对绞窄性肠梗阻在解除绞窄的因素后，应判断肠袢是否有存活能力。若有下列表现，则认为肠管已丧失生机：

（1）肠壁已呈黯黑色或黯紫色。

（2）肠壁已失去蠕动能力，对刺激无收缩反应。

（3）肠壁浆膜面已失去光泽，肠管已呈麻痹、扩张现象。

（4）相应的肠系膜终末小动脉无搏动。

（5）热盐水纱垫湿敷，肠系膜根部用 0.5% 普鲁卡因封闭观察 10 ～ 30 分钟，肠壁颜色及蠕动状态无改变。

如判断某段肠管失去活力，应切除。在解除绞窄性肠梗阻时，应迅速控制绞窄肠管相应动静脉，避免大量细菌、毒素通过血液系统回流造成进一步全身反应，此时可用2把肠钳夹闭相应血管根部，迅速离断血管、肠管，保护断端后，进行腹腔冲洗，再考虑下一步手术重建问题。

3. 结肠梗阻

由于回盲瓣关闭的作用，肠内容物只能进入而不易复出，易形成闭袢性肠梗阻。又因结肠血液供应不如小肠丰富，故即使是单纯性梗阻也容易发生局部坏死和穿孔。胃肠减压对缓解腹胀效果也常不满意。梗阻早期由于小肠吸收了部分肠液，患者失水并不严重，术前较易纠正。鉴于上述情况，一旦确诊为结肠完全性梗阻，经非手术治疗无效时，应早期进行手术治疗。如梗阻病变在左侧结肠，患者全身情况差，腹胀严重，胃肠减压得不到缓解时，应先行横结肠或近端结肠造瘘，待情况好转后再行肠切除、肠吻合。等吻合口愈并发肠内容物运行通畅后再将造瘘口关闭。若为绞窄性肠梗阻，肠管已坏死，则须切除坏死的肠袢，并行两断端外置造瘘，待全身情况好转后再行二期手术造瘘还纳术。如患者情况较好，梗阻的病变肠袢可以切除，尤其是恶性肿瘤，可以行一期切除吻合术，腹腔内放置引流物。若怀疑局部血循环不够满意，或手术时污染严重，则应在吻合后加做一近端造瘘，腹腔内放置引流物。待恢复良好后再将造瘘口关闭。

有15%～20%的结直肠癌患者以急性肠梗阻为首发症状，传统的治疗观念是急诊手术，剖腹探查解除梗阻和结肠造口，手术创伤大，并发症发生率高。内镜下金属支架引流术使急诊手术转为择期手术，避免了造口，结合腹腔镜根治手术，真正实现了微创治疗目的。采用X线透视和肠镜相结合内镜下金属支架引流术操作方法：先借助纤维结肠镜在直视下将导丝送过肿瘤狭窄段，再置入导管，注入造影剂了解支架是否进入梗阻近端，确认后，在X线透视下植入支架，若梗阻部位较长，可置入2根以上的支架以保证扩张梗阻部位达到加压的效果。但对于低位直肠癌，支架的下缘应尽量紧贴肿瘤的下缘1cm以内，为以后做超低位保肛手术做准备。支架植入结束后，须严密观察患者的排气排便、腹痛腹胀缓解情况以及腹部体征，并在24h内复查腹部立卧位X线检查，如发生穿孔、出血，视情况决定是否手术治疗。24h内肠梗阻缓解为支架植入治疗成功的标准。Watt等的研究认为：与急诊手术相比，金属支架引流后可显著降低造口率，Ⅰ期吻合率是急诊手术的2倍。同时，金属支架引流还缩短住院天数，降低术后30天的病死率。

六、预后

目前肠梗阻仍有较高的病死率，其预后与梗阻的病因、程度、性质、患者的年龄、全身状况以及是否及时的恰当的治疗都有密切的关系。单纯性肠梗阻病死率在3%左右。绞窄性肠梗阻如就诊早、处理及时，病死率在8%以下。文献报道，从病变性质和病因分析，肠系膜血管栓塞性梗阻病死率最高，为66.7%；绞窄性肠梗阻病死率达27.9%；肠扭转为25%左右。从病情长短分析，发病少于12h，手术病死率为1.8%；少于24h为5.8%；超过 36h 者可达 25%。所以早期诊断、及时手术可谓是降低病死率的关键。此外婴幼儿及老年患者的病死率远较高。肠梗阻死亡的主要原因为中毒性休克，占 60%。其他还有腹膜炎、肺炎、肠瘘及全身脏器衰竭等。如诊断及时、恰当地处理，大部分死亡原因是可以避免的。

七、术后护理

（一）保持呼吸道通畅

患者术后由于全身麻醉未完全清醒、卧位姿势不当、卧床时间较长及手术切口疼痛等因素导致舌后坠堵塞气道，或是痰咳出困难导致呼吸困难，引起患者窒息。所以，术后要严密观察患者呼吸道是否通畅，将全麻未清醒患者头偏向一侧，并且用诚恳的态度和亲切的语言解释术后咳痰的重要性，鼓励患者咳痰或者轻拍患者背部帮助其咳痰。咳痰时双手按压切口，主要采用腹式呼吸，鼓励患者咳痰和做深呼吸，解除患者对伤口疼痛的恐惧，增加其心理上的安全感。

（二）保持水电解质及酸碱平衡

机械性肠梗阻患者由于术前频繁呕吐、术中失血失液、术后禁饮食及手术创伤刺激等因素作用下容易导致水电解质紊乱及酸碱平衡失调。电解质的丢失，尤其是钾离子的丢失，会严重威胁患者生命。所以要密切观察患者血钾浓度，结合血钾浓度和心电图结果，尿量＞ 30mL/h 来判断每日补钾量，输液速度要控制在 80 滴 /min。不宜过快，每 500mL 液体内含氯化钾不超过 1.5g。另外要注意防止脱水及酸中毒，适当的静脉注入碳酸氢钠，必要时可输血。

（三）密切观察生命体征

术后前 3 天严密观察患者体温、脉搏、呼吸、血压，同时认真记录 24h 出入水量，为医师下达医嘱、补充液体提供有效依据。观察记录患者的尿色、尿量，必要时记录每小时尿量。观察伤口有无渗血、渗液、感染等情况，如伤口敷料渗出较多，应及时通知医师换药，使用腹带松紧度要适宜，并记录和观察引流的性质、颜色及量，以便及早发现消化道疾病、出血等并发症。

（四）防止术后并发症

留置胃管、禁食、生活不能自理的患者要保持口腔清洁，2 ～ 3h 作 1 次口腔护理。留置导尿管的患者需进行会阴部护理，指导并协助患者床上叩背、翻身、皮肤护理、防止压疮、呼吸道感染、泌尿道感染等并发症的发生。根据病情鼓励患者在医师指导下早期离床活动，促进体质的恢复。

（五）饮食护理

患者肛门未排气、排便者应禁食、禁饮，待肛门排气排便、患者症状已缓解、拔除胃管后，可先喝温白开水 100 ～ 200mL，观察 2h 后无胃肠道不良反应后可食用流质食，每日 4 ～ 5 次，每次 200mL，忌食用易产气体的甜品、牛奶、浓肉汤类和不易消化食品，应食米汤、清淡的菜汤、橙汁等少渣物品。2 天后无腹痛腹胀等不良症状可改为半流食。循序渐进，少食多餐，以高蛋白、高维生素、高热量、易于营养易消化的饮食，保持大便通畅。忌辛辣、煎炸之品。忌饭后剧烈运动。

（六）心理护理

患者由于疾病本身的痛苦、术后手术切口的疼痛及侵入性操作的刺激，往往会出现焦虑、紧张、恐惧等不良反应，影响患者睡眠、休息和食欲，最终影响到患者的术后恢复。所以我们护理人员不仅要配合医师以“换位思考”理念渗透到护患交流的每环节，将心比心，设身处地站在患者的角度思考、反思，了解到患者在住院期间渴望得到的各种护理需求，并且要实行人性化的特色服务，营造人性化的医疗环境，通过耐心热情的态度，温和亲切的语言，端庄大方的举止来赢得患者的信任，对患者心理、生理、社会等全方面了解清楚，同时向患者做好耐心细致的解释工作，使患者初步了解此病的治疗、护理知识，从而消除恐惧和陌生感，得到心理安慰，增强战胜疾病的信心，密切配合治疗。

第五章 传染性肝炎

第一节 甲型肝炎

一、流行特征

（一）地区分布

甲型病毒性肝炎呈世界性分布，但各地区发病率差别很大。近年来许多发达国家甲肝发病率已明显下降。美国发病率从 1970 年 27.9/10 万下降到 1979 年 13.5/10 万，1984 年又下降到 9.2/10 万，1989 年又回升到 14.4/10 万。1998 年德国在统一后进行的全国肝炎流行病学调查结果表明抗 -HAVIgG 流行率为 46.5%（95% 可信限为 45.3 ～ 47.7），且和年龄成正相关。在我国 1992 年 30 个省市肝炎流行病学调查结果显示，全国抗 HAVIgG 流行率为 81.26%，调整率为 80.9%。以长江为界，南方地区人群抗 -HAV 为 75.54%，北方为 87.16%，有显著性差异。城乡差别亦十分显著，农村抗 -HAV 流行率（83.84%）高于城市（76.28）。各省市间流行率差别也十分显著，流行率低于 60% 的省只有江苏，低于 70% 的省市（直辖）共四个：江苏、上海、北京、安徽。低于 80% 的有 12 个省市。按东中西部地区来看，东部地区最低，为 74.45%，中部地区其次，为 83%，西部地区最高，为 86.3%，差异十分显著。在中西部地区，15 岁儿童已接近感染的高峰，而在东部地区 35 岁才达到人群感染最高峰。这种流行模式显然与生活质量密切相关。

（二）时间分布

甲肝全年均可发病，但有明显的季节性，尤其是温带地区，而热带地区不见季节高峰。发病高峰在我国多为秋冬季。

（三）人群分布

男女对甲肝的易感性没有差别。我国调查结果显示男性抗 -HAV 阳性率为 80.67%，女性抗 -HAV 阳性率为 81.81%，无显著性差异。甲肝可发生于任何年龄。大量的血清学调查发现抗体阳性率随年龄增高，但不同地区由于流行情况不同，抗 -HAV 水平差异很大。

（四）流行形式

一般为散发，我国在托幼机构常可见由密切接触传播引起的流行。影响甲肝流行的主要因素，从总体上讲有群体免疫（抗 -HAV 阳性率或流行率水平）、传播方式、传染源数量、人群群体大小、生活卫生水平、预防措施等。而在一个单位或一个地区流行时，决定流行强度最重要的因素是群体免疫与传播方式。比如 1988 年上海甲肝暴发就是由于群体免疫水平低（约 40%）和共同媒介（食物）传播而引起。而散发型甲型肝炎常由日常生活接触传播引起，30% ～ 50% 病例在发病前有接触史，多见于居住拥挤，卫生条件低下的人群，且多发生于儿童，全年都有发病，由于病例的积累，也可出现发病高峰。

二、传染源

甲型肝炎的传染源可有三种类型：

（1）显性临床感染者感染 HAV 后具有明显临床症状和体征及抗 -HAIgM 阳性，可分为黄疸型甲型急性肝炎及无黄疸型甲型急性肝炎。

（2）亚临床感染者表现为无明显临床症状和黄疸，但有肝功能异常及抗 HAIgM 阳性。

（3）隐性感染者既无临床症状表现，也无肝功能异常表现，但抗 -HAIgM 阳性或双份血清显示抗 -HAIgG 有四倍或以上效价升高，或从粪便中检出 HAV 颗粒。

甲型肝炎的潜伏期为 15 ～ 50 天，平均 30 天。在潜伏期后半期（发病前 14 ～ 21 天）感染者的粪便中就可检出病毒颗粒，在潜伏期末与发病初期（7 ～ 14 天）病毒排出量最大，即此时患者的传染性最强。早期隔离尤为重要。甲肝预后良好，90% 以上患者在 2 个月内转氨酶恢复正常，约有 8% ～ 10% 的甲肝患者病情可延续 12 ～ 15 个月之久。近年来文献发现有甲肝复发。少数病例发病 4 ～ 10 周后，转氨酶又复升高。粪便用放射免疫法检测甲肝抗原或进行 HAV 的 cDNA-RNA 分子杂交试验均呈阳性，说明甲肝复发期间亦可有 HAV 的排出，HAV 在肝细胞内再次增殖，发生炎症，可能是转氨酶再次升高的原因。一般来说，恢复中期后病毒排出量就很少或不排出了，此时患者作为传染源不再具有重要流行病学意义。

浙江医学科学院在两起小型甲肝暴发的接触者中调查，证明甲型肝炎显性、亚临床型及隐性感染者比例分别为 21.3%、46.8% 及 32%。亚临床型及隐性感染者约占 80%。在甲肝暴发或流行时，隐性感染者远多于显性感染者，文献报道比例不一，从 1:4 ～ 1:20。这可能与受染者年龄、免疫状况及感染病毒剂量有关。尤其在儿童中多数呈隐性感染，在幼儿园的甲肝流行中往往成为重要传染源，但在流行病学调查时又不易追索到这类传染源。因为显性感染者易于发现，可及时隔离治疗，因此相对来说，亚临床型和隐性感染者的管理对甲肝传播的控制似乎更有意义。

三、传播途径

甲型肝炎经粪 - 口传播，主要通过下列方式。

（一）日常生活接触传播

在甲肝流行时，不少患者发病前 1 个月左右，有与甲肝患者接触史，同吃同住或共同生活密切接触。因此，常出现集体和家庭中集聚现象，在托幼机构或学校与部队中发病常较高或有小的暴发。有学者对甲型肝炎密切接触者血白细胞进行了 HAAg 检测和 HAV 分离。采用间接免疫荧光法，在 38 例密切接触者中（男 31 例，女 7 例，均＜ 20 岁）

有 24 例在观察期内出现 HAAg 阳性，3 例分离到 HAV 提示在潜伏期，距黄疸发生前 10d 即可在外周血单个细胞（PBMC）中检测到 HAAg，且相当一部分（21/38）呈隐性感染，表现为血白细胞 HAAg 阳性，低滴度抗 -HAVIgM，而无肝炎症状和肝功异常。在一般发达国家或卫生条件较好的发展中国家或地区，在散发年份，甲肝的传播主要也是通过接触方式传播，主要发生在 20 ～ 29 岁的青年中卫生条件低下和个人卫生习惯不良则接触传播机会相应增多，如改善后 HAV 感染可显著减少。

（二）食物传播

甲型肝炎的食物型暴发多发生于集体单位或家庭中，多因为食物在制备过程中受到处于甲肝潜伏期后期或亚临床型感染的炊事员的污染，或者用含有甲肝病毒的井水或河水来清洗生食的菜肴。另外，由于双瓣螺类包括牡蛎、蚶类、蛤类、贻贝，甚至从污染河水中捕获到的甲壳类，虾或蟹中都可携带甲肝病毒，在有生食习惯或加热不足的情况下也可引起甲肝暴发。1983 年及 1988 年先后两次在上海发生由生食毛蚶的大规模甲肝流行，前一次 3 万余人感染，后一次 30 万人感染。

（三）经水传播

甲肝感染者的粪便或生活污水污染水源后可引起甲肝病毒的经水传播，发生水型的暴发或流行。多发生于饮用非自来水源和供水设施较差的地区。一般病例都沿水源周围分布，患者发病前 30d 左右均有饮生水史，病例多在夏秋季发生，如果饮用水经消毒后，流行即可终止。

四、人群易感性

人对甲型肝炎病毒普遍易感，在感染 HAV 后产生比较稳固的免疫力，再次感染时一般不发病。因此抗 -HAV 阳性率随年龄增长而升高。也就是说，儿童是甲肝的高危人群。但随着卫生条件的改善，甲肝的高危人群可由儿童向青少年推移。

五、分子流行病学

在甲型肝炎暴发调查中可使用分子流行病学方法追索传染源，明确感染的毒株型。英国 Donovan 等报道了一起在经注射使用药物者（IDUS）人群中 HAV 的暴发，采用 HAVRNA 基因分型发现该人群中 HAV 的两个变异株和斯堪的纳维亚人及东南亚 IDUS 人群中发现的 HAV 株相似，从而认为该变异株易引起 IDUS 人群中的 HAV 暴发。

现已有多种甲肝疫苗在人群中试验使用，近期效果显著。但由于目前的 HAV 疫苗主要是减毒活疫苗和灭活疫苗，因此研究疫苗株毒力减弱的基因标志，监视疫苗株在人体试验阶段可能出现的毒力回升现象，评价其长期免疫效果，也是分子流行病学研究的内容之一。

六、发病机制

（一）细胞毒性 T 细胞

Vallbracht 等报道 37 例甲型肝炎患者，以感染 HAV 的自身皮肤纤维母细胞为靶细胞，收集患者黄疸出现后不同时期的末梢血淋巴细胞为效应细胞做微量细胞毒试验。结果发现在所有甲型肝炎患者中，均能检测到细胞毒性淋巴细胞溶解感染HAV的自身纤维母细胞。这种细胞毒作用一般在黄疸出现后2～3周出现。而用K562细胞检测NK细胞的活性，则甲型肝炎患者急性期和恢复期NK细胞活性均未增强。因此认为Tc细胞的细胞毒作用在甲型肝炎的发病机制中起重要作用。

（二）抗体依赖细胞毒作用（ADCC）

谢氏曾应用离体兔肝细胞作为靶细胞，加入病毒性肝炎患者的血清，以正常人的末梢单个核细胞为效应细胞进行ADCC试验，结果发现急性甲肝患者87.5%（14/16）阳性，至恢复期则0%（0/9）阳性。国外也有类似的报告。至于ADCC过程中的特异性抗体则一般认为可能是肝细胞膜特异性脂蛋白抗体（抗-LSP）。

（三）干扰素系统的作用

Maier等发现，甲型肝炎患者（急性期和恢复期）外周血淋巴细胞识别HAV感染了细胞后，产生各种水平的γ干扰素，γ干扰素的产生在时间上与HAV特异性细胞毒性淋巴细胞的发生密切相关。γ干扰素产生对于防止病毒传播到邻近细胞，限制HAV感染起重要作用，同时可通过诱导细胞表面蛋白和MHC抗原的表达，增加靶细胞对细胞毒性T细胞的敏感性，从而增加肝细胞的损伤。现已证明，HAV感染的急性期，肝细胞表达MHC-1类抗原明显增加。

上述各种作用，一方面通过免疫病理引起程度不同的肝细胞损伤，另一方面受损肝细胞将HAV释放出，通过与中和抗体的结合，巨噬细胞的吞噬可将HAV彻底清除。

七、临床表现

（一）急性黄疸型

按临床过程分为潜伏期、前驱期、黄疸期与恢复期4个阶段。

1. 潜伏期

15天、45天，平均30天。潜伏期时，病毒复制活跃。粪便中排出病毒量高。传染性最强。

2. 前驱期

多以发热起病，伴全身不适，食欲不振、厌油、恶心或呕吐，常有上腹部不适、腹胀、便秘或腹泻；部分病例可出现上呼吸道症状。患者尿色逐渐加深，肝脏轻度肿大，伴有触痛及叩击痛。化验：尿胆红素、尿胆原阳性，血清丙氨酸转移酶（ALT）明显升高，本期一般持续3～7天。

3. 黄疸期

发热消退，黄疸出现，可隐袭或骤然起病、乏力、疲倦、肌痛、厌食、恶心、呕吐等症状加重，尿色加深，球结膜及皮肤黄染，且逐日加深，多于数日至2周达高峰，然后逐渐下降。部分患者可出现皮肤瘙痒，大便颜色变浅。甚至一过性陶土样便，以及心动过缓等症状。肝大或脾肿大（5% ～ 10%），有触痛及叩击痛。肝功能改变主要为胆红素及 ALT 升高。本期持续 2 ～ 6 周。

4. 恢复期

黄疸消退。精神食欲好转。肿大的肝脾回缩。触痛及叩击痛消失，肝功能恢复正常。本期持续 1 ～ 2 个月。

（二）急性无黄疸型

大多起病较缓，多无发热，亦不出现黄疸，可仅有乏力、食欲不振、恶心、肝区隐痛及腹胀等症状。

（三）亚临床型

此型较多见，其症状较轻，无黄疸。仅有乏力、食欲减退等轻微症状；体征多有肝大；血清酶异常升高。甲型肝炎病毒感染中约 1/3 是隐性感染者，多数是幼儿或儿童，既无黄疸，也无其他明显症状。血清转氨酶也可在正常范围内，但血清甲型肝炎病毒 IgM 抗体阳性，粪便中也有甲型肝炎病毒排出，因此此型患者是重要的传染源。

（四）重型肝炎

比例较低，一般出现在病情 6 ～ 8 周，表现为突发高热、剧烈腹痛、呕吐、黄疸急剧加深，肝脏迅速缩小，病情发展迅速，短期内出现肝功能衰竭，有出血倾向，表现出严重内毒素血症，出现中毒性鼓肠、肝臭、急性肾衰竭，迅速出现精神神经症状。病死率较高，并随患者年龄增大而上升。全病程一般不超过 3 周。

（五）急性淤胆型

原发病在肝细胞泌胆机制而不在毛细胆管。本型实为急性黄疸性肝炎的一种特殊形式，特点是肝内胆汁淤积性黄疸持续较久，消化道症状轻，肝实质损害不明显，而黄疸常出现深而时间长，多有皮肤瘙痒及粪便变浅，肝脏肿大，部分患者可有脾脏肿大。起病 3 周后黄疸达高峰。血清胆红素一般在 171mmol/L 以上，约 2/3 患者可达 342，0101/1 以上，有 80% ～ 85% 的患者直接胆红素可超过 60%，黄疸持续时间一般为 2 ～ 4 个月，其中 1/5 患者可超过 4 个月，预后良好。

八、实验室检测

（一）常规实验室检查

1. 血常规

外周血白细胞总数正常或偏低。淋巴细胞相对增多。偶见异形淋巴细胞。一般不超过 10%。这可能是淋巴细胞受病毒抗原刺激后发生的母细胞转化现象。

2. 尿常规

黄疸前期末尿胆原及尿胆红素呈阳性反应。

（二）生化检测

血清丙氨酸转氨酶（ALT）于黄疸前期早期开始升高，血清胆红素在黄疸前期末开始升高，血清 ALT 高峰在血清胆红素高峰之前，一般在黄疸消退后 1 至数周恢复正常。急性黄疸型血浆球蛋白也见轻度升高，但随着病情恢复而逐渐恢复。急性无黄疸型和亚临床型病例肝功能改变以单项 ALT 轻中度升高为特点。急性淤胆型病例血清胆红素显著升高而 ACT 仅轻度升高，同时伴有血清碱性磷酸酶（ALP）及γ- 谷氨酰转肽酶（r-GT）明显升高。

（三）特异性血清学检查

特异性血检查是确诊甲型肝炎的主要指标。血清 IgM 型甲型肝炎病毒抗体（抗 -HAV-IgM）于发病数日即可检出，黄疸期达高峰，一般持续 2 ～ 4 个月，以后逐渐下降乃至消失。

目前临床上主要用酶联免疫吸附法（ELISA）检查血清抗 -HAV-IgM，以作为早期诊断甲型肝炎的特异性指标。血清血抗 -HAV-IgG 出现于病情恢复期，较持久，是获得免疫力的标志，一般用于流行病学调查。

九、预后

大量临床观察表明，急性甲型肝炎在 6 个月内均能达到临床治愈并恢复，说明甲型肝炎预后良好，是自愈性疾病。病死率与年龄有关，14 岁以下很少有死亡。上海 1988 年甲型肝炎大流行时病死率为 15.2/10 万。少数患者有复发现象。一般在首次发病症状消失后 4 ～ 15 周复发。有些患者仅有生化指标变化，抗甲型肝炎病毒 IgM 可重新阳转。血清、粪便中又可检出甲型肝炎病毒。复发可不止一次，生化指标变化可持续 5 ～ 12 月，但一般不会转为慢性。

甲型肝炎病毒混合或重叠感染乙型肝炎病毒在我国常见。有报道在儿童感染时有病情加重的现象。但亦有相反的结果，认为并不增加肝炎的严重性，在起病、临床症状和预后方面均与单纯肝炎相仿，有时甲型肝炎病毒还能诱导 IFN 的产生而有利于疾病好转。这可能与病情、患者年龄等多因素有关。

甲型肝炎不会慢性化，但少数学者认为可以。发生分歧的原因主要有两个，其中一个是关于慢性化的定义，目前国内外学者均主张急性肝炎病程超过半年就可诊断为慢性肝炎。根据这一定义，确有部分病例慢性化，因为这部分患者的病程确可超过半年。

1988 年上海甲型肝炎大流行病例。对 1075 例甲型肝炎随访 2 年，97% 于 6 个月内恢复，其余也均在 1 年内恢复，未发现转为慢性者，即使其病程迁延或者复发，但仍为良性过程。从这个材料看，3% 左右的患者可以归为慢性，但事实上说这部分患者并非真正变成慢性肝炎，仅病程稍为迁延而已。另一个原因，可能是甲型肝炎并发了其他肝炎或其他病因（如乙醇等）从而形成慢性肝炎而误认为是甲型肝炎的慢性化。总之，目前看来绝大多数甲肝患者是不会变成慢性肝炎的。在少见的情况下是否有个别病例发生慢性化尚需进一步验证。

第二节　传染性肝炎的一般治疗

一、休息

运动过程中糖原、蛋白质等物质代谢后将产生乳酸、氨等代谢产物，这些产物主要通过肝脏处理。如果运动量增加，代谢产物势必增加，这样就增加了肝脏的负担，使肝功能进一步恶化，因此适当休息也是一种基础治疗。有研究表明，患者自卧到45度半卧位时，肝脏的血流量减少18%～44%，立位比仰卧位减少40%，立位伴有运动时减少80%～85%，肝血流量的减少可直接导致肝组织营养及氧气的供应不足。正常人运动10min后，血中乳酸含量增加2.4倍，因此休息可减少体力消耗，减少糖原及蛋白质分解，减少乳酸产生，减轻肝脏的负荷，增加肝组织氧气及营养供给，促进肝细胞再生。

对临床症状不太重的一般肝炎及慢性肝炎活动期，主张适当休息，无必要绝对卧床休息。因为长期卧床休息可使患者精神负担过重，导致神经衰弱、失眠、胃肠功能减退、便秘、腹胀、肥胖等不良表现，不利于大脑功能的调节及肝脏功能的协调。患者绝对卧床休息还可因长期缺乏锻炼而导致肌张力降低，在轻微活动后即出现乏力、心悸、多汗等自主神经功能紊乱症状，易被认为是病情恶化如继续卧床休息，易造成恶性循环。适当的活动可保持体力，有利于健康及日后工作，因此要处理好休息与活动在病情不同阶段时的关系。急性肝炎早期及急、慢性肝炎转重者应卧床休息。

二、合理饮食

合理饮食有利于肝细胞的再生和肝功能的修复，而不合理的摄食，则可增加肝脏的负担，延缓肝功能恢复，甚至加重病情。患者以清淡饮食为主，临床症状较重的主要以流质或半流质清淡易消化食物为主，少食多餐。对于恢复期及无明显临床症状的患者，热能摄入量多主张比基础热能增加60%～70%即可，每天热能的摄入不应低于8368kJ（2000千卡），特别注意增加蛋白质供给。具体的饮食营养比例大约为蛋白质16%，脂肪25%～30%，糖类44%～59%，充足的维生素及水分。黄疸前期过后，食欲好转，消化道的症状明显减轻，可给予营养丰富的饮食，但不宜太油腻。

（一）蛋白质

蛋白质可促进组织蛋白合成，有利于病情恢复。部分肝病患者由于长期食欲不振，蛋白质的摄入严重不足，对疾病的转归相当不利，因此鼓励患者进食高蛋白质非常重要，但对于肝性昏迷患者则应严格控制蛋白质的摄入，以减少肠源性氮质来源。输入支链氨基酸虽未能拮抗芳香族氨基酸，但可加强营养，维持正氮平衡。

（二）糖类

糖是热能的主要来源，进食足够的糖类，使肝糖原储备充分，可增强肝细胞抗感染及抗毒素作用，减少肝组织损伤。若热能供给已经足够，则不必强调糖类的摄入。由于肝病患者的糖耐量降低，供给过多的葡萄糖则会通过尿液排出，甚至出现肝源性尿糖。但对食欲明显减退，恶心、呕吐明显的患者，适当口服葡萄糖或白糖可保证能量的供给，对于反复呕吐的患者，应适当静脉滴注葡萄糖。综上所述，糖类的摄取要适量。

（三）脂肪

脂肪在肝内过多沉积则可妨碍糖原的合成。肝病患者由于胆汁、消化液、消化酶等分泌减少，使脂肪难以吸收，因此不提倡大量供给脂肪，主张低脂肪。但对慢性肝炎患者不必限制脂肪的摄入，因为脂肪可增加热能，满足某些必需脂肪酸的需要，增加患者的食欲。

（四）维生素及锌

肝病患者要多摄取高维生素类食物，同时要多饮水，以加速病毒及胆红素排出，促进病情好转。但对出现水肿的患者，应减少食盐的摄入，低钠血症患者应限制水分的摄入。锌是一些酶的组成成分，而肝病患者经常缺锌，导致患者食欲不振，免疫功能低下，故应注意补充。

三、禁烟、酒及避免损肝药物

乙醇会加重肝细胞的损伤，因此肝病患者应杜绝饮酒。香烟中的多种有毒物质对肝脏有害，也应该禁止。另外，避免使用损害肝脏的药物，以免加重病情，如应禁用吗啡、氯丙嗪、磺胺药等。

四、心理治疗

心理治疗对提高治疗的成功率有所帮助。肝病患者或病毒携带者常由于焦虑、悲观等心理负担较大而影响休息及饮食，可加重病情，甚至诱发肝衰竭，施行心理治疗，解除患者的心理负担，有时可能比药物治疗效果更好。既要给患者信心，又要让患者有耐心。对于众多的门诊患者，最关键的是要督促他们定期复查，以便及时处理新出现的问题。

五、对症治疗

肝病患者有不同的临床表现，应根据具体情况，有针对性地进行对症治疗，以缓解病情，提高抗病治疗的有效性及患者参与治疗的积极性。

（一）减轻胃肠道症状

恶心、呕吐较明显的患者，可口服或肌内注射胃复安；伴腹胀者，可口服西沙必利；伴便秘者，可口服 60% 乳果糖；伴食欲不振者，可给予胃复安、多酶片、消食片等。

（二）利尿

对于腹腔积液或水肿患者，应给予适量的利尿剂，如螺内酯（安体舒通）、呋塞米（速尿）、氢氯噻嗪（双氢克尿噻）等。

（三）止痒

有淤胆现象的患者血清胆汁酸浓度升高而引起皮肤瘙痒，可给予扑尔敏、苯海拉明、消胆安、氢氧化铝、苯巴比妥等止痒。

第三节　护肝与对症治疗

在病毒性肝炎的综合治疗中，护肝治疗是一种非特异性的辅助治疗方法。其目的是通过所谓护肝药物的使用，保护受损害的肝细胞，促进肝细胞的再生与修复，改善症状及肝功能，主要是降低升高的 ALT 和利胆退黄，以达到肝炎的早期治愈。

对有明显症状的病毒性肝炎，尤其是黄疸性肝炎患者，对症治疗是治疗的重点措施之一，目前可供临床使用的各种护肝对症药物种类繁多，但经长期研究观察，至今仍缺乏特效的药物，而且大都未能发挥预期疗效，某些药物的治疗价值尚有争议；另方面，多数药物进入体内后，需经肝脏代谢，同时药物的不良反应也不容忽视，若盲目过多用药，反而加重已受损的肝脏负担，不利于肝炎的恢复，甚至加重病情。因此，对所谓“护肝药物”，不宜盲目、大量、长期应用，必须根据病情，有计划，有指征的适当选用其中 1 ～ 2 种，这样才可能有助于减轻症状，促进肝功能的恢复。

一、葡萄糖与胰岛素

葡萄糖用于治疗肝炎已有 100 多年的历史，至今仍是治疗肝炎的常用药，其对症治，价值亦基本肯定。葡萄糖的药理作用有以下三种。

（1）护肝解毒，增进糖原贮备，补充热量。

（2）高渗葡萄糖能利尿退黄和排毒。

（3）体内有足量葡萄糖时，脑组织可迅速将谷氨酸转化为谷氨酰胺，从而去除大量脑氨。但葡萄糖也不能盲目、长期使用，以免招致糖尿病、脂肪肝、低血钾症等不良后果。

有人认为口服葡萄糖的效果比静脉注射好，因前者直接经静脉进入肝脏，而后者则需经体循环才到达肝脏，且大量到达肌肉，到达肝脏的量较少。因此，能进食者，以口服为宜。亦有主张用果糖代替葡萄糖，因果糖易于吸收利用，在体内转化为肝糖原的速度和数量皆优于葡萄糖。口服蜂蜜，内含果糖约 40%，还有维生素、有机酸、蛋白质等，也有较好的护肝作用。

肝炎患者可伴有糖代谢障碍。对病情较重或并有糖尿病或糖耐量试验呈糖尿病曲线者，可给予胰岛素－葡萄糖疗法，以促进糖原合成。一般以普通胰岛素1U配用葡萄糖6g。国内曾报道用此法治疗慢性肝炎，症状明显改善，体重增加，并有73.3%的患者ALT复常，其疗效优于对照组。在注射葡萄糖的同时，要注意补充氯化钾。

肝炎患者因厌食、呕吐而进食不足者，每日可酌情给予10%葡萄糖溶液1000～2000mL，静脉滴注。若食欲恢复，每日的饮食已有足够的热量时，即可减量或停用。

二、维生素类

（一）复合维生素B

内含B族各种维生素，对糖脂肪及氨基酸代谢发挥重要作用，可增强肝细胞抵抗力、促进肝细胞再生。肝炎患者食欲减退，体内新陈代谢增加，同时在治疗中常输葡萄糖而使糖代谢率增高，对维生素B族的需要量也增加，故治疗肝炎时，应予适当补充复合维生素B，一般每日3次，每次1～2片，或肌内注射，每日1次，每次2mL，可连用数周。

（二）维生素C

维生素C是一种氧化还原剂，有抑制病毒作用，大量应用可促进抗体形成。动物实验证明，维生素C可减轻肝细胞脂肪变性，促进肝细胞再生及肝糖原合成，增强肝脏解毒功能，加强肝细胞抵抗力。

维生素C治疗慢性肝炎有一定辅助疗效，肝功能复常率较对照组高，对无黄疸型的疗效优于黄疸型，对年龄较轻、病程较短，肝功能损害较轻的患者效果较好。但亦有认为维生素C、治疗肝炎无明显疗效，过大剂量口服可引起恶心、呕吐，注射可引起过敏反应、静脉炎，甚至引起血栓形成和突然死亡。一般用量为每日口服3次，每次100～200mg，亦可加入葡萄糖内静脉注射或滴注，每次0.5～1g，疗程视病情而定。

（三）维生素E

维生素E属脂溶性维生素，在体内主要贮存于肝脏，可随胆汁排出肝病时肠道吸收减少，致肝内含量及血浆中浓度下降。维生素E是强力还原剂，能使细胞内某些酶系统保持活性的还原型。维生素E缺乏时，细胞内酶的活性受影响，可导致细胞死亡。动物实验证明，维生素E缺乏可引起肝细胞坏死，如每日补充5mg则可防止发生坏死。临床上可用于治疗重症肝炎和慢性肝炎，但疗效尚未肯定。每日口服3次，每次50～100mg；亦可每日肌内注射50～100mg，连用2～3周。

（四）维生素K

维生素K属脂溶性维生素，经肠道吸收，在肝内促进凝血酶原及凝血因子Ⅱ、Ⅶ、Ⅸ、Ⅹ的合成，参与生化代谢过程，在氧化磷酸化过程中起重要作用；激发肝细胞摄取营养物的能力，促进肝细胞修复；延缓皮质激素在肝内分解，间接地加强皮质激素的作用。此外，维生素K还可增强吞噬细胞的功能和机体消灭病原体的能力。

维生素K_2的作用较K_3、K_4强而迅速，静脉注射效果更佳。据报道，维生素K_2可降低黄疸性肝炎患者的血清胆红素和胆固醇，缓解黄疸引起的瘙痒，并有一定的降酶效果。用于深度黄疸的患者，可防止出血。维生素 K_2 的常用量为 10 ～ 20mg/d，肌内注射或加入 10% 葡萄糖内滴注，病情好转后或病情轻者可改用口服维生素 K_3，每次 4 ～ 8mg，每日 3 次。若需静脉滴注大剂量维生素 K（40 ～ 50mg/d），也可一次静脉滴注 40 ～ 50mg，但滴速应限制在每分钟 2.5mg，可减少不良反应。

（五）复合维生素制剂

除使用已久的口服或肌内注射的复合维生素 B 以外，近年来，国内已能生产并用于临床的新型复合维生素制剂：

1. 施尔康

为含有维生素 A、B 族、C、D、E、烟酰胺、泛酸等多种维生素及微量元素碘、铁、镁、铜、锌及锰的薄膜包衣片剂，只适用于 12 岁以上的需服者，用法为口服，每日 1 片。

2. 注射用九维他冻干针剂和复方维生素注射液（4）

九维他冻干针剂内含 9 种水溶性维生素（B_1、B_2、B_6、B_{12}、烟酰胺、泛酸、生物素、叶酸和 C）；复方维生素注射液（4）内含 4 种脂溶性维生素，每 2mL 含维生素 A 棕榈酸脂 2500IU（5mg）、维生素 E 醋酸酯 15mg、维生素 K 12mg。

关于注射用的多种维生素复合制剂，最先（1975）由美国医学会（AMA）营养咨询专家组进行“静脉营养”维生素配方的设计，直到 1979 年联邦登记处才公布了维生素处方，此后，世界各制药公司都根据此处方生产多种维生素制剂。国内也参照 AMA 的设计原理，根据中国人的维生素日需要量及维生素的溶解性质的不同而分别制成了水溶性的注射用九维他冻干制剂和脂溶性的复方维生素注射液（4）。这 2 种制剂经小鼠急性毒性试验，证明都是安全的，毒性低的制剂，经上海医科大学附属中山医院以及上海市第一、第六、长海等医院临床适用，未发现不良反应。

用法及用量：注射九维他冻干针剂，成年人每日 1 支，静脉滴注，用前以葡萄糖注射液或适量氯化钠注射液溶解加入 500mL5% 或 10% 葡萄糖或 0.9% 氯化钠注射液中使用。本品不得直接静脉推注，使用时应避光静脉滴注，复方维生素注射液（4）成年人每日 1 支（2mL），加入 500mL5% 或 10% 葡萄糖或 0.9% 氧化钠或氨基酸等输液中，避光条件下静脉滴注用。本品不得直接静脉推注、肌内注射或长期使用，应注意脂溶性维生素过多综合征。注射用九维他冻干针剂及复方维生素注射液（4）亦可适用于儿童，但剂量应酌减。

不良反应少，仅个别患者可能发生变态反应；长期应用大剂量脂溶性复方维生素注射液者，有可能发生脂溶性维生素过多综合征。

三、促进解毒功能的药物

（一）肝太乐（葡萄糖醛酸内酯）

肝太乐经口服吸收后分解为葡萄糖醛酸，与肠内及肝内毒性代谢物结合变成无毒的葡萄糖醛酸结合物而从体内排出；能阻止糖原分解，使肝糖原贮存增多，祛除肝内脂肪，并参与结缔组织的构成，故有护肝、解毒作用。但实验证明药源性游离葡萄糖醛酸在体内几乎没有与其他物质结合的可能，相反认为这些游离葡萄糖醛酸可以增强某类毒物的毒性作用，值得注意。临床用于各种肝炎的治疗，但疗效尚待确定。

用法及用量口服，0.lg/ 次，每日 3 次；也可 0.1 ～ 0.2g/d，静脉滴注或肌内注射。

（二）还原型谷胱甘肽（TAD）

为一种在机体细胞质内合成的三肽，由谷氨酸、胱氨酸及甘氨酸组成。其中半胱氨酸部分的硫基团具有很强的亲核性，可作为电亲和而与化学物质及其代谢反应产物结合。肝脏对各种药物毒性及有害物质解毒的主要机制就是肝脏内的还原型谷胱甘肽与有毒的物质相结合而使毒性物质灭活，并增加其水溶性而有利于排除。此外，解毒作用还通过谷胱甘肽硫转化酶进行，该酶可将许多有毒物质从胆汁中转移出去，将胆红素转至微粒体酶，并与糖醛酸结合，将有害物质阻滞于肝脏内。因此，还原型谷胱甘肽是肝脏较强的解毒物质。同时还原型谷胱甘肽还可以为胱氨酸、过氧化物酶提供还原剂，从而抑制体内各种物质在氧化过程中的自由基的产生，灭活膜过氧化酶的活性，抑制自由基的不良反应，从而减少了自由基对细胞膜，尤其肝细胞膜的损害，因此，还原型谷胱甘肽在自由基对肝脏的损害中可起到保护肝细胞膜的作用。

很多因素如感染、中毒等及疾病本身发展过程都可引起细胞内还原型谷胱甘肽的改变和减少，肝脏更是动用和耗费大量的还原型谷胱甘肽；各种原因引起的肝脏疾病都可引起肝细胞损害而减少还原型谷胱甘肽的合成，从而使肝脏的解毒能力下降。因此，在各种肝炎及其他肝病时，给予还原型谷胱甘肽治疗，既有护肝、解毒，又有增强肝脏解毒功能的作用。

在 21 世纪 70 年代初期，曾有日本学者使用还原型谷胱甘肽治疗重型肝炎，疗效优于对照组的报道近年来，北京、上海和广州等地也逐渐推广使用本药于肝病临床，初见一定的疗效。

中山医科大学附属第三医院传染科（1993）观察了还原型谷胱甘肽对各种肝炎及肝硬化共 100 例的疗效，在 100 例中，急性黄疸型病毒性肝炎 8 例，慢性迁延性乙型肝炎 3 例，慢性活动性乙型肝炎 44 例，肝炎后肝硬化 23 例，酒精性肝硬化 3 例，慢性重型病毒性肝炎 13 例，中毒性肝炎 6 例（包括抗结核药、气管内麻醉药、抗精神病药、抗深部真菌药两性霉素 B 和细菌性败血症或菌血症中毒性肝炎）。在上述所有病例中深度黄疸者有 24 例（血清胆红素平均值达 425.8μmol/L），合并原发性腹膜炎或胆系感染者有 38 例，并发华支睾吸虫感染有 8 例。治疗方法是在一般综合基础治疗上加用还原型谷胱甘肽，0.6 ～ 1.2g/d 肌内注射或加入 10% 葡萄糖 150mL 中静脉滴注，连用 2 ～ 4 周，疗效与对照组（各型肝炎及肝硬化共 50 例）相比较，结果加用还原型谷胱甘肽治疗组的症状（疲倦、纳差、腹胀或肝区不适）缓解、ALT 及胆红素的复常率明显优于未加用还原型谷胱甘肽的对照组，分别是 85.5%，72.1%，41.7% 对 51.4%，53.0%、29.6%，2 组对比有显著性差异（$P < 0.05 \sim 0.1$），其中，使用 TAD 的重型肝炎患者，经 4 周治疗后，其凝血酶原时间恢复缩短的幅度及血清胆红素下降的幅度显著大于对照组；而治疗 4 周病情加重者（凝血酶原时间延长，黄疸继续加深）则明显少于对照组。病情加重在治疗组只有 3/13 例（23%），而对照组有 5/6 例（83.3%）。同时观察到 TAD 对中毒性肝炎疗效比对病毒性肝炎较好，降酶及胆红素下降幅度更明显，而且不管何种肝炎，在发病后早期使用 TAD 者其疗效较好，对重型肝炎，尤其是已发生肝－肾综合征者，还原型谷胱甘肽未能发挥其预期的效果。

据称上海用本药治疗原发性肝癌，可改善症状并减轻机体对抗癌药物化疗的毒性反应，但疗效尚待确定。

药源性的还原型谷胱甘肽无明显的不良反应，个别患者可出皮疹。但中山医科大学附属第三医院传染病科使用本品近 500 例患者中，未见有过敏或引起心、肝、肾功能损害的不良反应。本品亦可用于妊娠或哺乳期的女性患者。因此，看来还原型谷胱甘肽有解毒、护肝、改善肝功能的作用，临床可用于治疗各种肝炎，但仍有待观察及总结更多的病例，才能更准确评价它的治疗效果与价值。

用法及用量：病情较轻者，0.6g/d；病情较重者 1.2g/d 肌内注射或加入葡萄糖注射液缓慢静脉注射或滴注。疗程视病程而定，一般用 14 天以上。

（三）肝乐

肝乐为二氯醋酸二异丙胺葡萄糖酸钙的复方制剂，在化学结构上具有 4 个甲基，可供体内合成胆碱之用。肝乐有解毒改善肝功能、抗脂肪肝以及促进损伤肝细胞再生的作用，临床可用于治疗各种肝炎及脂肪肝，但目前临床少用。用法与用量为口服每日 3 次，每次 40mg；肌内注射每日 40 ～ 60mg，1 个疗程 20 天。

四、促进能量代谢的药物

目前临床较常应用的促进能量代谢药物有以下几种：

（一）三磷酸腺苷（ATP）

ATP 属于辅酶之一，含有高能磷酸键，在体内参与脂肪、蛋白质、糖类及核酸等代谢，分解为二磷酸腺苷（ADP）时释放大量热能供细胞利用，故可增强机体抗病能力，促进心、脑、肝、肾和神经细胞损伤后的功能恢复。临床广泛应用于重型肝炎肝功能衰竭。曾有人观察到肝昏迷时，体内 ATP 不足，并认为是肝昏迷的原因之一。但外源性 ATP 不易透过细胞膜，能否被机体利用尚有怀疑，且治疗剂量所能提供的能量亦难以补偿机体每日的能量消耗。临床应用效果并不理想，其确切疗效有待今后总结。少数患者用后有胸闷、发热、低血压、眩晕等，个别可发生过敏性休克。每日肌内注射 10 ～ 20mg，2 ～ 3 周为 1 个疗程。

（二）辅酶 A

辅酶 A 由泛酸、腺嘌呤、核糖、半胱氨酸及硫酸所组成，是体内乙酰化反应的辅酶，对糖脂肪蛋白质的代谢起重要作用，与三羧酸循环、肝糖原贮存、乙酰胆碱和留体物质的合成胆固醇含量的降低以及血脂调节等有密切关系。临床用于治疗病毒性肝炎，但疗效尚未确定。少数患者用后有心悸、出汗、口干、头晕、失眠、皮肤瘙痒等，停药后可消失。个别患者可出现黄疸。用法为每日 50 ～ 100U，肌内注射或静脉滴注，1 个疗程 2 ～ 3 周。临床常用的能量合剂每支含 ATP20mg，辅酶 A50U，普通胰岛素 4U。每日 1 ～ 2 支，肌内注射或静脉滴注，1 个疗程 2 ～ 3 周。

（三）复合磷酸酯酶

复合磷酸酯酶是一种多酶制剂，由核糖核酸酶、脱氧核糖酶、磷酸脂酶及磷酸二酯酶所组成。这些酶类都是组织细胞新生和脏器功能活动时所必须的物质。用于治疗肝炎时，有助于能量补充，肝细胞再生和肝功能改善，对增进食欲改善睡眠、降低 ALT 和纠正絮浊试验异常有一定疗效。长时间服用可出现呼吸道刺激症状和低热，甚至可助长细胞增生、转移。口服每日 2 ～ 3 次，每次 50 ～ 100mg，1 个疗程为 15 ～ 30 天。

五、促进蛋白质合成的药物

以下目前临床常用的促进蛋白质合成药物：

（一）氨基酸制剂

1. 复方氨基酸注射液

内含 11 种氨基酸及山梨醇，前者的作用是为蛋白质合成提供必须的氨基酸，后者则主要是供应热量以保证前者能充分用于蛋白质合成。临床用于治疗肝功能损害不显著的慢性肝炎、肝硬化伴有低清蛋白血症者，有一定疗效。用药后可有食欲不振、恶心、呕吐、皮肤潮红、灼热感等，偶尔可出现黄疸或过敏反应。忌用于肝功能明显损害、肝昏迷患者。用法及用量为 9.12% 复方氨基酸溶液 250mL/ 次，静脉滴注（一般滴速每分钟 30 ～ 40 滴），每周 2 ～ 3 次，一般 1 个疗程为 4 周。

2. 特种氨基酸

国产“肝安”注射液是根据美国同类产品 Hepat-Amine（或 F080）配方仿制而成，内含浓度较高的支链氨基酸、浓度较低的芳香族氨基酸，以及合理浓度的其他氨基酸共 15 种，能改善肝病患者体内的氨基酸代谢紊乱，预防和纠正肝性脑病，提供患者能耐受的氮质，促进蛋白质合成，故有治疗及营养兼备的作用。

中山医科大学附属第三医院等 6 家医院（1984）曾观察“肝安”注射液治疗肝炎后肝硬化、重型肝炎、肝昏迷、慢性肝炎共 154 例的疗效，用药后普遍有食欲增加、睡眠改善、黄疸与胸腔积液减退、肝昏迷者转为清醒，以及支 / 芳比值和肝功能改善。本品滴速快时可致胸闷、发热外，未见其他不良反应。因本品是氨基酸制剂，故亦须注意发生过敏反应的可能。

用法与用量：8% 肝安注射液 250mL/ 次，每日 1 ～ 2 次（每日用 2 次时，分上下午进行），静脉滴注（每分钟 20 ～ 30 滴），疗程视病情而定，一般连用 2 ～ 3 周。应用“肝安”注射液时，最好与等量 5% ～ 10% 葡萄糖液串联进行静脉滴注，但女性患者胸腔积液较严重或有糖尿病倾向则例外。

国产以支链氨基酸为主的氨基酸制剂尚有肝脑清和六合氨基酸注射液等。其治疗及营养作用，滴速快而出现的不良反应等均与“肝安”注射液相似。

肝安胶囊为肝安注射液的口服剂型，对不能接受较多输液量而能口服者，可以给予肝安胶囊，每次 3 ～ 6 粒，每日 3 次、北京佑安医院使用口服肝安剂型配合静脉氨基酸液滴注，对提高血浆蛋白、消除胸腔积液有较好效果。

（二）人血清清蛋白

人血清清蛋白是从健康人血浆中提取。

对肝病患者使用人血清蛋白，其作用是：

（1）补充蛋白质，且可直接供给机体及肝细胞利用，减少机体内原有蛋白质的消耗，防止低蛋白血症发生，减轻肝细胞的负担，有利于防止肝细胞坏死和促进肝细胞再生。

（2）提高血浆胶体渗透压，增强利尿消肿作用，减少胸腔积液的产生。

（3）增加血容量，降低血液黏稠度，故有抗凝血功能。

（4）清蛋白与血中过量的非结合胆红素结合，减轻其对脑组织的毒性作用。

（5）清蛋白对酸碱平衡的调节起缓冲作用，维持 pH 的恒定。

临床常用于治疗重型肝炎、肝硬化、慢性活动性肝炎，对改善肝功能和低蛋白血症、消除胸腔积液、利尿退黄等有一定的疗效，个别患者在使用过程中偶有过敏反应。

清蛋白的使用剂量成年人为 12.5g/ 次，1 日至数日静脉滴注 1 次，必要时可给予 25g/ 次。疗程视病情（肝细胞坏死程度、胸腔积液程度与血清蛋白水平）而定。

有门脉高压症的肝硬化患者，在使用人血清清蛋白时，应缓慢滴注（20 滴 / 分），以免扩容迅速而引起消化道大出血（胃底或食管下段静脉曲张破裂）的发生。

（三）正常人新鲜血浆

正常人新鲜血浆含有清蛋白，多种凝血因子，某些免疫因子，抗体及补体等成分。因此，正常人新鲜血浆除有人血清清蛋白的作用外，还能补充多种凝血因子，防止出血，增强患者免疫调控和抗感染能力。

临床可用于治疗重型肝炎、活动性肝硬化等。由于输血或血浆有引起丙型病毒性肝炎的可能性，因此，不应滥用血液或血制品。

剂量：150 ～ 300mL，静脉滴注，每日或隔日 1 次。亦可与人血清清蛋白交替使用。疗程视病情而定。为预防及减少输血后肝炎的发生，使用前应做乙型及丙型肝炎病毒感染标记的筛选。

（四）中药

由多种中药混合制成的“软坚散”（党参 30g，当归 30g，血竭 30g，制鳖甲 30g，炮穿山甲 30g，鸡内金 30g，三七 18g，赤芍 18g，莪术 18g），其药理作用是益气养血、活血化瘀及软坚散结，故有改善肝脏病变和调节免疫功能之效。临床用于治疗慢性肝炎，对改善患者的异常血清蛋白有一定疗效。

302 医院曾用“软坚散”治疗慢性肝炎，结果在降低球蛋白及提高 A/C 比值方面，均显著优于未用本药者的对照组。用本药的患者治疗前后对比，在提高血清蛋白、降低球蛋白和提高 A/G 比值，均较治疗前明显改善。对蛋白电泳的改善也取得相似疗效。此外，软坚散尚有一定的降酶及缩小肿大脾脏的作用。

剂量为成年人每次 1.5 ～ 3.0g，每日 2 次。疗程视病情而定。

六、促进胆红素代谢与排泄的药物

（一）门冬氨酸钾镁

门冬氨酸钾镁是门冬氨酸钾盐和等量镁盐的混合制剂。门冬氨酸是草酰乙酸的前体，能促进三羧酸循环，并参与鸟氨酸循环，促使氨与二氧化碳生成尿素。钾离子既是细胞生存所必需，也是高能磷酸化合物合成与分解的催化剂。镁离子则为生成糖原及高能磷酸不可缺少的物质，是糖代谢中多种酶活性的催化剂，也是铜离子重返细胞内所必需的金属辅酶的重要组成部分，可增强门冬氨酸钾盐的治疗效应。由于门冬氨酸钾镁能促进氨和二氧化碳在细胞中的代谢，故可用于治疗急、慢性病毒性肝炎伴有胆红素血症者。

综合上海的报道，用此药治疗急性及慢性黄疸性肝炎、重型肝炎共 145 例，除重型肝炎外，大多数取得显著退黄效果。而且在血清胆红素下降的同时，大都伴有 ALT 下降和脑磷脂胆固醇絮状试验的改善。

用后无明显不良反应。忌用于高钾血症者。

剂量为 10% 门冬氨酸钾镁注射液 20mL，稀释于 10% 葡萄糖溶液 250mL 缓慢静脉滴注（30 滴 / 分），每日 1 次，2 ～ 3 周为 1 个疗程。

（二）苯巴比妥

苯巴比妥促进黄疸消退的机制是：

（1）提高肝细胞微粒体内酶的活性，尤其是葡萄糖醛酸转移酶的活性，使非结合胆红素转变为结合胆红素。

（2）诱导 γ 蛋白的生成，增加 γ 蛋白的浓度及活性，从而增强肝细胞摄取非结合胆红素的能力。

（3）增加毛细胆管内胆汁的水分流动。

（4）提高肝细胞滑面内质网的酶活力使胆固醇转变为胆酸的过程加快，从而改变胆汁成分，促进胆汁酸的分泌和排泄，因此，此药在利胆退黄的同时，尚有减轻瘙痒的作用。

临床上此药只用于治疗淤胆型肝炎，因其对肝脏有一定的损害。因此，对肝功能损害较严重的肝炎，一般不用此药而用其他药物治疗。对长期使用此药者也应注意其肝损害有无加重。此药用后无明显不良反应，少数患者服用此药后可能出现头晕、困倦或皮疹等不良反应。

剂量成年人 30 ～ 60mg/ 次，口服，每日 3 次，待黄疸消退约 50% 时可适当减量，总疗程为 4 ～ 5 周。

（三）胰高血糖素－胰岛素（G-I）疗法

G-I 疗法具有抑制肝细胞坏死、促进肝细胞再生及促进胆汁分泌排泄的作用。因此，此疗法主要用于治疗重型肝炎，深度黄疸性肝炎及淤胆型肝炎。使用此疗法时应注意患者可出现低血糖反应，若有低血糖反应时，应立即按低血糖症对症处理。此外，静脉滴速快时，易致患者发生恶心、呕吐等不良反应。故对治疗前血糖偏低或胃肠道症状明显者，不宜应用此疗法。

剂量及用法：胰高血糖素 1mg 与正规胰岛素 10U 加入 5% ～ 10% 葡萄糖 250 ～ 500mL。内静脉缓慢滴注，每日 1 ～ 2 次。14 天为 1 个疗程。

（四）保胆健素（DHBE）

KDHBE 主要的药理作用：

（1）利胆：经动物药理试验显示，保胆健素能迅速、强烈、持久促进胆汁分泌。在用药后 10 ～ 20min 起效，30 ～ 60min 后达到泌胆高峰，胆汁量增加，而且胆汁内的有形成分（胆固醇盐、磷脂、胆红素等）亦随之增加，胆汁强烈分泌的持续时可长达 180min 以上。

（2）消炎：保胆健素能减轻小胆管炎症性水肿及所致的胆汁反流，从而恢复胆道的通畅，起到了消炎利胆和退黄的作用。

（3）解痉作用，保胆健素有松弛 Oddi 括约肌的作用，但无促胆囊收缩的作用，有助于胆汁排入小肠。

在国外，欧美国家应用本药于肝胆疾病的利胆治疗。据国外临床及药理学研究报道，保胆健素对肝胆疾病治疗的总有效率达 80% ～ 85%，对肝细胞性或肝原性的血清胆红素、ALT 等升高有降低作用。而本药的不良反应不明显，对心、肺、肝功能无明显损害，偶见尿频、尿量增多及尿色加深。由于保胆健素主要是经胆汁及尿排出体外部分经肝肠循环重吸收，因此本药对严重肝功能损害、肝昏迷、胆道完全性梗阻者，应禁止使用。

剂量及用法：口服，每次 1 粒（胶囊），每日 3 次，总疗程视病情而定。国内于近年开始使用本药，其对我国患者的疗效及不良反应尚待继续观察和总结、才能做出准确的评价。

（五）熊去氧胆酸

新近研究认为，熊去氧胆酸可增加毛细胆管碳酸盐的分泌，从而促进胆汁分泌，增加胆汁流量，因此认为有利胆退黄的作用。临床用于治疗病毒性及药物中毒性肝炎伴有肝内淤胆者，可使血清总胆红素及胆酸下降。

剂量及用法：50 ～ 100mg，口服，每日 3 次，疗程视病情而定，一般用 2 ～ 4 周或更长时间。

（六）中药

很多清热解毒、利尿去湿、活血化瘀的中药都具有利胆退黄的作用。临床常用于治疗黄疸性肝炎的中药有：茵陈、栀子、大黄、苦参、丹参等。这些药可以不同地配合制成下列供静脉用的方剂。

1. 茵栀黄注射液

含有茵陈、栀子、大黄。本方药具有消炎、扩张胆管，加速胆汁排出；改善肝内微循环，抑制过敏反应等。因此本药方具有消炎、利胆退黄的作用，对降低 ALT 亦有效。

临床用本方药治疗各型黄疸性肝炎，活动性肝硬化，而以急性黄疸肝炎效果较好。本方药未见有明显不良反应。

剂量及用法：30 ～ 60mL 加入 10% 葡萄糖溶液 150 ～ 250mL 内静脉滴注，每日 1 次，疗程视病情而定。

2. 苦黄注射液

含有苦参及大黄，其利胆退黄作用近似茵栀黄注射液，苦参尚有一定的免疫调控和降 ALT 作用。

常用剂量为苦黄注射液 30 ～ 60mL 加入 10% 葡萄糖溶液 150 ～ 250mL 内静脉滴注，每日 1 次，疗程视病情而定。本品无明显不良反应。

3. 丹参注射液

丹参具有较强的活血化瘀、改善肝内微循环的作用。

临床用于治疗各型黄疸性肝炎，对慢性黄疸性肝炎及有黄疸的肝硬化的退黄效果较好。本药无明显不良反应，但对有出血倾向的患者，应慎用。

剂量及用法：丹参注射液 16 ～ 20mL 加入 10% 葡萄糖液内，静脉滴注，每日 1 次，疗程视病情而定。

七、去脂肪药物

肝炎患者在治疗过程中如过分强调休息和增加营养，可出现脂肪代谢紊乱，使脂肪沉积于肝细胞内而形成脂肪肝，甚至可进而发展为肝硬化。这种情况大多见于慢性肝炎的恢复期。治疗应以限制脂肪及总热量。增加活动，控制体重为主，并可适当使用去脂肪药物。但这类药物的疗效不十分肯定，长期使用可出现较多的不良反应，临床上应慎重应用，尤其注意有无引起或加重肝功能损害。

（一）胆碱

胆碱是机体重要的营养物质。主要以磷脂的形式存在，在组织中的胆碱含量与磷脂成分成正比。胆碱可促进肝内脂肪转变为磷脂血运转至肝外。防止脂肪在肝细胞内沉积，动物实验证明，体内缺乏胆碱时可引起脂肪肝。若给予服用胆碱则可防止肝内脂肪的积聚。服用后可出现食欲减退、腹泻等，饭后服用则可避免。胆碱的代谢产物可使血氨升高，故忌用于严重肝功能不全、肝昏迷患者。

剂量及用法：口服，每日 3 次，每次 0.3 ～ 1g。

（二）蛋氨酸

蛋氨酸是合成胆碱时不可缺少的物质，其祛脂作用主要通过胆碱合成而间接地发挥作用，效果不如胆碱，同时给 B 族维生素可增强其效果。不良反应与胆碱相同，忌用肝昏迷患者，用法与用量：口服，每日 3 次，每次 1g。

（三）肌醇

肌醇能促进肝内脂肪转变为磷脂而转运至肝外，也可防止或消除由生物素、高胆固醇食物四氯化碳所致的脂肪肝，其中对高胆固醇食物引致的脂肪肝去脂作用最强，服用后可有胃肠道症状如食欲减退、腹泻等。用法及剂量：口服。每日 3 次，每次 0.5 ～ 1g。

（四）维丙胺（维丙肝或抗坏血酸二异丙胺）

维丙胺是我国创制的维生素丙类衍生物药理研究证明。维丙胺有降血脂作用，但其降脂机制尚未清楚。临床可用于治疗脂肪肝、高脂血症。但疗效尚待证实。用药后偶有头晕、口干、恶心、失眠、皮肤瘙痒等，停药后消失。

用法及剂量：口服，每日 3 次，每次 50 ～ 75mg，肌内注射，每日 1 次，每次 80 ～ 160mg，4 周为 1 个疗程。

（五）中药

1. 大黄

除具有促进利心退黄的作用外还有降脂功效。其降脂作用主要由于大黄中的活性物质白藜芦醇，能抑制胆固醇的吸收，大黄中的儿茶素等能降低毛细血管的通透性，增强血管内皮的致密度，限制有害脂质的进入。从而降低血液黏滞度和稀释血液的作用。

据报道，国内焦东海等从大黄中分离出的有效成分制成大黄糖浆和大黄提醇片，用于治疗高脂血症，都取得较明显的降脂疗效。其中大黄提醇片降低甘油三酯及 β- 脂蛋白优于降胆固醇。

2. 萆薢

国内用单味萆薢制成降脂散治疗高脂血症，每日 3 次，每次 5g，36 例治疗后血清胆固醇平均下降 2.79mmol/L。血清甘油三酯平均下降 1.60mmol/L。有 17 例降至正常后随访 1 年，未见血脂升高，本药未见任何不良反应。

八、抗肝纤维化药物

损伤的肝细胞在修复时，常是肝细胞的再生与间质胶原组织的增生同时并进的，若纤维组织增生超过肝细胞的再生，则易导致肝纤维化和肝硬化的结局。因此，抗肝纤维化的治疗也是慢性肝病的防治中的重要环节。

既往一向认为肝纤维化是不可逆转的病理改变，但随着对肝纤维组织的生成与分解机制的阐明，以及调节因子的发现，使抗肝纤维化的研究正日益活跃，抗肝纤维化的治疗的可能与前景正被医学界广泛重视，认为通过降低胶原纤维的生成和增强其降解，可使肝病减轻。但至目前国内外有关抗肝纤维化的药物治疗还多属实验性的，虽然实验证明一些药物如糖皮质激素、秋水仙碱等能抑制胶原的分解，青霉胺能阻滞胶原的架桥连接，妨碍胶原纤维的成熟；但由于这些药物都因其明显的不良反应而限制了它们的实际应用。其他的抗肝纤维化西药如脯氨酸 4- 羟化酶抑制物、脯氧酸类似物、单胺氧化酶抑制剂（MAO）、木瓜蛋白酶、γ- 干扰素等的抗纤维化作用尚在研究中。

近年来，中医中药治疗肝纤维化的研究却已取得令人瞩目的进展。实验证实，活血化瘀的中药能扩张血管，降低血液黏度，减少血流阻力，增加肝血流灌注，改善肝细胞缺氧状态，有利于肝细胞的修复和再生、抑制胶原的合成，促进胶原纤维的降解和吸收，从而使肿大的肝脾变软、回缩。改善症状和肝功能恢复正常。

山西医学院肝病研究室进行了丹参对肝纤维化吸收的研究：在四氯化碳、高脂肪、低蛋白膳食作用下 42 天内，对照动物 77% 形成肝硬化，而给予丹参组动物无一例形成肝硬化；当肝硬化形成后治疗 3 周。70% 肝内纤维重吸收，而对照组仅有 20% 肝内纤维自然吸收，处死动物，观察其肝组织病理，用药组动物肝内无纤维增生或仅有轻度纤维增生，而对照组动物呈明显肝硬化或重度纤维增生结果显示了丹参可促进已形成的胶原纤维降解和吸收，并对实验性肝硬化有防治作用。

山西中医研究所韩经寰等以活血化瘀软坚的中药组成强肝软坚汤（丹参、黄芪、茵陈、板蓝根、当归、白芍、郁金、党参、生地黄、泽泻、山楂、淮山药、甘草等）对四氯化碳性肝硬化大鼠治疗两年半，从每隔半年连续肝活检 1 次。观察到肝细胞损害首先修复，随之汇管区炎性细胞浸润消退，结缔组织吸收，假小叶瓦解，原有的肝硬化特征消失。恢复到接近正常肝组织。证实了活血化瘀中药确有抗肝纤维化的作用；又用强肝软坚汤随证加减治疗肝硬化 105 例。患者治疗 3 个月～1 年，结果基本治愈率为 63.8%，总有效率为 93.3%，患者的症状大部分消失或好转，蜘蛛痣及肝掌征好转或消失，肝、脾有不同程度回缩，肝功能复常率为 70%，部分患者食管静脉曲张也消失。进一步肯定了强肝软坚汤的疗效。

北京友谊医院王宝恩等以丹参，黄芪为主的中药复方提取液对四氯化碳中毒损伤及清蛋白免疫损伤性肝纤维化大鼠治疗，亦证明有防治效果，可不同程度减轻肝纤维化发展。此外，他们还观察到在乙型肝炎急性期的患者，血清中胶原合成指标 P-ID-P 增高及肝组织内Ⅰ、Ⅲ型胶原增加，推测肝纤维化在肝炎急性期即已启动，故认为在治疗上应早期应用活血化瘀中药。

活血化瘀的传统古方药大黄蜃虫丸，在大鼠实验性肝损伤中，病理检查发现有抑制和阻止肝纤维化的作用。舒昌杰等人及中山医科大学附属第三医院、广州市传染病院等使用本方治疗慢性活动性乙型肝炎，均取得效果。

中山医科大学附属第三医院传染科以小柴胡汤为主组成“和肝胶囊”，配合以虫草菌丝及丹参制成的“宁肝丹”，用于治疗慢性乙型肝炎及代偿期的肝炎后肝硬化，亦取得良好的疗效，大多数患者症状缓解，肝功能改善，部分病例检测 HPCDI 及 HA，于治疗后有不同程度的降低。

由此看来。中医中药抗肝纤维化比西药有更大的潜能。而且安全。应该大力发掘和总结。

九、其他对症治疗

对各型肝炎，除护肝降酶、利胆退黄的对症治疗外，其他的对症治疗减轻患者的痛苦也是不可忽视的。常见的对症治疗有以下几种。

（一）减轻胃肠道症状

如恶心、呕吐症状较明显者，可口服或肌内注射胃复安（灭吐灵）10g/ 次，必要时 1 日可重复注射药 2 ～ 3 次；恶心呕吐并伴有进食后上腹饱胀不适较明显者，可口服胃肠动力药物，如西沙必利 10mg，每天 3 次，如有大便秘结，可口服 60% 乳果糖（糖浆剂型），20 ～ 30mL/ 次（10mL/ 支），每日 2 ～ 3 次。

（二）利尿

对有腹腔积液或水肿、深度黄疸而尿量偏少的慢性活动性肝炎、肝硬化及重型肝炎患者。应给予适量利尿剂，促进腹腔积液及水肿和黄疸的消退。常用的利尿剂有：

1. 螺旋内酯（安替舒通）

螺旋内酯为保钾利尿剂，常用量为 20 ～ 40mg/ 次，每日 3 次口服。

2. 呋塞米

呋塞米为排钾利尿剂，剂量及注射药方式视病情而定，一般口服 20mg/ 次。每日 2 ～ 3 次；肌内注射 20 ～ 40mg/ 次，每日 1 ～ 2 次，20 ～ 80mg/ 次加入葡萄糖液 40mL 中静脉推注，若静脉注射大量呋塞米 2 次仍无效者则不宜再用。若大量腹腔积液或口服利尿药腹腔积液消退效果不佳时，可考虑给予腹腔内注射呋塞米 20 ～ 60mg/ 次，每周 1 ～ 2 次。有时可有较好的利尿效果。

3. 双氢氧噻嗪（双氢克尿噻，HCT）

为排钾利尿剂，口服，25 ～ 50mg/ 次，每日 2 ～ 3 次。

使用利尿剂时，必须密切注意维持电解质的平衡。以免发生低血钾症或高血钾症而招致严重的后果。

（三）止痒

血清胆汁酸浓度增高可引起皮肤瘙痒，此常见于肝外梗阻性黄疸，也可见于肝内严重淤胆的肝炎患者（如淤胆型肝炎）。

严重皮肤瘙痒口服扑尔敏、苯海拉明等，有一定止痒效果。严重皮肤瘙痒，可视病情选用下列药物：

1. 消胆胺

本药为一种阴离子交换树脂，不溶于水，在肠道内不被吸收，但可选择性地与胆汁酸结合，形成不被肠道吸收的结合物随粪便排出。从而阻滞胆汁酸的肝肠循环重吸收而降低血清胆汁酸浓度。因此本药对淤胆型肝炎或不完全梗阻性黄疸有较肯定的降低血清胆汁酸及消除皮肤瘙痒的作用，而对肝外完全性梗阻性黄疸者，疗效差。

本药可影响肠道对脂溶性维生素的吸收，故若长期服用本药时，需同时经肠外补充维生素 A、D、K 等。此外，因本药有异味，易致患者服用时恶心、呕吐而不易被接受。

常用剂量：口服，2 ～ 5g/ 次，每日 3 次，待瘙痒减轻（一般服本药 4 ～ 10 天）即可逐渐减量，用维持量，1 ～ 3g/d。

2. 氢氧化铝

其作用机制与消胆胺类似，能吸附肠道内的胆汁酸，减少胆汁酸的重吸收而降低血清胆汁酸的浓度。口服 3 ～ 5g/ 次，每日 3 次。

3. 苯巴比妥

淤胆如能确定为淤胆型肝炎。则可使用本药止痒和促进黄疸消退，常用量为口服 0.03 ～ 0.06g/ 次，每日 3 次。若非淤胆型肝炎或肝功能损害较明显者，则不宜用本药。

第四节　抗病毒药物治疗

随着对病毒性肝炎研究的深入，近 10 多年来，国内外试用抗病毒药物治疗病毒性肝炎的临床研究，取得了较大的进展。

一般认为，急性丙型肝炎易变成慢性，而其他急性病毒性肝炎大多数具有自限性经过，可以完全康复。其中甲型、戊型肝炎不变成慢性肝炎，无慢性病毒携带状态；即使是急性黄疸型乙型肝炎，大多数可以康复而无后遗症。另一方面，急性肝炎时，肝脏损伤使肝脏的解毒功能降低，而多数的抗病毒药物的一些不良反应可能会加重肝脏的损伤，促使临床症状加重。因此，对于急性病毒性肝炎的治疗重点是恰当休息、合理营养和合理使用对症与护肝药物。事实上，迄今未见有应用抗病毒药物治疗甲型、戊型、急性乙型肝炎及丁型肝炎的临床报道。但对于肝脏损伤较轻、病情迁延超过 8 周以上或病情反复的急性乙型肝炎患者，则可试用抗病毒药物治疗，试图通过清除病毒，阻止发展为慢性乙型活动性肝炎。这项工作值得进一步研究。

由于急性丙型肝炎易变成慢性肝炎，急性丙型肝炎若不经抗病毒药物治疗，一年内慢性化可达 50% 以上，其中 20% ～ 30% 可发展为肝硬化。慢性丙型肝炎与原发性肝癌的发生亦有较密切的关系。此外，多数的单纯急性丙型病毒性肝炎的肝细胞损伤一般比较轻，患者的临床表现及肝功能损害常较轻，因此近年来，国内外都有使用干扰素治疗急性丙型肝炎的报道，初步取得了较好的疗效。值得继续扩大和深入研究。

慢性病毒性肝炎主要是由 HBV、HCV、HDV 急性感染转变而来。在我国，以慢性乙型肝炎为最多见。一般的护肝及对症药物治疗慢性病毒性肝炎效果不理想，病情反复，病情迁延。部分慢性肝炎患者最终以进展为肝硬化、发生肝衰竭或原发性肝癌而告终。目前多数学者认为，慢性病毒性肝炎病情迁延不愈的原因，主要是由于肝炎病毒长期持续地存在于机体内。由于肝炎病毒在体内，尤其是在肝细胞内持续复制，可引起机体一系列的免疫反应，导致肝细胞及各组织脏器的免疫损伤。因此在治疗慢性病毒性肝炎的措施中，抗病毒药物治疗也是很重要的一个手段。

重型病毒性肝炎的抗病毒治疗，目前国内外还很少报道应用于临床。因为重型肝炎时，肝功能衰竭并由此而引起的病理生理变化及各种可致命的并发症亟待处理，而抗病毒药物需使用较长时间才能产生疗效。此外，重型肝炎时肝脏解毒功能明显降低，有一定不良反应的抗病毒药物对重型肝炎患者，可能会加重其肝脏的损伤。因此，目前抗病毒药物疗法对重型肝炎来说，不是主要的治疗手段，但已有研究证实，重型肝炎患者的干扰素水平明显低于正常人，提示由于干扰素不足而使宿主不能清除病毒，病毒复制活跃可造成病情凶险。因此主张在重型肝炎早期，病情发展较缓慢者，或在 HBV 感染基础上重叠 HCV 或 HDV 感染者，可应用抗病毒药物治疗。总之，重型肝炎的抗病毒治疗，目前尚在探索中。

抗病毒药物疗法的效果及其判断标准，目前是根据 Merigan 所提出的对慢性乙型肝炎的抗病毒治疗的 3 种治疗反应而定的，这 3 种治疗反应的指标是：

1. 暂时反应

指一旦停止治疗，降低的肝炎病毒水平既不能稳定维持，又恢复到治疗前水平。肝炎病毒标志的监测，乙型肝炎是以 HBVDNA、DNAP、HBeAg 和 HBsAg，对抗病毒药物治疗只有暂时反应的患者，常随着肝炎病毒血清标志的复阳、血清 ALT 又升高，肝病得不到长期缓解。因此，这种只是短暂的病毒抑制而无肝炎长期缓解的暂时反应，似为无效。

2. 部分反应

经抗病毒治疗后，乙型肝炎患者血清中 HBVDNA、DNAP 已转阴性，并伴有 HBeAg 阴转，肝病减轻，症状缓解及肝组织活检亦显示病变改善，但血清 HBsAg 仍持续阳性。

3. 完全反应

对抗病毒治疗有完全反应的标准是：乙型肝炎患者不仅是 HBVDNA、DNAP、HBeAg 从血清中消失，HBsAg 亦从血清中消失。随着病毒血清标志的消失，紧接着血清

ALT 降至正常和肝病减轻症状缓解，并且肝组织活检病变明显改善，肝炎的缓解至少持续停药后 1 年以上。

常用抗肝炎病毒药物有以下几种。

一、干扰素

（一）干扰素的特性及种类

干扰素是病毒感染后，由宿主的 B 淋巴细胞和单核细胞或纤维母细胞或 CD_4 ＋淋巴细胞产生的一组天然糖蛋白，干扰素只对受病毒感染的细胞作用，与细胞膜上特异性干扰素受体结合，进入细胞内，产生抗病毒蛋白（AVP），阻滞病毒 mRNA 信息传递，从而抑制病毒 DNA 的复制，干扰素还能激活细胞内的酶，如 2'，5'- 寡腺苷酸合成酶（2'，5'-AS），破坏病毒 mRNA，从而抑制细胞内病毒的复制。此外，干扰素还可抑制病毒复制过程中脱壳、翻译和病毒装配等过程。干扰素还有增强巨噬细胞的吞噬功能和 NK 细胞活性等免疫调节作用。因此，干扰素抑制病毒复制具有广谱、间接及相对种属特异性及选择性等特点。

根据宿主产生干扰素的细胞不同及干扰素的抗原性不同，干扰素分为 3 种：α 干扰素 α-IFN），是由 B 淋巴细胞及单核细胞产生；β- 干扰素（β-IFN）是由纤维母细胞产生；γ- 干扰素（γ-IFN）是由 CD_4 ＋淋巴细胞产生。α 与 β 干扰素具有共同的特异性受体，其抗病毒作用较强，尤其以 α- 干扰素的抗病毒作用最强；γ- 干扰素的受体不同，抗病毒的能力较小而抗肿瘤的作用较强。

根据制造干扰素方法的不同干扰素又分为天然干扰素与基因重组干扰素。由于天然干扰素产量低、纯度较差而价格昂贵而限制了在临床的应用。基因重组干扰素由于产量高、纯度大而能推广应用于临床。目前已应用于临床的干扰素有：进口的天然类淋巴母细胞 α- 干扰素，重组 α-2α 干扰素及 α-2b 干扰素。我国生产的重组 α-lb 干扰素正在临床试用。

（二）干扰素的临床应用

α- 干扰素与 β- 干扰素虽然有共同的细胞特异性受体，但 α- 干扰素的抗病毒作用较强，β- 干扰素较差，这是由于 β- 干扰素在肌肉内容易被灭活，因此必须静脉滴注注射药，而且 β- 干扰素的稳定性较差，进入血液后很快被破坏。所以临床上多选用 α- 干扰素。

1. 急性病毒性肝炎

至今未见使用干扰素治疗急性甲型、戊型或急性乙型肝炎的报道，原因可能是甲型和戊型肝炎为自限性经过；急性黄疸型乙型肝炎也大多为自限性经过，预后良好。但学者们认为，对病情较长或病情反复、有变成慢性肝炎倾向的急性乙型肝炎，可考虑试用干扰素抗病毒治疗，疗效如何，有待进一步探讨。

随着对丙型肝炎病毒分子生物学研究的进展以及由于急性丙型肝炎易变成慢性肝炎，

因此，近年来，国内外都报道了试用干扰素治疗急性丙型肝炎的疗效，Omata 等（1991）使用天然口 β-IFN 治疗 11 例急性丙型肝炎患者，头 5 天每天 3mU，静脉滴注，以后改为每周 3 次，总疗程 24 ～ 58 天（平均 30 天），疗程结束后，共 11 例患者都随访 3 年。其中有 4 例在 1 年后追踪 ALT 持续增高而接受第 2 个疗程干扰素治疗。而全部随访 3 年，其 ALT 复常率为 91%（10/11），HCVRNA 清除率亦为 91%（10/11）；而对照组的 ALT 复常率及 HCVRNA 清除率仅为 21.4%（3/14）和 8.3%（1/20）；Viladomin 等（1992）用 α-IFN 治疗 15 例急性丙型肝炎，3mU/ 次，每周 3 次，皮下注射，疗程 12 周，结果亦有半数以上患者的血清 ALT 降低或肝组织学改善，但停药后又复发。

国内李兴旺等（1993）对 16 例急性丙型肝炎患者，使用 α-IFN，3mU/ 次，其中 8 例为第 1 周每天 1 次，以后改为隔日 1 次，另 8 例为隔日 1 次，两组疗程均为 12 周。并设 16 例作为对照。结果，疗程结束时，治疗组的 ALT 复常率为 93.8%（15/16），有 6 例于治疗前后检测了 HCVRNA，有 5 例转阴，其肝组织学也明显恢复。有 11 例在治疗结束后随访 18 ～ 86 周，仅 1 例复发（9.09%），8 例复查了抗 -HCV，有 5 例阴转。而对照组 16 例在治疗后血清 ALT 复常的仅有 2 例；中山医科大学病毒性肝炎研究室（1993——1994）对 15 例输血后急性丙型肝炎患者给予 α-IFN 治疗，其中 12 例用重组 α-2bIFN，3 例用类淋巴细胞 α-n-lIFN，3mU/ 次，隔日 1 次，疗程 24 周，另设 11 例作为对照组。疗程结束时，治疗组患者血清 ALT 复常率为 80%，HCVRNA 清除率为 80%，停药后全部 15 例随访 24 周，ALT 持续正常者为 66.7%，HCVRNA 阴性为 53.3%。而对照组 11 例在治疗结束时血清 ALT 复常率与 HCVRNA 清除率仅为 36.4% 与 18.1%（仅 2/11），停药后 24 周，ALT 正常者仅为 27.3%，而 HCVRNA 全部阳性。治疗组与对照组比较，差异显著（$P < 0.05$）。

从上述资料看来，crIFN 治疗急性丙型肝炎，有较确切的降低血清 ALT 及抑制 HCV 复制，甚至清除 HCVRNA 的疗效。因此，国内外均有学者认为，在 HCV 感染早期，采用 α-IFN 抗病毒治疗，多数可以阴转甚至清除 HCVRNA，从而防止和减少急性丙型肝炎慢性化，亦将降低肝硬化及原发性肝癌的发生率。因此主张对急性丙型肝炎使用 IFN 治疗，越早越好。但目前临床使用 IFN 治疗急性丙型肝炎的病例尚较少，有必要继续扩大临床使用，才能得出准确的结论。

2. 慢性病毒性肝炎

（1）慢性病毒性乙型肝炎已经证实，近期感染的慢性病毒性乙型肝炎患者，有内源性干扰素产生不足，因此给予外源性干扰素替代治疗，可能取得较好的疗效。

美国及欧洲临床较早试用干扰素治疗慢性乙型肝炎，至今已有 15 年，早期试用自然 α-IFN，疗效不理想。Hoofnagle 认为是由于早期使用的干扰素为人血细胞干扰素，纯度低，而且使用的剂量小，疗程短（2 ～ 6 周），而使治疗效果不佳。随着基因重组 α-IFN 的问世和商品化的重组 α-IFN 用于临床使用，便有可能逐渐大规模对慢性乙型肝炎进行 α-IFN 治疗试验。

Hoofnagle 等（1988）对 31 例 HBsAg 阳性至少 1 年以上，HBeAg 及 HBVDNA，HDVDNAP 均阳性至少 3 ～ 6 个月的慢性乙型肝炎患者，采用重组 α-IFN 治疗，其中 16 例使用的剂量为 5mU/ 次，每日 1 次，另 15 例的剂量为 10mU/ 次，隔日 1 次，疗程均为 16 周。另设 14 例作为对照组。治疗期间，治疗组的全部病例的 HBVDNA 及 HBVDNAP 均有降低，在治疗结束时，其 HBVDNA 及 DNAP 的阴转率 32%（10/31），这 10 例在随访 8 个月中，仍持续阴性并出现 HBeAg 阴转，其中 1 例 HBsAg 阴转并产生抗 -HBs，随着 HBeAg 阴转，患者血清转氨酶也明显下降。这 10 例中有 9 例的肝组织学病变明显改善，肝内 HBeAg 消失。治疗组在疗程结束后的随访中，还有 2 例 HBVDNA 阴转；而在对照组（14 例）的患者中，仅有 1 例在治疗 4 个月时 HBVDNA 阴转，随访 8 个月 HBVDNA 及 HBeAg 阴转，血清 ALT 正常的仅有 2 例。

Rule-Moreno 等（1991）在西班牙对 36 例 HBVDNA 阳性持续至少 1 年以上与转氨酶升高的 1.5 ～ 15.5 岁的慢性乙型肝炎患儿进行了重组 α-2bIFN 的前瞻性随机对照治疗试验。将这 36 例患儿随机分为 3 组，每组均为 12 人，Ⅰ组给予 α-IFN 的剂量为 $10mU/m_2$，每周 3 次，皮下注射；Ⅱ组剂量为 α-2bIFN5mU/m2，方法同Ⅰ组。Ⅰ、Ⅱ组的疗程均为 6 个月，Ⅲ组为对照组，结果Ⅰ、Ⅱ、Ⅲ组患儿的血清 HBVDNA 阴转率分别为 58%（7 例），42%（5 例）和 17%（2 例），治疗组（Ⅰ组与Ⅱ组）与对照组有显著性差异（$P < 0.05$）；并且在治疗组血清 HBVDNA 消失的 12 例中，有 11 例（92%）的 HBeAg 亦从血清消失并转换成抗 -HBe 阳性，肝组织学亦有改善，肝内 HBVDNA 消失；血清转氨酶复常（10/12 例），但对照组的肝组织学无改善。

Findor 等（1992）对 23 例慢性活动性乙型肝炎患者应用重组 α-lFN 治疗，使用的剂量为 5 ～ 6mU/ 次，每周 3 次，疗程 4 个月，全部患者在停药后随访 2 年。疗程结束时，血清 HBVDNA 是 HBeAg 阴转率为 43.4%（10/23），随访过程中有 2 例复发（1 例在随访的第 4 个月，另 1 例在第 18 个月），但最终又阴转；治疗组在停药后的随访期间，又增加了 7 例 HBVDNARHBeAg 阴转，其中 2 例 HBsAg 亦阴转并出现抗 -HBs。因此，仍有后继的疗效，这种延迟的抗病毒反应与抗病毒治疗有关。

国内应用干扰素治疗慢性病毒性肝炎的临床研究起步稍迟，但近年来正在逐步推广应用于临床，亦有近似美、欧学者报道的疗效。

邬祥惠等研究者（1988）应用重组 α-2bIFN 治疗慢性乙型肝炎 15 例，将 15 例分成 3 组、每组 5 例，Ⅰ组与Ⅱ组先予短期强的松龙治疗 4 周（先 40mg/d，2 周后改为 20mg/d，再用 2 周<，停药 7 天后再开始 α-2bIFN 治疗，1 组剂量为 5mU/ 次，每日 1 次，连用 2 周，第 3 周起改为每周 3 次，共 14 周，11 组剂量为 2.5mU/ 次，用法同Ⅰ组。UI 组不用激素，单用 α-2bIFN，0.5mU/ 次，每日 1 次，连用 2 周后改为每周 3 次，共用 14 周。于治疗结束时，Ⅰ、1]2 组共 10 例中，HBVDNA 及 HBVDNAP 阴转有 6 例（6/8）和 7 例（7/9），HBeAg 阴转的有 7 例（7/10），同时抗 -HBe 阳转的有 5 例（5/10）。但 1D 组无 1 例 HBVDNA 或 HBVDNAP 阴转，亦无 HBeAg 阴转或抗 -HBe 阳转。

张铮等研究者对 25 例慢性乙型肝炎患者采用重组 α-2bIFN 治疗，剂量为 1 ～ 3mU/ 次，肌内注射，前 2 周每日 1 次，以后改为隔日 1 次，疗程 3 ～ 6 个月，疗程结束时，HBsAg，HBeAg 及抗 -HBe 的阴转率分别是 8%（2/25）、47.6%（10/21）及 55.6%（5/9），抗 -HBe 阳转率为 38%（8/21），有 3 例进行肝组织学检查，病变显著好转。治疗后随访 1 ～ 2 年，复发 2 例。

上述资料表明，应用重组干扰素，剂量＜ 3mU/ 次，疗程 3 ～ 6 个月的方法治疗慢性乙型肝炎，可使 30% ～ 50% 的患者在血清病毒标志、生物化学及肝组织学等方面的病变减轻，肝炎病情得到长期缓解，与未用干扰素治疗的慢性乙型肝炎患者相比，有着显著性差异。

（2）慢性丙型肝炎：H00fnagle 等（1986）首先用 α-IFN 治疗 10 例慢性非甲非乙型病毒性肝炎患者，疗程 1 年，结果 8/10 患者对 α-IFN 有显著反应，血清转氨酶复常，肝活检显示肝小叶炎症及肝细胞坏死、门管区浸润程度均有明显改善，停药后有 2 例复发，6 例无症状，其中 5 例转氨酶正常，1 例停药后 1 ～ 3 年血清转氨酶呈轻度升高。

随着丙型肝炎病毒克隆成功与能检测血清丙型肝炎核酸（HCVRNA），近年来国内外都有进行较大规模采用重组 α-IFN 或类淋巴母细胞 α-IFN 治疗慢性丙型肝炎的对照试验，都取得确切的疗效。

Saez-Royuela 等（1992）采用重组 α-IFN 治疗 10 例慢性丙型肝炎患者，总疗程 12 个月，于前 3 个月的剂量为每次 5mU/m^2，皮下注射，每周 3 次，后 3 个月改为每次 2.5mU/m^2，每周 3 次，以后改为 2.5mU/m^2，每周 3 次至疗程结束。结果，在疗程的 6 个月内，80% 的患者的血清 ALT 降至正常水平，肝组织学明显改善。

Furura 等（1992）将 112 例慢性丙型肝炎患者随机分为 3 组，分别双育使用 0.3mU/d、3mU/d 及 9mU/d，均为每周 3 次，疗程 12 周的重组 α-IFN 抗病毒治疗。在疗程结束时，血清 ALT 复常或下降超过 50% 的比率在 0.3mU/d 组、3mU/d 组及 9mU/d 组分别为 23%、66% 及 65%；血清 HCVRNA 转阴或滴度降低的比率分别为 19%、75% 及 85%。显示了 3mU/d 组及 9mU/d 组的疗效无明显差异，但 2 组的疗效均明显优于 0.3mU/d 组。

Marcellin 等（1991）在法国对 60 例慢性丙型肝炎患者观察了使用重组 α-IFN 多中心、随机对照治疗试验结果。60 例患者随机分为治疗 Ⅰ、Ⅱ 组及对照组。Ⅰ 组 20 例，肌内注射重组 α-IFN，1mU/ 次，每周 3 次，疗程 24 周；Ⅱ 组在疗程结束时只有 18 例，剂量用 3mU/ 次，用法及疗程同 1 组；对照组亦是 18 例。在疗程结束时，2 个治疗组患者的血清转氨酶均值均降低，但仅 3mU/ 次组比对照组有显著性差异，而且肝组织学病变有明显改善，而 1mU/ 次组与对照组的肝组织学均无改善。

Torras 等（1992）对 48 例慢性丙型肝炎患者采用类淋巴母细胞 α-IFN 治疗，48 例患者被随机分为 2 组，Ⅰ 组用量为 5mU/ 次，每周 3 次；D 组为 10mU/ 次，用法同 Ⅰ 组，疗程均为 24 周，结果 2 组的疗效无显著差异，患者血清转氨酶复常或接近正常为 60.4%。

中山医科大学病毒性肝炎研究室对72例慢性丙型肝炎患者进行α-IFN随机对照治疗及多中心观察试验。将72例慢性丙型肝炎患者随机分为3组：Ⅰ组27例，用国产重组a-2aIFN3mU/次，肌内注射，头1个月每日1次，以后改为隔日1次，肌内注射，总疗程24周，Ⅱ组25例，使用进口α-IFN（其中20例用重组a-2bIFN，5例使用天然类淋巴母细胞α-IFN），剂量为3mU/次，隔日1次，疗程24周：Ⅲ组20例为对照组。疗程结束后全部病例均随访24周。在疗程结束时，国产重组a-2aIFN组与进口α-IFN组的疗效无显著差异，2组共52例血清ALT复常率及HCVRNA转阴率为75%（39/52）及69.2%（36/52）；但用IFN治疗组与对照组则有显著差异，对照组只有7例（35%）血清ALT复常及3例（15%）血清HCVRNA转阴。随访24周，治疗组患者持续血清ALT正常及HCVRNA阴转的有42.3%（22/52）及34.6%（18/52），停药后复发的有17/39例（43.6%）；而对照组20例在随访期间，无一例血清ALT持续正常，均呈反复波动异常，血清HCVRNA亦全部阳性。治疗组全部病例及对照组有16例，在治疗前及治疗结束时都做了肝组织学检查，治疗组对α-IFN有反应的39例中，在治疗后有35例肝组织学有明显改善（67.3%），表现为门脉周围坏死及碎屑样坏死减轻和修复，其中有3例由首次肝活检诊断为慢性迁延性肝炎，在治疗结束复查时，肝病变轻微，组织学愈合；而对照组在治疗后肝组织学改善的只有25%，无改善的占43.7%，肝病变在治疗后反而加重的占31.3%。本研究还观察到在疗程24周时，治疗组患者血清HCVRNA转阴率69.2%（36/52）大于疗程12周时的38.4%（20/52）。

综上所述，重组α-干扰素和类淋巴母细胞干扰素对降低慢性丙型肝炎患者的血清ALT水平、抑制丙型肝炎的复制，促使HCVRNA阴转，以及减轻肝组织炎症病变等，具有较好的疗效。长疗程效果优于短疗程。国产重组干扰素的疗效与进口干扰素无明显差异。

（3）慢性丁型肝炎：国外Hoofnagle等及（1986，l991）ROSina等报道了他们采用α-干扰素治疗慢性丁型肝炎的疗效，在干扰素治疗时，可使近50%的患者血清转氨酶恢复正常或明显下降，HDAg转阴，但停止治疗后，复发率很高，不能维持干扰素的疗效。因此认为疗效不佳。国内未见有使用干扰素治疗慢性丁型肝炎的报道。

（三）重型病毒性肝炎的干扰素治疗

国外资料甚少。国内沈耕荣等对4例确诊为重型肝炎患者用干扰素治疗，1～2mU/d，每日1次，疗程7～12天。结果仅存活1例，死亡3例。但死亡的2例曾一度出现缓解和HBVDNA的水平降低。

北京佑安医院（1993）报道了应用干扰素对亚急性重型肝炎和慢性重型肝炎共15例的治疗试验，使用剂量为第1日3mU，肌内注射，第2日2mU，第3日起改为1mU/d，疗程共14天，或3mU/d，疗程7～10天。初步印象是对病毒有一定抑制作用，似乎可减少肝昏迷及继发性感染的发生率，未见明显不良反应。

（四）干扰素的用法（剂量与疗程）

1. 连续治疗

不同国家、学者的研究，治疗病毒性肝炎的干扰素剂量有自 1 ～ 18mU，每日 1 次或隔日 1 次或每周 3 次，疗程 2 周～ 1 年不等。虽然更高的剂量可有更高的病毒抑制程度及更高的最大反应率，但亦有更大的不良反应。疗程至少 3 个月，长疗程似乎效果较佳，对短疗程治疗无反应者，延长疗程仍可获得一定的治疗效果。但亦有认为长疗程不能提高疗效，但可使疗效稳定，减少停药后复发率。

Muller 回顾了不同作者，用不同剂量和不同疗程的各种干扰素制剂后认为，干扰素的剂量以 3 ～ 5mU/d，皮下注射，每周 3 次，疗程 4 ～ 6 个月这一方案治疗无免疫抑制的慢性乙型肝炎比较实用，成功率较高，患者较易耐受。加大剂量，不良反应增加，延长疗程并不能提高疗效。

目前，一般认为，亚太地区及国内使用干扰素治疗慢性乙型肝炎的常用剂量为 4.5 ～ 6.0mU，隔日 1 次或每周 3 次，皮下或肌内注射，疗程 4 ～ 6 个月。但以疗程 6 个月疗效较高且稳定。对于丙型肝炎，国内常用剂量为 3.0mU/ 次，隔日 1 次或每周 3 次，疗程 6 个月以上，其疗效与使用更大剂量的疗效无明显差异。

2. 间断治疗

Negro 等比较了使用 orlFN6mU/d，每周 3 次，连续应用 9 个月治疗 57 例慢性丙型肝炎及 6mU/d，每周 3 次，持续使用 3 个月后间隔 6 个月，然后再以原方案用药 3 个月治疗 62 例慢性丙型肝炎患者，结果：疗效分别为 82% 与 79%，对比无显著差异。提示：对慢性病毒性肝炎采用干扰素间断治疗似乎亦是一种有效的方法。适用于不能耐受长疗程持续疗法的患者。

（五）干扰素的不良反应

1. 流感样症状

表现为畏寒、程度不等的发热、全身不适、肌肉酸痛、头痛、食欲减退等。这种表现是使用干扰素治疗时最早和最常出现的不良反应，多在注射头一剂量时即出现，并最明显，以后随着注射次数多而减轻，发热多数在注射第 3 ～ 4 剂后消失。

2. 白细胞和血小板减少

较常见，多发生于开始治疗后半个月左右。一般不用停药可自行回升。

3. 其他

约半数患者可在治疗的中期以后出现脱发，少数患者可有失眠或忧郁，心电图有心肌损害或心律异常（期前收缩、传导阻滞等）的改变，个别患者可出现皮疹。心电图改变多在老年患者发生。因此，对老年患者，使用干扰素治疗时，应注意心脏情况的表现；有过敏出现皮疹患者，应停药。此外，有严重糖尿病或严重器质性损害的疾病的患者，应慎用或不用干扰素治疗，防止原有疾病病情加重的发生。

（六）影响α-干扰素应答的因素

（1）治疗前肝炎活动情况及肝炎病毒复制水平，在治疗开始时，血清ALT高而HBVDNA水平较低者，对干扰素的治疗反应较好，治疗成功的可能性大于血清ALT正常而HBVDNA水平高者。

（2）治疗前肝组织学诊断为慢性活动性肝炎的反应率高于慢性迁延性肝炎及无症状携带者。

（3）病情的长短及肝硬化，急性丙型肝炎患者干扰素治疗的反应率明显高于慢性丙型肝炎者；慢性肝炎（尤其是慢性乙型肝炎）的病情越长，干扰素治疗的反应率越低，有肝硬化者的应答率明显低于无肝硬化患者。

（4）不同基因型的HCV，对干扰素的应答不同。HCV至少有6个基因型，其中Ⅱ型（lb型）HCV对干扰素的应答率最低，Ⅲ型次之。我国的HCV基因型以Ⅱ型及Ⅲ型为多见。但国内多家报告仍有较高的应答率。

（5）干扰素抗体：在疗程中，宿主出现干扰素抗体阳性者的应答率低于阴性者。但亦有人认为抗IFN抗体与干扰素疗效关系不大。

（6）其他因素：一般认为，女性、＜40岁、非肥胖、抗-HIV阴性、不伴有严重糖尿病或肾衰竭等并发症患者对干扰素的应答率优于男性患者、＜40岁、肥胖、抗HCV阳性及伴有严重糖挟病或肾衰竭的患者。近年来，国外有报道（1993年，Derez等及Camps等），有高血清铁、高血清铁蛋白、高7-GT，抗核抗体阳性者，对干扰素的应答率较低。

二、干扰素诱导剂

干扰素诱导剂种类较多，其中以聚肌胞（PolyIG）较实用和常用聚肌胞具有广谱抗病毒作用，其作用机制主要是该药进入机体后，通过细胞诱导产生内源性干扰素，还可能通过直接激活2'-5'-寡腺苷酸合成酶，2'-5'-寡腺苷酸合成后可激活一种潜在的细胞内切酶，使病毒mRNA降解而发挥抗病毒作用。聚肌胞还可增强NK细胞的活性，增强细胞与体液免疫功能的调控作用。因此，临床上用于治疗慢性乙型肝炎，对抑制HBV复制有一定的疗效。

国外于1976年开始应用聚肌胞治疗慢性乙型肝炎，治疗7周即可使血清DNAP及HBsAg水平降低，但停药后这些指标又回升到治疗前水平。而且发现其毒性较大，目前已很少应用，

国产聚肌胞与国外生产的聚肌胞，其作用及毒性都相似。国内于本世纪80年代曾广泛应用聚肌胞治疗慢性乙型肝炎，部分患者取得一定疗效。多数的治疗试验表明，经聚肌胞治疗3个月后，血清ALT复常率、HBeAg、HBVDNA及DNAP的转阴率优于对照组，但除血清ALT复常率及DNAP转阴率有显著性差异外，其余均无显著性差异。总的来看，

疗效尚不够理想，而且因缺乏严格对照，故很难对其做出肯定的评价。

国内常用剂量成年人为 3 天 1 次，每次 2 ～ 4mg，肌内注射，儿童酌减，疗程 3 ～ 6 个月。

国内应用聚肌胞所见的不良反应不多，除少数患者用药后有一过性低热，个别患者出现皮疹外，未见其他不良反应。这可能与国内使用的剂量较小有关。

三、阿糖腺苷与单磷酸阿糖腺苷

阿糖腺苷（Ara-A）是一种人工合成的核苷类广谱抗病毒药物，能抑制病毒 DNA 的复制，其抗病毒作用机制主要可能是：

（1）阿糖腺苷进入人体后，在细胞经磷酸化作用生成单磷酸阿糖腺苷 - 二磷酸阿糖腺苷 - 三磷酸阿糖腺苷，后者可抑制病毒 DNA 聚合酶，从而抑制 DNA 的合成。

（2）阿糖腺苷可掺入核苷酸间连接处，而使病毒 DNA 的核酸链延长减慢。目前认为，病毒 DNA 链延长减慢是抑制病毒复制的主要机制。

（3）阿糖腺苷与单磷酸阿糖腺苷（Ara-AMP）在血清及细胞内被腺苷脱氨酶水解脱氨，生成阿糖次黄嘌呤（Ara-Hx），后者与阿糖腺苷在细胞内有协同作用，从而加强了抑制病毒 DNA 的合成作用。

由于阿糖腺苷不易溶解于水，故只能用大量的葡萄糖液来稀释静脉滴注用药，患者不易接受长期用药。

单磷酸阿糖腺苷是阿糖腺苷的单磷酸化合物，其抗病毒活性与阿糖腺苷相同，而且具有高度的水溶性（比阿糖腺苷大 400 倍以上），因此可肌内注射用药。

我国已能生产上述这两种制剂，其性能与疗效与外国生产的同样制剂相同。

本世纪 80 年代国内外均有应用阿糖腺苷治疗慢性乙型肝炎的报道，均证明有较强的抑制 HBV 的作用，但由于有较严重的神经肌肉不良反应，国外现在已不用于临床。

国内仇洪田等使用较小剂量单磷酸阿糖腺苷同时联合应用免疫调节剂治疗慢性乙型肝炎，取得较好的疗效，而未见严重不良反应。他们将 309 例慢性乙型肝炎分为 5 组，第一组为 Ara-AMP 联合应用激素撤除组；第二组为联合应用乙肝疫苗组，第三组为联合应用胸腺肽组；第四组为单用 Ara-AMP 组；第五组为对照组。Ara-AMP 的剂量为 10mg/kg×5d 后 5mg/kg×23d，肌内注射。结果血清 ALT 复常率、HBsAg 阴转率及抗 -HBs 阳转率，5 组间均无显著差异，但 HBeAg 转阴率及 HBVDNA 转阴率，另 4 个治疗组均与对照组有显著性差异。在治疗结束时及治疗结束后 6 个月 HBeAg（HBVDNA）的转阴率分别是：联合应用激素撤除为 47.2%（63.0%）及 52.3%（63.0%）；联合应用乙肝疫苗为 52.1%（78.4%）及 63.1%（75.7%）；联合应用胸腺肽组为 59.2%（65.9%）及 68.9%（67.1%）；单纯用 Ara-AMP 组为 34.6%（47.2%）及 50.0%（52.8%）；对照组为 2.91%（7.4%）及 14.3%（14.8%）。还对联合应用乙肝疫苗组 30 例及联合应用胸腺肽组 31 例延长随访至结束治疗后 2 年，在治疗结束后 2 年，HBeAg（HBVDNA）的转阴率分别为联合应用乙肝疫苗组为 39.3%（41.2%）；联合应用胸腺肽组为 46.7%（46.7%）。

这种较小剂量 Ara-AMP，合用免疫调节剂治疗慢性乙型肝炎的初试效果，令人鼓舞，目前正在继续扩大病例，作进一步验证。

国内使用单磷酸阿糖腺苷的剂量为头 5 天为 10mg/mg，肌内注射，第 6 天起改为 5mg/kg，总疗程 28 天。

不良反应：剂量为每日 10mg/kg 时，大部分患者治疗后第 5 天出现轻度食欲不振、恶心、乏力、头晕，停药后则消失。剂量为每日 5mg/kg 时，不良反应轻微或不明显。

四、无环鸟苷（阿昔洛韦）

无环鸟苷（ACV）是一种新的核苷类似物，抗疱疹病毒，尤其是抗单纯疱疹Ⅰ型及Ⅱ型病毒能力强，对 HBV 亦有某些抗病毒活性。因此，虽然无环鸟苷不适宜作单一药物应用于慢性乙型肝炎，但将其与其他抗病毒药物联合应用，可提高疗效。常用剂量每日 10 ～ 15mg/kg，静脉缓滴注，疗程 60 天（每月连用 20 天，休息 10 天），不良反应较少，很少产生骨髓抑制作用，静脉迅速输入无环鸟苷可引起患者血清肌酐水平暂时升高，若缓慢输入时，则肾毒性极少见。

五、拉米夫定

本药是 2’，3’- 双脱氧核苷 -3’- 硫胞嘧啶，是 2’，3’- 双脱氧核苷类似物中的一种；后者还包括有 3’- 脱氧 -3’- 氮杂胸腺嘧啶（AZT），2’，3’- 双脱氧胞嘧啶（DDC）和 2’，3’- 双脱氧肌苷（DD1）。

已证明 2’，3’- 双脱氧核苷酸是有效的抗病毒药物。它们通过中止新合成前病毒 DNA 链而抑制 DNA 合成，这些核苷类似物中，AZT、DDC 和 DDI 均已用于临床治疗 HIV 感染。而拉米夫定被用于治疗 HIV 感染者已超过 2000 例成年人及 120 例儿童，显示本药无明显的不良反应，耐受性良好，其毒性低于其他双脱氧核苷的化合物，于 1995 年已被美国 FDA 批准为用于治疗艾滋病的药物。

美国学者还已证明拉米夫定除有抗 HIV 外，对人乙型肝炎病毒转染细胞系及鸭 HBV 亦有抗病毒的活性。动物实验证明：每天给予口服 2 次拉米夫定（0.lmg/kg 以上），可使慢性感染 HBV 的黑猩猩血清 HBVDNA 水平显著降低。据报道，在美国使用拉米夫定治疗慢性乙型肝炎患者 160 例，疗程 28 天，结果＜ 98% 的患者的血清 HBVDNA 水平都下降，ALT 亦降低。但停药后 HBVDNA 又回升。

六、抗病毒中药

（一）苦参碱

苦参碱为豆科植物苦参（Ait）的根及广豆根的有效活性成分。经鸭乙型肝炎（DH-BV）动物模型的实验研究表明，苦参碱对 HBVDNA 的抑制作用比对照组有显著性差异。

根据北京、上海用苦参碱治疗慢性乙型肝炎的初试结果，表明有较高的抗病毒作用。巫善明（1991）应用苦参碱治疗慢性乙型肝炎 130 例（慢性活动性肝炎 55 例，慢性迁延性肝炎 77 例），对照组 65 例，结果 2 组的症状及生化指标改善相似，但 HBeAg、抗 -HBeIgM、HBVDNA 的转阴率治疗组为 43.1%、58%、37%，而对照组为 9.2%、0、0。2 组对比，差异极其显著。

上述初试治疗，结果喜人，但病例数太少，需作更多病例、更长期的观察，进行严格的双盲对照试验，才能对其做出准确的评价。

苦参碱注射液常用剂量成年人为 100mU 每安瓿 5mL 含苦参碱 50mg 加入 10% 葡萄糖溶液 500mL，静脉滴注，每日 1 次，2 个月为 1 个疗程。

（二）虫草多糖及虫草头孢菌丝，肝炎灵注射液等

属免疫调节药物，但亦有一定的抗病毒作用。

七、抗病毒药物的联合应用

近年来，国内外都有报告抗病毒药物联合应用（如 α-IFN 与病毒唑联合）或抗病毒药物与免疫调节剂联合应用（如 α-IFN 分别与 IL-2、胸腺肽等联合），可以提高机体对抗病毒药物的治疗效应。但报告病例尚较少。有必要扩大试用病例，才能有更准确的结论。

第六章 消化系统常见疾病的实验室检查与诊断

第一节 普通 X 线检查

消化道包括口腔、咽、食管、胃、小肠和大肠等组织，是一个宽窄不一的肌性软组织管道。它们都是由软组织构成的，各消化脏器之间和腹部其他脏器之间，其结构密度是一样的，并不存在天然对比，因此往往需要借助人工对比即造影检查，才能显示其解剖形态。

一、检查方法

普通 X 线检查的方法主要有以下三种。

（一）胸腹透视

腹部透视大多采用立位或卧位，其优点是操作简便。主要应用于诊断胃肠道穿孔与肠梗阻，立位透视可以作出明确的诊断，还可以显示胃肠道气体的分布、形态和不透光 X 线致密影，观察膈肌及胃肠异物活动情况。

（二）腹部平片

摄影与透视相比可更清楚地显示胃肠道气体、腹部钙化及实质脏器的形态、位置等。腹部照相最常用的是仰卧位，但根据病情需要可照立位或侧卧前后水平位。胃肠道穿孔患者常采用立位或左侧卧位水平投照；肠梗阻患者则需仰卧位及立位两种位置。腹部平片范围应上至膈肌，下至耻骨联合上缘，特别应包括腹壁软组织。腹部平片是一种常规的检查方法。

（三）造影检查

造影检查是食管和胃肠疾病最常用的检查方法。使用的对比剂为硫酸钡，根据需要调制成不同浓度的混悬液，以口服和灌注的方式进行食管、胃肠道钡餐检查和结肠钡剂灌肠造影检查。必要时还可采用气钡双重对比造影检查，以更好地显示黏膜形态和结构。

二、正常 X 线表现

（一）食管

吞钡后正位观察，食管位于中线偏左，轮廓光滑整齐，管壁伸缩自如，食管充盈相表现为轮廓光滑整齐，管壁柔软，在食管入口部及横膈食管裂孔部各有一生理性狭窄区。在主动脉弓，左主支气管及左心室处则形成3个生理压迹。正常食管双重造影时，整个食管轮廓清晰，管壁光滑，黏膜皱襞呈细纹状线条。

（二）胃

1. 胃的分区

一般分为3部分，胃入口为贲门，胃出口称幽门，贲门平面以上为胃底，立位时含气，称胃泡。胃右上缘为小弯，外下缘为大弯，小弯拐角处即角切迹，简称胃角。由胃角向大弯最低连线，此线与贲门平面之间的区域为胃体，立位胃体近似胃垂直部。胃体以下为胃窦，立位胃窦近似胃水平部。

2. 胃的形态

胃的形态与张力、体形和神经系统功能有关。在一定的生理或病理情况下，胃型也可互相转化，一般可分为四个类型：高张型（牛角型）；中间型（鱼钩型）；低张型（无力型）；瀑布型。

3. 胃黏膜皱襞或黏膜纹

胃黏膜皱襞或黏膜纹具有可塑性，黏膜皱襞有纵行、斜行及横行三种。胃体黏膜皱襞常表现为与胃体平行的数条纵行皱襞，靠近胃小弯侧光滑，靠大弯的皱襞渐弯曲为斜行或横行，显示大弯轮廓为锯齿状。胃窦黏膜皱襞是胃体皱襞的延续，常保持与小弯平行、与胃窦长轴一致，也可变为斜行或与长轴垂直。胃窦收缩状态时皱襞呈纵行（与长轴一致），舒张状态时多呈斜行或横行。胃底部黏膜皱襞和大弯者相似。正常胃窦黏膜皱襞宽度一般不超过0.5cm，胃体大弯锯齿状边缘处皱襞较粗，可宽达1cm。在胃双对比造影片上，上述的胃黏膜皱襞展平而显示胃微皱襞，为胃小沟和胃小区。正常胃小沟其宽度小于1mm，疏密一致；胃小区，直径一般不大于3mm。

4. 胃轮廓、柔软度及移动度

正常胃充盈后轮廓应光滑，仅胃底及大弯缘呈锯齿状。胃壁柔软，压之可变形，并有一定的移动度，胃底及幽门部移动度较小，如胃壁僵硬不能移动，则为病变所致。

5. 胃的蠕动及动力

服钡后一般1～2分钟即出现蠕动。表现为自胃体上部开始，由浅渐深，向幽门方向推进，当幽门开放时钡剂排入十二指肠。一般服钡后1～5分钟胃开始排出，1～2小时可排空，如果6小时仍有钡剂存留胃内，即为排空延迟，系器质性或功能性病变可致。

（三）十二指肠

十二指肠可分为球部、降部、横部及升部。

X线表现：球部充盈呈三角形或卵圆形，轮廓光滑。钡剂少时可见条纹状黏膜皱襞伸向尖端（上曲）。降部以下为环状皱襞，纵横交错表现为羽毛状。球部钡剂可短期停留，球部蠕动常表现为整体收缩将钡剂排出。降部以下表现为波浪式推进的蠕动波，钡剂通过较快不易停留，有时可出现逆蠕动现象。低张十二指肠造影片上，管径明显增宽。上述之羽毛状皱襞消失，显示为环状皱襞或呈龟背状外观。十二指肠乳头多位于降部中段内缘处，呈圆形或椭圆形透光区，直径一般不超过 1.5cm。

（四）空肠及回肠

小肠全长 4 ～ 6m，可分为六组，第一组为十二指肠；第二、三组为空肠；第四、五、六组为回肠。

空肠的形态、皱襞及蠕动和十二指肠降部相似，肠腔较回肠稍宽，有深而密的环状皱襞，钡充盈时呈羽毛状，钡剂少时则表现为雪花状。空肠蠕动较强，多呈推进性蠕动，通过很快。回肠环状皱襞渐浅疏，钡充盈时多呈带状或节段状，边缘光滑，回肠黏膜皱襞较细而不明显，呈细羽毛状或平行纹理，至回肠末端常为纵行排列。蠕动较弱，钡剂停留时间较长。

正常钡餐后 1 小时内显示空肠，3 小时钡剂大部分在回肠，钡头可达回盲部，如果 6 小时尚未到达回盲部，则为小肠动力缓慢。正常小肠钡剂全部排空时间一般不超过 8 小时。

（五）大肠

大肠包括盲肠、结肠和直肠，盲肠为回盲瓣入口下方的盲囊，阑尾位于内下侧。结肠分升、横、降、乙状结肠，肝曲和脾曲。肝曲一般较脾曲位置低。盲肠和结肠有结肠袋，钡剂充盈后呈多数半圆形膨出袋囊，结肠袋以升、横结肠较显著，降结肠以下就逐渐不明显了。直肠没有袋形，边缘光滑，其中间最宽处称壶腹部。

结肠黏膜皱襞表现为横、纵、斜三种，右半结肠黏膜较密，左半结肠较稀且以纵行为主，一般服钡剂后通常 6 小时到达升结肠、肝曲，12 小时到降结肠，1 ～ 2 天钡剂排空。

三、消化道病变的 X 线表现

（一）功能性改变

主要是指胃肠道某段的张力、动力、蠕动和分泌等不固定的改变。张力增高可使管腔狭窄、变小，张力降低则管腔扩大。动力是胃肠道输送食物的能力，动力降低表现为排空延缓，动力增强则表现为排空过速。胃肠道蠕动增强表现为蠕动波加深、加快，蠕动减弱表现为蠕动波变少而浅，运动缓慢。分泌增加造成胃肠道空腹潴留液增加、造影剂涂布不良，功能性病变可单独存在，但往往是器质性病变导致。

（二）炎症病变

炎症病变的范围一般较广泛，病变处与正常段的移行处是逐渐的，黏膜可正常，亦可因水肿使黏膜增粗模糊。慢性期黏膜可显示增粗，甚至呈炎性息肉状。晚期萎缩时，黏膜皱襞可变细。功能征象急性期时，常有激惹征；而慢性期出现管壁僵硬。管腔狭窄时，则运动功能明显减弱，排空减缓。如炎症向外扩散，可引起粘连或炎症肿块。

（三）溃疡性病变

溃疡病变的直接征象为龛影。慢性溃疡可致黏膜皱襞集中，龛口附近有黏膜水肿是为月晕征。龛影正面为钡斑影，侧面像为轮廓腔外的乳头状影或尖顶状、锥状、刺状影等。如为多发的小溃疡，其侧位像示边缘呈锯齿状外观；而正面像则为靶征。可伴有功能征象，如痉挛切迹等，慢性期狭窄时可致梗阻性病变。

（四）肿瘤性病变

其范围较局限，病变与正常的移行段分界截然。良性肿瘤对黏膜的改变视其大小而定，小者改变不大，大者可使黏膜展平或推开。恶性肿瘤引起黏膜皱襞破坏中断，早期则表现为局部增粗不平整。增生性病变引起充盈缺损，据此以判断其良恶性。如胃管壁僵直、蠕动消失，是为革囊状胃，若侵及周围组织，可触有包块，且该部位固定。包块较大伴狭窄时，则会引起不全性或完全性梗阻。

（五）穿孔性病变

穿孔性病变是指各种病变浸透消化管壁全层穿向管壁外的 X 线病理改变。穿向腹腔表现为立位时膈下游离气体；慢性穿孔向邻近管外形成局限性与管腔相通的腔外囊腔，立位服用钡剂观察到腔外囊内有气液钡三层征象；穿向邻近其他消化道或泌尿生殖道而形成内瘘管。

（六）先天性病变

如先天性食管闭锁，十二指肠的先天性梗阻，小肠重叠畸形等。

第二节　CT 及 MRI 检查

一、食管病变的影像表现

正常食管壁厚度小于 3mm，如果大于 5mm 则为异常。食管周围有脂肪带包绕，境界清楚，其与胸主动脉、左心室等结构的脂肪间隙在 CT 上呈低密度表现。食管病变的 CT 及 MRI 表现主要有以下两方面。

1. 食管癌

（1）CT 平扫：食管壁全周环形或不规则状增厚或局部增厚，相应平面管腔狭窄；食管腔内肿块，有时可见龛影；因肿瘤浸润，食管周围脂肪层模糊；淋巴结转移，以纵隔、肺门及颈部淋巴结转移多见。强化 CT 扫描显示较大瘤体轻度强化不均匀，常合并低密度的坏死灶，较小瘤体强化均匀。

（2）MRI 表现：与 CT 相似，但平扫时瘤体呈等 T_1 长 T_2 信号；增强扫描瘤体明显强化。

2. 食管静脉曲张

食管静脉曲张是门脉高压的重要并发症，常见于肝硬化患者，是常见的上消化道出血的病因之一，病死率较高。

（1）CT 平扫：食管壁增厚或小分叶状腔内软组织肿块，CT 值在 50HU 左右。严重者，突入腔内的曲张静脉表现为簇状、管状、卵圆状的单一腔内充盈缺损，可波及食管全层。CT 增强扫描，延迟扫描显示圆条状、分叶状或蚯蚓状静脉曲张，其强化程度基本与腔静脉同步，邻近可见与之吻合的扩张静脉。

（2） MRI：SE 序列平扫食管壁不规则增厚或局部软组织信号突入腔内，血流缓慢，流空效应不明显，可呈花簇状或分叶状，少数可见血管巢。MRI 增强可见圆条状、蚯蚓状静脉曲张影。三维 MRI 可显示曲张的食管静脉网。

二、胃和肠道病变的影像表现

（一）胃癌

CT 表现蕈伞型，可见突入胃腔内的息肉状软组织肿块密度影；浸润型为胃壁增厚，其范围依据局限型与弥漫型而定；溃疡型表现为肿块表面不规则的凹陷；不规则增厚的胃壁，有不同程度的强化；肿瘤突破胃壁可见胃周脂肪线消失。胃癌 CT 示局部胃壁不规则增厚。

（二）胃淋巴瘤

1. CT 表现

胃壁弥漫性增厚，大于 10mm，甚至可达 80mm，累及部分或全部胃壁，受累部分的胃壁外缘呈分叶状，但较光滑。内缘呈不规则状，表面可有浅大溃疡。增厚胃壁可明显强化。胃与周围邻近器官的脂肪间隙多保持完整。胃周围淋巴结、肾蒂区域淋巴结、腹主动脉周围淋巴结可广泛肿大。

2. MRI 表现

明显强化的黏膜与低信号的肌层之间显示有中等信号强度时提示黏膜下有肿瘤浸润，若再进一步发展，可使低信号的肌层最终消失。

（三）小肠平滑肌瘤及平滑肌肉瘤

1. CT 表现

呈边缘光滑、密度均匀的软组织块影。一般平滑肌瘤多为单发，大小不等，呈椭圆形，直径小于 50mm。部分可有钙化，病灶紧贴肠袢。平滑肌瘤多表现为腔外巨大肿块，呈不规则状，可伴有中央大量液化坏死。

2. MRI 表现

呈软组织中等信号强度肿块，边缘光整，巨大肿块直径大于 50mm，并且中央坏死及充填造影剂征象者提示为肉瘤。

（四）小肠套叠

CT表现：肠管断面可见多层同心圆状软组织结构，自内向外依次为套入部肠腔、肠壁、肠系膜脂肪、鞘部两层肠壁、肠腔，最外层为变薄的肠壁。

（五）克罗恩病

CT可观察克罗恩病早期和晚期、肠内、肠外改变。

（1）肠壁病变：病变肠管黏膜皱襞增厚及肠壁本身增厚，呈节段性分布。

（2）肠系膜密度增高，伴有肠系膜淋巴结肿大。

（3） CT可发现进入窦道或瘘管内的口服阳性造影剂。

（4）可发现腹腔脓肿。

（5）直肠周围脓肿与瘘管形成。

三、肝脏疾病的影像表现

（一）肝硬化

1. CT表现

肝硬化CT表现为肝脏体积缩小，脾大，胸腔积液等。不同原因引起的肝硬化CT表现不一。

在脂肪肝基础上演变而形成的肝硬化，或肝硬化伴显著的脂肪浸润时，可见局灶性低密度区。大结节型肝硬化（坏死后性肝硬化）病例，整个肝脏呈密度高低相间的结节状改变。

肝炎后肝硬化常常是右叶萎缩，尾叶代偿性增大。左叶保持正常或缩小或增大，增大常局限于外侧段。肝裂增宽和肝门区扩大。严重者肝叶似乎彼此分隔，胆囊位置因此而改变，常移向外侧。肝脏结节增生显著者，可见肝脏表面高低不平，外缘呈分叶状或扇贝形。

继发性改变有脾大、胸腔积液、门脉高压，其肝硬化CT表现为门脉主干扩张，侧支血管建立、扩张和扭曲，常位于脾门附近、食管下端和胃的贲门区域。平扫图上表现为团状、结节状软组织影。增强扫描浓密显影。

2. MRI表现

肝硬化MRI表现与CT表现相似。肝脏再生结节在T_1加权上一般呈等信号，T_2加权上呈低信号，当结节呈等信号或高信号时提示癌变。

（二）肝血管瘤

1. CT表现

形态表现多种多样，平扫时表现为界限清楚的低密度影，CT值一般在30HU左右，偶可见钙化；毛细血管性血管瘤常多发，瘤体小，直径一般小于20mm。海绵状血管瘤常单发，直径多大于30mm；动态增强扫描，动脉期增强以边缘强化为主，多表现为局灶性分布的结节增强，其后随着时间延长（延迟扫描），造影剂逐渐由边缘向中央弥散，最后变为等密度，少数患者可呈高密度造影；约 1/5 患者延迟扫描出现中央低密度区，呈圆形、卵圆形或裂隙状。

2. MRI 表现

血管瘤的典型表现为大多数病灶为圆形、类圆形，边缘清楚，锐利。在 T_1 加权上病灶多呈均匀的低信号；在 T_2 加权上一般呈均匀高信号，并随回波时间的延长，病灶信号强度随之增高，这是肝血管瘤特征性的 MRI 表现。Gd-DTPA 增强扫描表现为边缘结节状强化并逐渐向中心扩展，直至完全强化，这是由于血管瘤管体血液从外周向中心缓慢流动所致，这也是本病的另一重要特征。

（三）肝脓肿

1. CT 表现

平扫脓腔为单发或多发低密度区，圆形或椭圆形，巨大脓腔的内壁不规则，病灶边界多数不清楚，脓肿壁呈高于脓腔但低于正常肝的环形带。

增强扫描脓肿壁可呈单环、双环甚至三环。三环相当于脓肿壁的 3 种病理结构：由外到内分别为水肿、纤维肉芽肿和炎性坏死组织；单环代表脓肿壁，周围水肿带不明显；双环代表水肿带和脓肿壁。

2. MRI 表现

脓腔在 T_1 加权上呈稍低信号，T_2 加权上呈高信号。脓肿壁呈低信号同心环状改变，内层为肉芽组织，在 T_1 加权呈稍低或等信号，T_2 加权呈高信号，外层为纤维组织增生，在 T_1 加权和 T_2 加权均呈低信号。

四、胆道疾病的影像表现

胆道疾病检查中，CT 及 MRI 检查主要应用在胆囊炎和胆囊结石。

（一）胆囊炎

1. CT 表现

急性胆囊炎胆囊体积增大，囊壁增厚，胆囊周围水肿，可并发胆囊结石。

慢性胆囊炎胆囊增大或缩小，囊壁均匀性增厚，可见囊壁钙化，常并发胆囊结石。增强扫描见增厚的胆囊壁均匀性强化，囊腔和结石无强化。

2. MRI 表现

急性胆囊炎平扫胆囊增大、胆囊壁弥漫性均匀性增厚，超过 3mm。胆囊窝积液及胆囊周围水肿带呈长 T_1 低信号和长 T_2 高信号，偶尔可见胆囊积气、积液症状。增强扫描胆囊壁明显强化，可见三层囊壁结构，即黏膜、浆膜层线状强化和中间不强化的水肿带。

慢性胆囊炎平扫胆囊腔缩小，胆囊壁均匀性增厚，增强扫描胆囊壁中度强化。

（二）胆囊结石

1. CT 表现

由于结石化学成分不同，CT 平扫可表现为高密度结石、等密度结石、低密度结石和环状结石。

2. MRI 表现

多数结石呈长 T_1 短 T_2 低信号，磁共振胰胆管成像可见结石，呈高信号胆汁内的低信号充盈缺损。

五、胰腺疾病的影像表现

胰腺疾病以胰腺炎为主，胰腺炎的 MRI 表现有以下几种。

（一）急性胰腺炎的 MRI 表现

（1）胰腺增大，形状不规则，在 T_1 加权表现上呈低信号，T_2 加权表现上呈高信号。

（2）胰腺边缘多数模糊不清，胰腺周围脂肪水肿。

（3）正常存活的胰腺组织强化，坏死组织不强化。

（二）慢性胰腺炎的 MRI 表现

胰腺弥漫或局限性增大或萎缩。T_1 加权表现为混杂的低信号，T_2 加权表现为混杂的高信号。钙化灶在 MRI 上表现为低信号或无信号。

第三节　超声检查

超声检查因为无创、无辐射、费用低、可重复等优点，广泛应用于临床检查中，尤其是超声彩色多普勒、能量多普勒、三维超声、超声造影等新技术的应用，更加提高了超声检查的应用价值。超声检查在消化系统疾病，尤其是肝、胆、胰疾病中被列为首选的影像学检查方法。

一、肝脏疾病的超声诊断

（一）急性肝炎

急性肝炎的超声多无特征性表现，可表现为肝脏左、右叶明显增大，肝实质回声降低。部分患者胆囊内可见透声差，可见星点状强回声，病变恢复时，胆囊可恢复正常。肝可轻度增大，可随炎症的减轻及症状的改善恢复正常。急性肝炎患者出现肝萎缩和胸腔积液为肝炎重症化的倾向。

（二）慢性肝炎

慢性肝炎的超声表现为肝缘变钝，表面不平，肝实质回声增强、增粗、分布不均，肝右叶肿大及肝静脉模糊不清，肝可正常或稍大，其增大程度较肝硬化轻。

（三）肝硬化

早期肝硬化时肝脏大小变化不明显，肝包膜尚光滑，肝实质密集或较密中小光点，回声普遍增高，透声差，血管纹理基本正常，无特异声像图。

典型肝硬化声像图表现有以下几点：

（1）肝脏体积缩小。

（2）肝脏包膜增厚，不光滑，回声增强，厚薄不均。

（3）肝实质回声弥漫性增高、增粗、不均，斑片样条索状，可呈结节状，但不同于肿瘤，结节无明显边界，透声差，血管常被挤压，走行迂曲。

（4）脾大、胸腔积液。脾大在肝硬化较为常见，胸腔积液表现为腹腔液性暗区，在缩小的肝脏周围，硬化的肝脏似岛状，被液性暗区包绕。

（5）胆囊可随硬化的肝脏向右上后移位，或游离在肝下缘，漂荡在胸腔积液中。胆囊壁因肝硬化造成胆囊静脉回流受阻或低蛋白血症，表现为胆囊壁增厚，或呈双边征。

（6）彩色多普勒检查门静脉内血流缓慢，可呈双向血流或因血栓而呈充盈缺损，肝动脉因代偿而血流增加、流速增高。

（四）肝血管瘤

肝实质内可见圆形高回声，边界清，内呈网格状，少部分呈低回声。多数高回声型血管瘤后方回声不增强。体积比较大的加压后变形，生长速度慢，多年随访可数年不变。

（五）肝脓肿

（1）肝内出现一个或多个占位性病变，呈圆形、椭圆形，通常具有厚壁，外壁比较圆且平整，内壁常极不平整，与肝实质分界不清，少数边缘模糊。

（2）脓肿后壁具有回声增强效应，与肝囊肿相似。

（3）肝脓肿侧壁一般显示清晰，无回声失落现象。

（4）脓肿后方回声可见增强。

（5）动态观察脓肿内部回声可变化。

二、胆系疾病的超声诊断

（一）急性胆囊炎

急性胆囊炎超声表现，依据病变程度可分为单纯性胆囊炎、化脓性胆囊炎和坏疽性胆囊炎。初期单纯性胆囊炎超声显示胆囊大，囊壁轻度增厚，缺乏诊断性特征。

在形成化脓性胆囊炎后，声像图特征较明显，主要表现如下。

（1）胆囊体积肿大，轮廓线模糊，外壁线不规则。

（2）胆囊壁弥漫增厚，形成胆囊壁的双边影表现。

（3）胆囊内充盈着稀疏或密集的细小或粗大回声斑点，为胆囊蓄脓的表现。

（4）多伴有胆囊结石，往往嵌顿于胆囊颈管部。

（5）急性胆囊炎发生穿孔时，可显示胆囊壁的局部膨出或缺损，以及胆囊周围的局限性积液。

（6）胆囊收缩功能差或是丧失。

（7）超声 Murphy 征阳性探头通过胆囊表面区域时有明显的触痛反应。

（二）慢性胆囊炎

慢性胆囊炎可为急性胆囊炎的后遗症，也可为原发的慢性炎症改变。多与胆囊结石并存。

在不同阶段，可有不同声像图表现。

第一阶段：仅表现为囊壁增厚，厚度大于 3mm，毛糙，胆囊内结石。

第二阶段：胆囊肿大，囊壁增厚、毛糙，囊内透声差，可有云雾状强回声，随体位移动而变形，此为陈旧、稠厚胆汁或脓性物质。

第三阶段：声像图表现多种多样，胆囊壁可增厚到 10 ～ 15mm，萎缩型表现为胆囊缩小，囊腔变窄，壁明显增厚，其内可充满结石，呈囊壁 - 结石 - 声影三联征，即 WES 征。胆囊收缩功能不同程度降低。

（三）胆囊结石

胆囊结石中以胆固醇结石和混合性结石多见，胆囊结石声像图表现可分为典型结石和非典型结石两大类。

1. 典型结石表现

胆囊腔内出现强回声光团，其后方伴有声影，随体位移动。

2. 非典型结石表现

（1）胆囊内充满结石：有一种特征性图像即增厚的胆囊壁的弱回声带包绕着结石强回声，其后方伴有声影，简称为“囊壁 - 结石 - 声影三联征”（WES 征）。

（2）堆积型结石：一定数量的直径小于 10mm 的结石堆积在胆囊内，结石部分或全部得到显示。

（3）泥沙样结石：也称为胆泥，是直径比堆积型结石更小的结石，如泥沙大量堆积在胆囊体底部，呈均质的高等回声，内夹杂着斑点状强回声，其形状、位置可随体位移动变化。

（4）胆囊壁内结石：胆囊壁内可见单发或多发的数毫米长的强回声斑，其后方形成“彗星尾征”，改变体位时不移动。

（四）胆囊隆起性病变超声表现

胆囊隆起性病变包括胆囊息肉样病变，胆囊腺肌增生症，胆囊良、恶性肿瘤等。

1. 胆囊息肉样病变

胆囊息肉样病变主要包括 3 类病变：①胆固醇性息肉，占全部息肉 95% 以上；②炎性息肉，有慢性胆囊炎的病史；③腺瘤样息肉。胆囊息肉样病变的超声主要表现在以下几点。

（1）大小 2 ～ 3mm，1 个到数个甚至 10 个以上，粟米样高回声至强回声附着在胆囊壁上，多伴有“彗星尾征”，这类息肉多为胆固醇性息肉或胆固醇结晶。

（2）大小 5mm 左右，单发或多发的结节状等回声或高回声，表面平滑。多发高回声病灶多为胆固醇性息肉，单个病灶等回声、基底部无明显狭窄者，也可能为腺瘤性息肉，但超声无法鉴别。

（3）大小 7 ～ 10mm 的结节或乳头状等回声至高回声。这类息肉超声鉴别比较困难。

（4）大小 10mm 以上的结节状或局部隆起样的等回声，单发者多见，内部回声均质，表面平滑，基底部宽或带蒂，这类息肉要警惕腺瘤性息肉的可能。

2. 胆囊腺肌增生症

胆囊腺肌增生症为胆囊壁内某种组织成分的过度增生，既不是炎症的纤维组织增生，也非真性肿瘤，属良性病变。

声像图表现：①胆囊壁明显增厚，可呈弥漫型、节段型或基底部局限性增厚，向腔内突起；②增厚的胆囊壁内部回声不均，散在分布多个无回声的小囊，囊内含有胆汁；③可并发胆囊壁内小结石，呈强回声斑或点，后方伴有“彗星尾征”；④胆囊收缩功能亢进；⑤一般增厚处无彩色血流信号。

3. 胆囊良性肿瘤

主要为腺瘤，其次为神经纤维瘤、血管瘤、平滑肌瘤等。良性肿瘤声像图表现：多孤立存在，可多发，小的病灶声像图表现同胆囊腺瘤性息肉，多数不超过 15mm，呈结节状、乳头状或分叶状，等回声至高回声或混合性回声，部分带有短而粗的蒂，常见于胆囊颈部和基底部，无声影、不随体位移动。

（五）肝外胆管结石

超声检查难以判别肝总管及胆总管的分界，因此肝外胆管结石在超声上统称为胆总管结石。肝外胆管结石声像图表现如下。

（1）肝外胆管不同程度地扩张。

（2）胆管内可见形态稳定的强回声团或强回声斑，后方伴有声影。

（3）强回声与管壁界限清楚，有时可随体位移动。

（4）管壁增厚。

（六）肝内胆管结石

肝内胆管结石主要表现在以下几点。

（1）肝内出现强回声团或强回声柱，后方伴有声影。

（2）结石的强回声沿肝内胆管走行分布，与门静脉分支平行分布。

（3）结石梗阻以上的胆管扩张，与伴行的门静脉分支形成“平行管”征。

（4）肝内胆管结石反复发作胆管炎者，可出现肝实质回声粗糙紊乱、小脓肿形成、肝叶萎缩、胆汁性肝硬化等。

三、胰腺疾病的超声诊断

（一）急性胰腺炎

对于水肿型急性胰腺炎，多表现为胰腺弥漫性肿大，其体积可为正常胰腺的 3 ～ 4 倍，轮廓线光整、清楚，偶见局部肿大者。胰腺实质回声降低，后方回声增强。水肿严重者，胰腺可呈无回声表现。由于肿大胰腺的压迫和炎症浸润，使其后的脾静脉和门静脉常难以显示。

出血坏死型胰腺炎时胰腺肿大，边缘不规则，境界不清楚。胰腺及其周围组织呈不均质回声改变，可由强回声、弱回声以及无回声混杂而成。环绕胰腺外周出现一层弱回声带，是重要的间接症状。

（二）慢性胰腺炎

慢性胰腺炎的超声表现有以下几点。

（1）占 50% 患者胰腺大小仍在正常范围内，其余可表现为全胰腺肿大或局限性肿大及胰腺缩小。

（2）胰腺由于广泛地黏连和纤维化，其形态僵硬，边缘不整，与周围组织界限不清。

（3）内部回声多数增强，分布不均，呈条状或带状。

（4）有假性囊肿形成。

（5）主胰管不规则扩张或扭曲，呈囊状或串珠状。

（6）胰管内有时可见强回声胰管结石，后方伴有声影。小结石可无声影。

第四节　内镜检查

消化内镜历经 100 多年的发展，目前已成为消化专科的常规诊断工具。现在普遍应用的内镜为电子内镜。电子内镜是通过安装在内镜顶端的电荷耦合器件（CCD）将光能转变为电能，再经视频处理器处理后，将图像显示在电视监视器上。

一、胃镜检查

（一）胃镜检查的适应证及禁忌证

1. 适应证

（1）凡怀疑有食管、胃及十二指肠疾病，临床又不能确诊者。

（2）急性及原因不明的慢性上消化道出血。

（3）X 线检查发现胃部病变不能明确性质者。

（4）上消化道一些慢性炎症，如慢性萎缩性胃炎伴肠上皮化生或不典型增生，胃大切除手术后病例，可能需要反复做胃镜进行治疗和随访。

（5）需要通过内镜进行治疗者：食管和胃的异物。

2. 禁忌证

（1）严重的心、肺、脑器官疾病，如高血压、冠心病、肺源性心脏病、肺气肿、脑血管供血不足等疾病或极度衰竭情况下不能耐受检查的患者。

（2）精神病或严重智力障碍不能合作者。

（3）怀疑有胃肠穿孔或腐蚀性食管炎的急性期。

（4）严重脊柱成角畸形或纵隔疾患，如胸主动脉瘤等。

（5）消化道大出血，休克未能纠正者。

（6）急性咽喉炎。

（7）烈性传染病患者。

（二）几种常见食管及胃疾病的内镜表现及诊断

1. 反流性食管炎

内镜下见食管下端黏膜破损，常见为糜烂、溃疡等；镜下见黏膜条状充血、中间糜烂、溃疡形成，黏膜破损间无相互融合。

根据食管炎严重程度不同，有很多不同的分级方法，常用的为洛杉矶分类法，分为四级。

A 级：黏膜破损局限于一条黏膜皱襞上，长度＜ 5mm。

B 级：黏膜破损局限于一条黏膜皱襞上，至少有一条黏膜破损长度＞ 5mm，但两条黏膜破损间无相互融合。

C 级：两条或两条以上的黏膜破损存在相互融合现象，但非全周性，少于食管周径的 75%。

D 级：融合为全周性的黏膜破损。

2. Barrett 食管（BE）

Barrett 食管是指食管下端鳞状上皮被柱状上皮替代，内镜下表现为胃食管结合处的近端出现橘红色柱状上皮，即鳞、柱状上皮交界处在齿状线的上方。

按照化生的柱状上皮长度可分为长段 BE 和短段 BE。长段 BE 指化生的柱状上皮累及食管全周且长度＞ 3cm；短段 BE 指化生的柱状上皮未累及食管全周或累及全周但长度＜ 3cm。按照内镜下形态分类：全周型、舌型和岛状。

3. 慢性胃炎

慢性胃炎可分为慢性浅表性胃炎和慢性萎缩性胃炎两种。

（1）慢性浅表性胃炎：内镜下表现为胃黏膜充血、水肿，呈花斑状红白相间的改变，以红为主，可有局限性糜烂和出血点。部分表现为黏膜出现多个疣状、丘疹样隆起，直径 5 ～ 10mm，顶端可见黏膜缺损或脐样凹陷，病变多位于胃窦胃体，以大弯侧多见。

（2）慢性萎缩性胃炎：内镜下表现为胃黏膜失去正常的橘红色，可呈淡红色、灰色等，以白为主，重度萎缩呈灰白色，黏膜变薄，皱襞变细、平坦，黏膜下血管透见如树枝状或网状。伴有异型增生性改变，黏膜可呈颗粒状、结节状。

4. 胃溃疡

胃溃疡内镜征象是溃疡呈圆形或椭圆形，边缘锐利，基底光滑，为坏死组织覆盖，呈灰白色或黄白色，有时呈褐色；周围黏膜充血水肿，略隆起；胃皱襞放射至溃疡壁龛边缘。

5. 十二指肠球部溃疡

十二指肠球部溃疡常见于十二指肠球部前壁。内镜征象是溃疡呈圆形或椭圆形，边缘锐利，苔白色或黄白色，有时呈褐色；周围黏膜充血水肿，略隆起；可有假性憩室形成。

二、结肠镜检查

（一）结肠镜检查的适应证及禁忌证

1. 适应证

（1）原因不明的下消化道出血，包括显性出血和持续性隐性出血。

（2）排便异常者，如慢性腹泻或长期进行性便秘。

（3）X 线钡剂灌肠检查结果阴性，但有明显的肠道症状，尤其疑有恶变者，或 X 线钡剂检查异常，但不能定性者。

（4）腹部包块，尤其下腹部包块需明确诊断者。

（5）不明原因的消瘦、贫血者。

（6）结肠切除术后，需要检查吻合口情况者。

（7）需行结肠腔内手术、激光治疗者，如结肠息肉切除术。

（8）低位肠梗阻及腹块不能排除肠道疾病者。

（9）大肠炎症性疾病帮助做鉴别诊断或需要确定病变范围、病期、严重程度、追踪癌前期病变的变化。

2. 禁忌证

（1）体弱、高龄病例以及有严重的心脑血管疾病，对检查不能耐受者。

（2）精神病或严重智力障碍不能合作者。

（3）肛门狭窄，肛周急性炎症时不宜镜检，消化道有狭窄时，对狭窄远端不能强行进镜。

（4）严重腹腔粘连者不能强行进镜。

（5）近期做过胃肠手术或盆腔、腹部做过放射治疗者。

（6）有腹膜炎或中毒性的消化道炎症如中毒性溃疡结肠炎患者。

（7）有习惯性流产者早孕期不宜肠镜。

（二）几种常见结肠病变的内镜下表现

1. 结直肠息肉

肠道黏膜层的隆起，为良性病变，息肉表面黏膜为红色或同肠黏膜颜色，形状不一。根据山田分类法将息肉分为四型。

Ⅰ型：隆起病灶的起始部平滑，与周边黏膜界线不明显，病灶呈丘状隆起。

Ⅱ型：隆起病灶的起始部与周边黏膜有明显的界线，病灶呈半球状隆起。

Ⅲ型：隆起病灶的起始部与周边成锐角，病灶基本为球形，呈亚蒂状隆起。

Ⅳ型：隆起病灶基底部明显小于顶端，呈蒂状隆起。

2. 溃疡性结肠炎

（1）病变连续，开始于直肠向近端结肠发展。

（2）病变呈弥漫性和连续性分布。

（3）活动期可见黏膜充血水肿，血管纹理消失，脆性增加、触之易出血，颗粒状改变，粗糙不平。有时可见稠厚的黏液，脓性或脓血性渗出，溃疡浅表、多发、形态各异，大小不等，带血性黏液，有的溃疡边缘或中心有岛状息肉。

（4）慢性修复期：假性息肉。

（5）皱襞变形或消失，肠壁僵硬变短，形成管状结肠。

3. 结肠克罗恩病

克罗恩病的病变呈跳跃式或节段性分布，常见于右侧结肠和末端回肠，内镜下表现为节段性、非对称性的黏膜炎症、纵行或阿弗他溃疡、鹅卵石改变。晚期有肠腔狭窄，环形皱襞消失，肠壁伸展不良，肠腔畸形，病变与正常黏膜分界清楚。

三、内镜逆行胰胆管造影

（一）概述

内镜逆行胰胆管造影（ERCP）是利用十二指肠镜插入至十二指肠降段，通过内镜活检孔道将外径为1.7mm的聚四氟乙烯导管自十二指肠乳头口处插入，并经该导管逆行注入造影剂，使胆道及胰管在X线下显影的技术。它能鉴别黄疸的原因、梗死部位、结石分布、胆管狭窄位置等，有些还可以取活组织做病理检查。

（二）内镜逆行胰胆管造影的适应证及禁忌证

1. 适应证

（1）梗阻性黄疸。

（2）胆道结石。

（3）胆道肿瘤、胰腺囊肿、慢性胰腺炎、壶腹部肿瘤等。

（4）胆道或胆囊术后综合征。

（5）胆道畸形或损伤。

（6）胆道蛔虫症。

（7）有症状的十二指肠乳头旁憩室。

2. 禁忌证

（1）急性胰腺炎或慢性胰腺炎急性发作。

（2）急性胆道感染。

（3）心肺功能不全，不能耐受者。

（4）精神病、意识不清，或有严重脊柱畸形者。

（5）胆总管空肠吻合术后，无法将内镜送至吻合口处。

（三）常见消化道疾病 ERCP 的表现

1. 胆管结石

ERCP 主要表现为胆总管内的充盈缺损，胆管扩张。下端梗阻时，可出现杯口状的充盈缺损，其上方胆管口径扩张。

2. 胆管癌

（1）直接征象：分为梗阻型、不规则型和腔内充盈缺损型。

（2）间接征象：梗阻后低胆汁淤积性肝内外胆管扩张，迂曲，形如“软藤状”。

3. 慢性胰腺炎

ERCP 表现有胰管不平整、扩张和结石，胰管梗阻、狭窄和（或）囊肿及胆总管胰腺部狭窄等。

4. 胰腺癌

由于胰腺癌多起源于胰管上皮细胞，故早期就可发现胰管狭窄或梗阻、扩张和移位。胰头癌时可引起胆总管、主胰管梗阻，出现“双管征”影像。

5. 乳头壶腹部肿瘤

可见乳头不规则隆起、糜烂、坏死、溃疡及呈菜花样改变等，并可进行活检及内镜直视下刷取细胞取得病理证实。

第七章　消化内镜治疗

第一节　食管、贲门狭窄的内镜下扩张治疗

食管贲门狭窄是一种常见病症，可由各种良性或恶性疾病引起，其主要症状是吞咽困难，轻者不能进固体食物，重者甚至连水也不能通过狭窄部。由于长期不能较好地进食而导致营养不良及水电解质紊乱。食物积滞于狭窄部以上亦可引发食管炎及吸入性肺炎。治疗食管、贲门狭窄方法较多，包括手术、激光、微波、高频电切，肉毒素局部注射，气囊和探条扩张以及近年来开展的食管支架治疗等，其中扩张治疗为目前较为常用且有效的方法。

一、食管狭窄的病因

各种疾病原因所致的食管贲门狭窄根据其病理生理基础不一，治疗方法和效果也不尽相同。炎性狭窄以消炎为主，瘢痕性狭窄扩张治疗主要是使增生的纤维组织断裂，贲门失弛缓症扩张后使食管下段括约肌（LES）肌层断裂，改善食管狭窄症状。

二、食管、贲门狭窄扩张治疗的适应证与禁忌证

各种原因所致的食管、贲门部狭窄而出现吞咽困难者均有扩张症状，1977 年 Stooler 等按症状轻重将吞咽困难分为 5 级：

0 级无症状，能进各种食物；1 级偶尔发生，能进软食；2 级能进半流质食物；3 级仅能进流质食物；4 级不能进食，水也不能咽下。

一般来讲，食管管腔直径＜ 1.3cm 时将出现吞咽固体食物困难的表现，按照上述分级除 0 级外，其他 4 级均有扩张的症状。

1. 适应证

（1）炎性狭窄。

（2）瘢痕狭窄：如化学灼伤后、反流性食管炎所致的瘢痕狭窄、放疗后、手术后、外伤或异物引起的损伤后的狭窄等。

（3）晚期食管癌或贲门癌狭窄拟放支架前。

（4）贲门失弛缓症等各种良性病变引起的狭窄。

（5）先天性病变如食管蹼。

2. 禁忌证

（1）患者不能合作。

（2）并发严重心肺疾患或患者严重衰竭无法忍受治疗。

（3）狭窄严重，导引钢丝无法通过，治疗非常困难者也应视为相对禁忌证。

（4）癌性梗阻者不放支架只扩张无长期疗效且易穿孔，也属相对禁忌证。

（5）食管灼伤后的急性炎症期，由于黏膜及食管壁炎症、水肿甚至坏死，此期不宜扩张，但可在炎症充血水肿坏死期后置入一胃管维持通道鼻饲，待完全愈合后，一般主张在伤后 3 个月以上。

（6）手术后瘢痕狭窄者在术后 3 周内也不宜扩张。

三、器材及术前准备

1. 目前常用的扩张器主要有两种

（1）水囊扩张器：水囊扩张器由水囊、水囊导管、压力泵等部分构成。有从内镜活检孔插入（TTS 水囊）及在导丝引导下插入两种，前者直径有 8mm，10mm，12mm，14mm，16mm，18mm 数种，其长度均为 80mm。后者直径有 30mm，35mm，40mm 几种，后者主要用于贲门失弛缓症的扩张。一般而言，球囊产生放射状伸展力，力量稳定。

（2）Savary 锥形硅胶扩张器：萨氏探条扩张器，又称 Savary-Gilliard 探条，为可曲性硅胶制品，韧性好，质地软，其直径 5 ～ 15mm 不等（一般为 5mm，7mm，9mm，12.8mm，15mm 等），前端锥形，配有不透 X 线标记，探条中央有一细孔通道，为引导导引钢丝通道。有国产和进口二种，前者有长度标记，前端锥形体较短，适用于食管、低位肠道吻合口狭窄患者，后者无明显长度标记，前端锥形体较长，适用于食管中段狭窄患者。据研究表明探条产生剪切力与雪铲样作用，易穿孔。但笔者目前在数百例扩张中未遇到。

2. 患者准备

（1）做好患者解释工作，取得患者配合，并向其家属交代扩张的必要性及可能的并发症，签知情同意书。

（2）了解狭窄部位、特点及病因，进行必要的术前检查，如食管钡剂造影、胃镜等。

（3）扩张前至少禁食 12h，以免术中呕吐引起误吸。如果有残留食物在食管腔内则需延长禁食时间或内镜下清除。

（4）术前肌内注射镇静药地西泮 10mg，山莨菪碱 10mg 或丁溴东莨菪碱（解痉灵）20mg 以减少口腔分泌与术中迷走神经反射。

（5）术前需咽喉部局部麻醉，如可用利多卡因、丁卡因，并做胃镜检查。进入操作室前拔除活动义齿。有条件的医院可在无痛内镜下进行。

（6）除所有操作器械外，必须确保吸引器能正常工作，预备氧气。

四、食管、贲门狭窄扩张方法

（一）内镜下气（水）囊扩张器扩张法

插入胃镜至狭窄口上方，通过活检通道置入气（水）囊，将气囊中部植入至狭窄口，注气或（水）至气（水）囊设计压力 40 ～ 60kPa，对局部扩张时间 3min，抽吸气囊，3min 后再注气（水）扩张。扩张时由细至粗，依据狭窄程度选择气（水）囊直径。食管吻合口狭窄扩张至 15mm，依据狭窄程度分 2 ～ 3 次扩张，狭窄重者切不可一次扩张到 15mm，以预防穿孔。

内镜导丝气囊扩张法，主要用于贲门失弛缓症，贲门失弛缓症用 30 ～ 40min 直径的气囊，先经内镜活检孔插入引导钢丝，通过贲门到达胃底胃体交界处，退出内镜，保留导丝，再插入内镜，然后通过导丝插入直径 30 ～ 40mm 气（水）囊扩张器，胃镜直视下，使气囊中部位于贲门，一般扩张一次，出现扩张处一定程度的撕裂即可。

扩张压力为 20 ～ 40kPa（150 ～ 300mmHg），扩张完毕后，插入内镜观察狭窄部病变情况及扩张效果。

（二）胃镜下 TTS 水囊扩张器扩张法

常规胃镜检查，明确狭窄部位后将胃镜保持在距狭窄处 5cm 处，经胃镜活检孔插入已被吸瘪的 TTS 水囊扩张器，水囊插入狭窄部位后，近端应露出 5cm 左右以便观察，注水到规定压力（不同直径扩张器使用压力不同）并维持 2 ～ 3min，在扩张过程中可能见到狭窄处膨胀的水囊，放水减压后让患者休息 1 ～ 2min，反复数次，然后吸瘪水囊，经胃镜活检孔抽出 TTS 扩张器，再次观察狭窄部病变情况及扩张效果，胃镜通过狭窄段达到胃腔，观察狭窄段，了解局部情况，观察有无活动出血及穿孔，对应处置。对于扩张困难病例，必须在 5 ～ 7 天再次扩张。反复数次，直至球囊扩张很容易为止。水囊加压时患者可感到局部胀痛，减压后缓解，术前应向患者交代清楚，以取得患者配合。

（三）Savary-Gilliard 探条扩张法

使用 Savary-Gilliard 探条扩张需先经胃镜活检孔道插入导引钢丝通过狭窄部，在 X 线透视下确认导引钢丝走向，并使头端位于胃腔后退出内镜，保留导引钢丝，在导丝引导下逐渐插入 5 ～ 15mm 探条，根据其狭窄程度不同选择直径不同的探条，需由小到大，顺次逐步扩张，每次扩张治疗不超过相邻 3 个直径探条较安全。扩张时要计算好狭窄口距门齿的距离，探条圆柱部分应通过狭窄部并保留 3 ～ 5min，扩张完毕导丝及扩张器同时退出。内镜下观察病变情况及扩张效果。

扩张中导丝的走向及头端是否到达胃内是扩张成败及避免并发症发生的关键，导丝插入过程中必须在 X 线透视下进行，每次探条沿着导引钢丝插入时，应拉直导丝，避免导丝打折弯曲断裂而出现意外。扩张后胃镜通过狭窄段以了解狭窄局部病变及出血或穿孔并发症。扩张熟练者可不需在 X 线下进行扩张，只要导丝很顺利越过狭窄段插入胃腔就可进行扩张，是否插入胃腔可根据手感和插入长度判断。除非不能确定导丝是否插到胃腔，心中无数，需在 X 线下确定。

食管十二指肠吻合口狭窄应内镜直视下探条扩张。

五、术中注意事项

术中必须随时清除口咽部从食管反流的液体，防止误入气道。对于静脉麻醉患者需严密监测生命体征，保持呼吸道通畅。扩张球囊时，球囊可能滑至狭窄的近侧或远侧，术者必须控制，可用右手拇指示指夹持扩张气囊导管固定于内镜活检通道开口处，助手控制胃镜于门齿处，防止扩张注气时气囊改变位置，影响扩张。如有滑动，必须抽瘪球囊，重新定位后再扩张。

扩张食管时约75%患者有一定程度的疼痛，不能因此而放弃手术。患者如有撕裂感疼痛，则可能会产生食管严重损伤，应停止扩张，改期再扩。

最重要的是必须按操作规程进行，操作轻巧、避免粗暴，在没有证实导管在消化道时不能插入球囊导管进行扩张。

扩张的宽径必须适宜患者，食管最大为20mm，一般以15mm为好，但对放射损害后的瘢痕性狭窄则不宜一次扩至15mm，可以分次扩张。

化学灼伤患者可能为多处狭窄，扩完一处后，将球囊内气液抽出少许，上下滑动球囊以检查是否还有别处狭窄，以便再扩。

六、术后处理

门诊患者观察1h后即可嘱其回家，通常术后做钡剂检查，但无论经导管或口服造影剂，在术后立即乃至1周内，部分患者食管管径可能没有明显改善，这可能与常有痉挛或黏膜水肿有关。扩张术后患者应禁食1天，观察有无出血、穿孔并发症。如有持续胸痛、发热，可能有穿孔。可服碘油造影剂证实，如有穿孔，则应消炎、禁食减压或外科会诊手术。

如无并发症可以流食，半流食，软食，普食过渡。有人认为，只要患者自觉良好，即可较快过渡，鼓励患者第2天即进固体饮食，因为进食本身也是扩张。

一般在术后1～2周，患者可能会有症状复发，需再次扩张，以后间隔时间越来越长，一般1～3次，多者5次，甚至更多次。

良性病变者58%只需1次扩张，19%需2次，平均2.2次，贲门失弛缓症常需2～3次，曾有1例最多扩至43次，但属特例。

七、食管扩张术的并发症及其防治

食管扩张术的并发症较为少见，主要是穿孔、大出血及继发感染，一旦发生并发症，后果严重，据文献报道食管穿孔的并发症少于1%。但化学烧伤后扩张穿孔率较高，Song报道一组化学烧伤后扩张穿孔率32%，但均无严重后果。扩张时，化学灼伤者明显较非灼伤者疼痛严重，化学灼伤后球囊成形的穿孔常不在最狭窄处，而在最狭窄处附近的次狭窄处，所以有人主张用短球囊，穿孔也不一定发生在第一次扩张，可在第2次、第3次扩张时。穿孔如为导丝或造影导管引起，则立即退出，只要将狭窄扩张，上述损伤多能自愈。扩张患者扩张时手法的轻重及技巧对于防止并发症的发生至关重要，扩张力度不够达不到疗效，扩张过度又可能导致出血及穿孔。扩张中及扩张完毕后严密观察，若局部出血明显应即刻行内镜下止血。若患者出现突发性、难以忍受的胸痛或扩张完毕后胸痛持续不能缓解，应怀疑有穿孔，用泛影葡胺等液体造影剂可显示造影剂溢漏出食管外，X线透视可见纵隔气体。穿孔后的治疗各个学者意见不一，有主张手术，有主张非手术。

当穿孔很小、没有胸腔感染、症状很轻及没有毒血症状时不宜进行外科手术治疗，采用禁食、预防感染、补液等措施，3～5天后病情一般能得到缓解，如有气胸、纵隔气肿、胸腔渗液、全身毒血症、呼吸功能不全和休克者必须立即手术治疗。

八、扩张治疗的效果评价

内镜下食管贲门狭窄扩张治疗疗效较为满意，Savary扩张器及水囊扩张器，前者效果好，后者使用简单且安全，两者可配合使用。各种不同原因所致的食管贲门狭窄扩张治疗后效果亦不一样。术后吻合口狭窄，因狭窄段短，扩张1～2次后可达到相当满意的效果，该类狭窄也可使用高频电切切割，但易造成穿孔的危险。狭窄长度≥2cm时，由于纤维组织弥漫性增生，扩张后很容易出现纤维组织再生而需反复扩张治疗。食管蹼的治疗一般扩张一次即愈。贲门失弛缓症主要是功能性疾病，狭窄很明显但胃镜一般能通过，该类患者一般采用Rigiflex水囊或气囊扩张效果良好，气囊直径30～40mm，扩张1～2次后可维持较长时间不再复发，即使复发亦可再次进行扩张，扩张后同时配合使用硝苯地平等药物。施瑞华等用气囊扩张5例贲门失弛缓症患者，扩张1次即基本解除症状，且未见复发。对于恶性狭窄，扩张治疗可取得暂时疗效，要获得相对持久的效果，必须放置食管支架，同时配合放疗、化疗、激光及微波等治疗。

在比较不同方法的治疗时，需考虑三个因素：患者的接受程度、复发间隔的时间与并发症，从这三方面比较球囊成形术是最佳方法。Starck比较球囊与探条的疗效，用探条治疗后平均无症状期2.3个月，而球囊治疗无症状期则为9.3～12个月。一则因为球囊的创伤轻，再则球囊能扩大的腔径是探条的2倍。用探条治疗结果虽然有83%病例能保持长期通畅率，但是并发症率高。Benechict报道并发症率为30%，病死率为17%。成功率为67%～97.5%，笔者认为探条扩张如此高的病死率可能与病例选择、术者的经验和操作有关。手术初期疗效为70%～90%，长期随访1年与2年分别无症状者为83%与69%。

化学损伤只有21%能扩到17mm，即使扩到15mm，仍有67%的复发率，而扩至15mm以下者，复发率为36%。

第二节　消化内镜下胆汁内引流术

内镜下胆汁内引流术，是通过内镜将支撑导管留置于胆管，将胆汁引流至十二指肠肠腔，它克服了ENBD丢失体液、患者不能忍受鼻胆管刺激和住院时间较长等缺点，不仅能解除胆道梗阻，通畅胆道引流，还保证了胆、肠的正常循环，更符合患者的正常生理要求。胆汁内引流术于1979年开始应用于临床，胆道塑料支架引流术首先由德国Soehendra教授报道，1985年Carrasco等将可膨式金属支架应用于胆道狭窄的治疗，取得满意疗效。国内20世纪90年代初开展此项技术，目前已广泛应用于临床，成为治疗胆道良性、恶性梗阻的首选方法。

一、内引流管的类型与优缺点

根据制造引流管的材料不同，目前使用的有塑料型引流管（PS）和金属自动张开型引流管（EMS）两种。

（一）塑料型胆管引流管

1. 制造的材料

主要是聚四氟乙烯和聚乙烯。Teflon制造的引流管质地较硬而挺直，容易置入。无边孔引流管较有边孔引流管的通畅时间长6倍。

2. 塑料引流管的类型

（1）猪尾形引流管：为第一代塑料引流管，1979年开始应用于临床。由于其前端尖很容易通过狭窄段，故适用于左右肝管交叉处肿瘤、多发性肝外胆管狭窄、胆道肿瘤性高度狭窄、直形引流管置入失败等情况。但这类引流管置入后平均3个月就会引起堵塞，需要更换。

（2）有孔直形塑料引流管：为第二代塑料引流管，1982年开始应用于临床，为聚乙烯材料制造。为了防止引流管脱出胆管和增加引流的能力，在导管的胆管内端增加了一个有侧孔的翼和一个侧孔，在十二指肠端同样也增加了一个有侧孔的反向的翼，以防止逆行滑入胆管内。这类引流管平均堵塞的时间为4～6个月，也需要更换引流管。

（3）无侧孔直形塑料引流管：即圣诞树形引流管，为第三代塑料引流管，1991年开始应用于临床。经研究发现，有孔比无孔的塑料引流管容易堵塞，聚乙烯材料比聚四氟乙烯的塑料引流管容易堵塞。这类引流管硬度适合，易于置入。在引流管的近侧端有两层8个不同方向的翼，远侧端有2个边翼，以防止引流管向十二指肠或胆管脱落。引流管的长度取决于胆管狭窄的长度。主要适用于胆总管或肝总管下段恶性狭窄，左右肝管汇合部狭窄、胆管良性狭窄、胆道术后胆瘘及肝移植术后吻合口狭窄或漏。该支架临床应用表明，其通畅时间较有边孔引流管长6倍，与金属引流管几乎相同。由于其具有置放简便，通畅时间长，价格便宜，易于更换等优点，因而广泛应用于胆道良、恶性梗阻及胆瘘患者。

3. 优点与缺点

（1）优点：塑料引流管的主要优点是价格便宜。

（2）缺点：主要是容易引起堵塞。平均为置入3～6个月。其堵塞的主要原因是引流管内壁表面形成了细菌膜。此问题目前仍然未能解决。

（二）金属自动张开型引流管

1. 制造的材料

主要是不锈钢丝、镍锡合金丝。

2. 金属型引流管的类型

（1） Wallstent：由不锈钢丝制成管网状，两端呈喇叭状，张开后直径为 7 ～ 10mm。

（2） Gianturcostent：由不锈钢丝制成锯齿状，末端成柱状，横断面为正多方形，张开后直径为 8 ～ 10mm。

（3） Endocoidstent：由镍锡合金丝制成蛇管状，无间隙。张开后直径为 8mm。

根据金属支架的扩张方式可分为自膨式和球囊扩张式两大类。

3. 优点与缺点

（1）优点：操作简单，扩张性能好，具有较大的引流直径，不易堵塞与移位，使得引流管通畅时间略长于普通的有边孔的塑料型引流管。

（2）缺点：金属自动张开型引流管的价格昂贵。经内镜置入后，再无法取出或更换，因而难以推广应用。近年来，新型可移动支架及带膜金属支架的应用可望解决这些问题。

二、胆汁内引流术的适应证及禁忌证

（一）适应证

（1）恶性胆道梗阻，如原发性胆管癌、胰腺癌、十二指肠乳头癌等，既可用于术前减黄，也可作为晚期肿瘤患者的一种姑息性治疗。

（2）良性胆道狭窄扩张后，为了保持扩张效果，扩张后宜放置内支撑塑料支架。

（3）胆总管结石有以下情况者：①老年或其他手术风险，不宜手术者；②不宜 EST 或内镜取石不成功者；③预防结石嵌顿或胆管炎发作，可作为术前准备；④危重患者不能耐受进一步取石者，可作为一种姑息性治疗。

（4）手术或外伤所致的胆瘘的治疗。

（5）肝外胆管型硬化性胆管炎的治疗。

（6）肝移植术后受体供体胆道吻合口瘘及吻合口狭窄者。

（7）无手术指征的恶性胆道梗阻，估计生存期＞ 3 个月且经济条件许可者，可置入胆道金属支架。

（二）禁忌证

严格地说，胆汁内引流术无绝对的禁忌证。

（1）同 ERCP 禁忌证。

（2）肝门部胆管肿瘤、肝内多级分支胆管受侵、引流范围极为有限者慎用。

（3）严重的凝血功能障碍者。

（4）肝内胆管硬化性胆管炎者。

（5）外科手术后胆管完全断离、结扎或钳夹者。

三、胆汁内引流术的术前准备

（1）患者准备同 ENBD。

（2）器械准备：

①内镜（置放金属支架内镜的活检孔道为 3.2mm 以上）、ERCP 造影附件、引导钢丝、胆道扩张探条、扩张气囊同 ENBD。

②胆道内引流管：外径为 7 ～ 12F 有多种形状，可根据患者的病情、经济状况、操作者的熟练程度与习惯进行选择。

③支架推进器：包括置管导管及推进管，置管导管前端有数个 X 线下可见性标记，间隔 5cm。应选择与胆管支架配套的推进器。

四、胆汁内引流术的操作方法

消化内镜下胆汁内引流术，主要包括 EST、导丝的置入和支架的置放。

（一）常规行 EST

（1）确定病变部位、性质、狭窄程度与范围及其距乳头的距离，决定使用引流管的类型、直径及长度。

（2）塑料引流管长度（两侧翼间距离）为病变上端至乳头距离增加 1cm，金属型引流管长度为病变长度加上病变上、下端各 2cm。

（二）导线置入

（1）经标准导管插入光滑导线，采用捻进手法，使导线越过狭窄，到达高位胆管。

（2）保持导线在胆管内，助手一边插入导线，操作者一边轻持导管退出，若助手插入较快，则可导致导线插入肝内过多，患者痛苦；若术者退出过快，可使导线脱出胆管，操作过程中应在内镜下保持导线位置不变，同步退出导管，导管进入工作通道后，应关闭抬钳器，锁住导线，防止滑出。

（三）胆道扩张

常用胆道探条扩张器，直径 7.5 ～ 10F，沿导线插入胆管狭窄部，逐级扩张。

（四）置入引流管

（1）塑料引流管：①沿导线插入置管导管，圣诞树形引流管及推进管，保持抬钳器关闭状态，调整大螺旋，使镜端尽可能贴近乳头，操作者使用推进器沿工作通道推入引流管至镜端。当感觉阻力增大时，完全打开抬钳器，适当用力使引流管推出内镜前端视野 3 ～ 5mm，合拢抬钳器，下旋大螺旋使视野逼近乳头，同时引流管也被插入乳头开口，稍打开抬钳器，再次用力插入推进管，同时助手适当将置管导管及导线向外拉直，使置管导管有一定的张力，以利引流管插入。此过程应保持视野与乳头的距离不变，通过张开抬钳器、推进引流管、合拢抬钳器、下旋大螺旋的反复多次操作，即可将引流管推入胆管。②当引流管后端进入视野后，适当扩大视野与乳头间距离，用力推管使引流管尾翼脱出镜端，引流管尾端完全进入视野达乳头外露 1.0cm 后，保持推进管位置固定，助手拔出置管导管及导线，使推进器及引流管自动脱离，内镜对准引流管尾端开口吸引，观察胆汁流出，结束置管。③ X 线透视了解支架位置。

（2）金属内引流管：①沿导线插入装有金属支架的输送器，采用上述手法将其插入胆道，达梗阻部位。②在 X 线透视及内镜控制下缓慢将外鞘退出，支架释放，调整支架位置，使其上端越过狭窄 2cm，拔出导线及外鞘，经 X 线透视观察支架开放情况，如狭窄位于高位，胆管支架末端不必露出乳头外，可置于胆道内。

五、胆汁内引流术的注意事项

（一）支架的选择

线状内引流支架置放方法简单，引流效果好，最理想的塑料支架是线形带侧翼的支架，支架近端侧翼在阻塞部位上 1cm，远端侧翼达乳头水平。支架的长度（即两侧翼间的距离）是阻塞和乳头距离再加 1cm，把镜头靠近乳头，X 线透视下测量阻塞上部到内镜头部的长度。一般认为 10F 的支架可提供足够的引流作用。

（二）导线通过狭窄部的方法

（1）导线通过狭窄困难时，不能强行插入导线，即使柔软的导线在胆管内也会变得僵硬，易产生假性通道或穿孔，此时，可采用抖动及捻进手法，抖动手法是在 X 线透视下，前后方向稍稍抖动并在抖动过程中微微推进导线，可使导线前端深插入狭窄。抖动和推进导线时幅度不宜过大，以防尖端脱位，捻进手法是在保持 ERCP 导管腔内润滑情况下，左手持导管尾部，右手拇指与示指和中指夹持导线外露段，顺时针或逆时针方向捻动导线，并恰当用力推进导线，使导线前端在运动中不断改变和选择方向通过狭窄，有时用弯曲的导管或带气囊导管可改变导线方向，利于导线通过狭窄处。

（2）恶性疾病引起的胆管狭窄，多选择柔软、易弯的导线，以易于通过狭窄处。良性疾病所致的胆管狭窄，一般选用头部弯曲小而硬的导线，以便于通过狭窄部位。

（三）注意内镜与引流管的关系

（1）ERBD 置管过程中，引流管推出内镜不宜过长，否则由于反作用力存在，推进引流管时可造成视野远离乳头，有造成置管失败的危险，此时应停止插入推进器，合拢抬钳器，调整大螺旋，使镜端逼近乳头。如仍然无效可锁死抬钳器，用右手持镜身，边左右旋转边拉直内镜，逐渐将引流管钩入胆道。

（2）若支架已被推出十二指肠，必须撤出全部操作系统，重新开始操作。

（四）金属支架

（1）金属支架长度应以扩张后长度为准，支架长度应超出肿瘤两端各 2cm，以防肿瘤生长早期堵塞。

（2）支架的定位必须准确，由于释放过程中支架只能后退不能前进，因而释放前可略微深一些，在释放的过程中可不断后拉调整。

（3）部分患者，尤其是支架一端放置于十二指肠者，应先进行 EST，以免影响胰液的排泄。

（4）金属支架置入失败者，如支架放置未超出肿瘤狭窄的上端，可尽早在其中央重新放置金属或塑料内支架，超过梗阻最高位。

（5）若肿瘤向金属支架生长，可采用单极电凝电极或电热电极烧灼，如此可打开支架通道。

（五）肝门部梗阻患者的处理

一般将支架置入右肝管内，以引流绝大部分胆汁，若有可能，左、右肝管各置入一支架，引流效果更佳。

（六）胆总管结石引流

支架上端应越过结石 1 ～ 2cm，末端位于十二指肠乳头口外。

（七）大支架的置放

＞ 10F 的支架，虽然引流的效果好，但置放有一定的难度。

（1）需要选用活检孔道为 4.2mm 以上的十二指肠镜。

（2）在置放支架前，应用探条对狭窄部位进行逐渐地扩张，如果要置入 10F 的支架，至少要扩张至 10F。

（3）应采用引导钢丝、支架引导管和支架推送器三层结构，有利于支架的置入。

（八）防止支架置入失败的措施

1. 支架置入失败的原因

①十二指肠镜与支架的位置不妥可导致操作失败；②导丝和套管在十二指肠内成袢。

2. 防止支架置入失败的措施

①保持十二指肠镜头尽可能靠近乳头，使支架与胆管轴相顺应。②操作者与助手的密切配合非常重要：支架经内镜推进主要依靠操作者推进支架和助手回拉内套管动作的共同协调来完成。在 X 线透视下如发现导管成袢，或乳头偏离视野，多因操作者推进过猛或助手没有及时回拉套管、导丝。此时，可由助手轻轻回拉套管和导丝，使镜头靠近乳头；或由操作者回拉整个操作系统，可减少套管在十二指肠内成袢；亦可向十二指肠进一步推进十二指肠镜，使套管方向顺应胆管和乳头的方向，可减少成袢。③当内镜滑入胃内或十二指肠内时，应松弛内镜，放平抬举器，重新插入十二指肠降部，以减少内镜的摩擦，使内镜顺应内套管滑回正确位置。④若支架仍在内镜里时，套管成袢或内镜移位，一般容易纠正，如果支架已被推出十二指肠，成袢纠正则就困难，必须退出全部

操作系统，重新进行置放操作。

（九）支架移位的处理

（1）支架向胆管远端移位：处理较容易，常常可自行排出。

（2）支架向胆管近端移位：处理较棘手，支架往往会发生阻塞，必须取出支架。

六、胆汁内引流术的并发症及其处理

（一）早期并发症

1. 支架早期阻塞

主要见于塑料支架，常见原因为血块、肿瘤坏死组织、泥沙样结石阻塞支架，发现支架阻塞应及时更换支架，使胆道再通。

2. 胆管炎与脓毒血症

主要原因为胆汁引流不充分、置管操作加重了胆管的感染、内镜消毒不彻底。预防方法是避免高压注射造影剂及术后应用抗生素。

3. 胆汁性腹膜炎

发生率 1%～5%，主要发生原因是在操作过程中损伤了胆管造成胆管穿孔。预防方法主要在操作时避免粗暴用力，一旦发生，立即行外科手术治疗。

4. 胰腺炎及高淀粉酶血症

较常见，一般较轻，控制饮食、输液、对症处理后短期治愈，必要时可短期应用生长抑素进行治疗。

（二）晚期并发症

1. 支架阻塞

塑料支架置管 3 个月阻塞率约为 30%，6 个月阻塞率为 70%，主要原因为肿瘤压迫、泥沙样结石阻塞，阻塞后可更换新支架。金属支架阻塞主要由于肿瘤通过支架网眼生长或向支架两端生长造成阻塞，可在支架中央重新置入一根金属或塑料支架，解除胆管梗阻。

2. 支架移位、滑脱

较少见，发生率为 3%。临床表现为黄疸、腹痛和急性胰腺炎。通过内镜检查和 ERCP 检查可确诊。若支架向近端胆管内脱出时可采用钳抓法、气囊法或 Soehendra 置换器法取出。

3. 胆管或十二指肠黏膜损伤

十二指肠黏膜损伤多因支架在肠腔内露出太长，损伤可形成溃疡甚至穿孔，少数可发生胆管穿孔，引起胆汁性腹膜炎。小的穿孔因有网膜包绕，可无临床表现。一旦出现临床症状，应及时进行外科手术治疗。预防方法主要是避免粗糙操作，尾端不要留得太长。

七、胆汁内引流支架取出及置换术

金属引流管经内镜置入后，如发生变位或阻塞，内镜方法无法更换或取出。故仅适合于生存期＞ 3 个月的恶性胆道梗阻患者。而塑料内引流管置入胆管一定时间后若发生阻塞，可通过内镜方法取出或更换引流管。

胆汁内引流支架取出及置换术所需要的器械：①单纯取出器：普通取石网篮、鼠齿抓钳；②经内镜取出器械：微型网篮、微型圈套器；③经内镜支架置换器械：Soehendra 引流管置换器；④脱出胆管器械：取石气囊。

（一）单纯取出法

主要适用于大直径引流管的取出。

1. 方法

经内镜工作通道插入网篮或鼠齿钳，内镜直视下圈套或钳抓引流管的十二指肠段，抓牢后连同内镜一同退出。

2. 优缺点

此方法简便，但需重复插入内镜后再置管，操作较为繁杂，故仅适用于单纯取除引流管者。圈套器及取石篮取支架安全可靠、方便简单、微创、用量少、术后并发症少，目前是基层医院支架移位后取出的较好办法。

3. 注意事项

必须在 X 线透视下进行，利用 X 线透视不断调整圈套器与支架关系，提高套管成功率，减少取管时间。取管时取管方向与胆管轴向一致为宜，防止胆管及肠道损伤。取支架后必须进行胆管造影，防止残余结石残留，最好选用取石气囊进行造影，因放置支架患者多已行 EST，乳头开口较大，造影剂不易完全使胆道显影，以防胆道显影不良结石残留。术前术后使用抗生素治疗是必要的，防止术后出现胆道感染而引起不必要的医疗纠纷，如已有化脓性胆管炎者，应在取出支架后改放 ENBD 治疗，防止取管后乳头水肿导致病情加重。术后定期进行随访，防止术后结石残留及结石再发可能。

（二）经内镜工作通道取出

适用于小直径引流管的取出，并要求内镜工作通道 4.2mm。

1. 方法

在内镜直视下圈套器或鼠齿钳抓牢引流管的十二指肠段后，完全打开抬钳器，保持内镜不动，将引流管经内镜工作通道拉出。较单纯取出法好，避免了反复插入内镜。

2. 优缺点

此方法优点是可保持内镜在十二指肠内原位不动，取出引流管。缺点同单纯取出法，不能保留原胆管的通畅，以便循原通路置入新的支架。

（三）EST 取出支架

若支架远端嵌顿在末端胆总管壁，可行 EST 取出支架。

（四）用气囊导管取出支架

主要适用于支架向胆管近段脱入时。可用气囊导管沿支架的一端，待气囊充气后，在 X 线的透视下缓慢拉出气囊导管，支架将随着带出胆总管的末端。

（五）取石网篮取出支架

采用取石网篮套住支架，解除远端的嵌顿，以助于支架的取出。

（六）经内镜支架置换法

该方法适用于胆道存在病变狭窄，在保持原胆道通路情况下，完成旧引流管取出及新引流管置入。

1. 方法

经 ERCP 导管对准引流管后端开口插入标准导线，使其越过狭窄达高位，保持导线位置不变，退出 ERCP 导管，沿导线插入 Soehendra 引流管置换器，调节内镜前端，使其前端正好嵌入引流管尾端开口，在 X 线透视及内镜直视下，助手顺时针捻进置换器手柄，使之前端螺纹嵌紧引流管尾端开口后，采用退导管技术使引流管连同置换器一同退出，再沿导线置入新的引流管。

2. 优缺点

优点是在保持原胆管通路的同时，完成旧引流管的取出以及循原通路置入新的引流管。缺点是操作技术要求高，要求操作者具有熟练的治疗内镜技术以及助手的密切配合。

第三节　早期胃癌的内镜治疗

一、早期胃癌的定义

早期胃癌（EGC）定义为垂直方向的浸润不超过黏膜下层而无论有无转移的胃癌，即早期胃癌 = 黏膜癌（M 癌）+ 黏膜下层癌（SM 癌）。内镜下早期胃癌肉眼分为Ⅰ型（隆起型）、Ⅱ型（平坦型）、Ⅲ型（凹陷型），其中Ⅱ型可进一步细分为Ⅱ a 型（平坦隆起型），Ⅱ b 型（平坦型），Ⅱ c 型（平坦凹陷型）。一般 EGC 直径 1 ～ 4cm，＜ 0.5cm 者称微小胃癌，病变＜ 1.0cm 称小胃癌。

EGC 预后良好，5 年生存率达 90％以上，微小胃癌则几乎达到 100％，而进展期胃癌尽管确诊后及时手术、放疗和（或）化疗等积极治疗，5 年存活率仅为 30％～ 40％。由早期发展至进展期需 2 ～ 7 年，平均 3 年左右。因此，及时发现和治疗早期胃癌，对于提高胃癌的治疗效果具有十分重要的意义。

二、早期胃癌内镜诊断

（一）普通胃镜

EGC 主要表现为黏膜粗糙感、触之易出血、斑片状充血及黏膜糜烂等，但 EGC 的内镜表现缺乏特征性，主要靠内镜医师进行全面仔细地观察，尤其要重视微小隆起性或凹陷性病变及表浅糜烂点，在可疑之处取活检送病理检查，必要时可行大块胃黏膜活检，是发现 EGC 的重要环节。

内镜多块活检可以提高诊断阳性率。提高对 EGC 的警觉性，对 40 岁以上出现不明原因上腹部症状者，可常规行内镜检查，对慢性胃病应定期复查胃镜。胃镜下活检病理报告为中重度不典型增生的患者，应重复多次胃镜及活检，以免延误诊断。在进行内镜观察时需注意几点：①是黏膜隆起型还是凹陷性变化；②是溃疡还是糜烂性变化；③异常色调；④异常黏膜皱襞；⑤易出血性；⑥血管透见像的变化；⑦胃壁的硬化、变形。不过，最后诊断则要根据病理组织所见，当上述变化为单发或局限性变化时，对可疑的病变进行积极的活检极为重要。

（二）超声内镜（EUS）

早期胃癌因类型不同而有不同的声像图。隆起型 EGC 黏膜粗厚，呈低回声区；凹陷型 EGC 黏膜层有所缺损，可侵入黏膜下层。EUS 鉴别 EGC 和进展期胃癌的准确率可达 70%～80%，对肉眼不易查明的 EGC，即癌灶局限于黏膜下层，而黏膜表面无明显形态和色泽改变者，EUS 仍能清楚判断。EUS 能准确判断早期胃癌浸润深度和淋巴结转移情况，对癌巢浸润范围的诊断优于普通内镜，与病理标本检查符合率高。此外，最新研究表明，三维内镜超声（3DEUS）可对早期胃癌进行良好成像，从而评估肿瘤浸润深度。

超声内镜是将微型高频超声探头安置在内镜顶端，既可通过内镜直接观察腔内形态，又可进行实时超声扫描，进一步获得胃壁的层次及周围邻近脏器的超声图像；既能判断病灶部位和范围，又可判断病变的浸润深度、有无邻近脏器的侵犯以及周围有无淋巴结肿大等。因而对胃癌可进行术前分期，为确定治疗或手术方案、评估预后，尤其是为 EGC 行内镜下黏膜切除（EMR）提供依据。但是，超声胃镜较难区分低回声病灶是肿瘤或炎症和纤维化，依靠在超声内镜下细针穿刺活检是解决这一问题的有效的手段之一。

（三）色素内镜

通过向胃黏膜喷洒药物观察黏膜颜色改变等染色胃镜方法可提高早期胃癌诊断准确性。色素胃镜的优点：良恶性病变染色不同，容易进行鉴别诊断；对癌变区域判断更准确，可提高胃癌的活检阳性率；能观察到胃小区的大小、形状和排列的方式；能显示黏膜表面的细小凹凸改变。早期胃癌普通胃镜检查下不易发现，易漏诊，用染色法能提高其诊断率。

目前常用于诊断早期胃癌的色素胃镜方法有荧光法胃镜检查、外源性荧光物质注射法（如：荧光素钠染色法，血卟啉衍生物荧光检测法）、自体荧光诊断、荧光素标记CEA单克隆抗体诊断胃癌、刚果红亚甲蓝联合染色法、靛胭脂腹腔动脉染色法、靛胭脂口服法和喷洒染色法、亚甲蓝口服染色法、甲苯胺蓝染色法、亚甲蓝靛胭脂染色法、煌蓝染色法、刚果红－伊文斯蓝染色法等。上述各种染色法中以煌蓝染色法和荧光法效果较好。煌蓝染色良恶性病变色调对比鲜明，内镜下良性病变呈蓝色，恶性病变呈红色，易于鉴别。荧光法以荧光为基础的胃镜成像和胃肠道光谱学的最新技术作为普通胃镜的补充有外源性荧光物质注射法和自体荧光诊断，检测结果可靠并可监测病情的发展。使用色素胃镜大大提高了早期胃癌的检出率，已广泛使用。理想的方法是用色素或荧光标记胃癌的单克隆抗体，与胃癌细胞特异性结合，易于在胃镜下观测。

（四）放大内镜

放大内镜由于装备了可变焦的镜头，便于内镜医师通过观察消化道黏膜的微细结构的变化，以判断病变的良恶性，区分组织学类型以及判断病变的深度和范围。对胃而言，观察对象主要包括小凹形态和微血管形态两个方面。由于胃小凹的分型目前还没有一个完善的、统一的标准，关于EGC小凹特征性表现的报道也不尽相同。小凹变小，形状不规则以及黏膜正常的集合静脉和真毛细血管网的消失，以及直径、形状不规则的肿瘤新生血管的出现为EGC内镜下比较有特征性的表现。

利用放大内镜能分辨出肿瘤的分化程度，分化好的黏膜一般颜色较红而分化不好的多呈白色，这可能是由于在初期新生肿瘤血管不多的情况下，低分化肿瘤的癌细胞弥散浸润损伤正常的血管，而早期高分化癌对正常血管的破坏则不明显。对肿瘤浸润深度的判断，一般认为黏膜下癌影响集合静脉和真毛细血管形态的程度与固有层内癌细胞的密度有关，显然黏膜内癌对集合静脉和真毛细血管的影响相对要小些。当然，这些只能作为辅助判断的依据。虽然众多的报道证实了放大内镜在诊断EGC方面与普通内镜相比有较大的优势，但是由于缺乏统一的诊断标准，并且放大内镜检查容易受胃肠蠕动及呼吸运动的影响，变焦放大的倍数不同也影响对图像的分析，因此放大内镜诊断早期仍处于研究阶段，尚需进一步积累经验。

普通电子胃镜有一定放大作用，但放大内镜放大倍率可由数倍至最高170倍。目前已由纤维放大内镜发展到电子放大内镜，对消化道黏膜腺管开口形状及病变的微细变化均清晰可辨，结合黏膜色素染色，可较准确地反映病变组织的病理学背景，区分增生性、腺瘤性和癌性病变，提高平坦和凹陷性早期癌的检出率。如此可提高活检的目的性，避免不必要的活检创伤。国外有研究者将胃黏膜的微细结构分为点状的A型、短线状的B型、带状的C型及网状的D型，不规则的D型结构为胃癌的特征性改变。

胃癌放大内镜检查需要观察黏膜表面的细微结构和微血管模式。小凹陷、不同大小的凹陷、不规则分支凹陷和不规则血管是早期胃癌表面结构的特点。分析微血管模式和细微表面结构对采用0.1%靛青的放大内镜观察具有重要意义。在胃黏膜染色基础上，使用放大胃镜检查，更可提高 EGC 的检出率。

（五）荧光内镜

生物组织在光激发下可产生荧光，肿瘤组织与正常组织的荧光光谱存在差异。利用肿瘤组织中内源性荧光基团，并经激光诱发出特异性的荧光信号来判别组织的性质。对早期胃肠道肿瘤和癌前病的检查具有快速、简便、可实时发现病灶和帮助引导活检等优点。内镜荧光成像具有如下优点：理论上能够检测内镜所观察到的全部组织中的可疑区域。目前使用的内镜固有荧光活检技术可根据组织的固有荧光光谱特征自动识别和诊断，能立即提示被测组织是正常、良性病变还是早期胃癌组织，检测结果阳性符合率高，有助于早期胃癌病变范围的正确评估。

（六）胶囊内镜

2000 年 4 月，胶囊内镜又名无线胶囊内镜，由以色列 GIVEN 影像公司生产并正式面世，其商品名为杰文诊断图像系统，于 2001 年 8 月获美国食品药品监督管理总局（FDA）认证，准许运用于临床，2002 年 4 月通过中国国家食品药品监督管理总局（SDA）批准用于我国临床。胶囊内镜检查主要适用于消化道隐性失血和其他小肠疾病，也有将某些疑患消化道疾病，因其他原因无法完成、耐受、配合常规内镜和其他检查的患者列为检查对象。

（七）近红外线电子内镜

近红外线能深深地穿透组织，而常规内镜的光线却不能。在活体内的分光光度测定法显示红外线在 620 ～ 820nm 波长时能穿透腹部和胃壁，经静脉注射 saline 或吲哚菁绿后，在监视器上能看到呈网状的胃部血管，而胃肠道肿瘤部位的血管结构对肿瘤浸润深度的判断也有一定的价值。应用近红外线电子内镜检查有助于正确估测 EGC 范围，并能了解浸润深度和有无局部淋巴结转移。发现腺瘤中无吲哚菁绿聚集显现，而在浸润至黏膜下层的胃癌中出现，说明近红外线电子内镜在 EGC 诊断中是有价值的。总之，目前临床上用内镜诊断 EGC 的方法有很多，应结合实际来选择，尽量按照简便、高效、经济的原则，以提高 EGC 的诊断率。

胃癌的早期诊断，早期治疗直接关系到预后，因此早期胃癌的诊断一直备受医学界关注。上述数种近年发展起来的内镜技术在诊断 EGC 方面虽各具其优缺点，若能联用，可互相取长补短，可能会发挥更好的诊断作用。

三、早期胃癌内镜治疗

（一）内镜下治疗早期胃癌的适应证

根据日本胃肿瘤分类法，内镜治疗的指征包括：①分化好的腺癌；②隆起型 20mm 或更小；③凹陷型 10mm 或更小；④无溃疡形成；⑤浸润局限于黏膜。达到上述标准的早期黏膜内胃癌淋巴结转移发生率小，仅 0.36%。内镜医师认为，内镜下黏膜切除术是早期胃癌一个良好的治疗方式，特别针对手术可能发生严重并发症、危险性大的，或拒绝手术的患者。

（二）内镜下切除治疗

有内镜下黏膜切除术（EMR）和黏膜下剥离术（ESD），EMR 亦称黏膜大活检术，是指在内镜下行黏膜切除。深度可以达到黏膜下组织，适于＜ 2cm 的病变。操作方法有大块活检法、帽吸引式 EMR 法和结扎式 EMR 法三种。ESD 是利用普通或一些特殊用途内镜治疗器械，通过高频电的作用将肿瘤部位的黏膜一整片地从黏膜下层切割下来的方法。能够完全切除直径＞ 2cm，甚至达到近 10cm 的病变。两者适应证为：①病理特征为高分化或中分化腺癌、乳头状腺癌的微小癌；②直径＞ 2cm 的Ⅰ型、Ⅱ a 型病变；③直径＜ 1cm 的Ⅱ b 型、Ⅱ c 型病变且无溃疡；④无静脉和淋巴结转移。内镜下黏膜切除术可对胃黏膜及黏膜下病变进行诊断及治疗，这是近年来治疗早期胃癌的一项新技术，具有安全、经济、痛苦小的优势，但其远期疗效仍需要进一步的证实。为此，有学者采用小探头超声对 12 例早期胃癌内镜切除前后进行观察研究。旨在探讨内镜黏膜切除术的应用价值。电子胃镜、超声内镜，小探头，频率 12MHz，扫描方式为 360° 旋转扫描，采用水充盈法，高频发生器、套圈器、注射针等。

1. 方法

常规内镜发现病灶后，对可疑病灶常规活检行病理检查。病理诊断证实后行小探头超声检查。术前禁食 8h，术前 30min 肌内注射地西泮 10mg，先行内镜检查，发现病灶后将胃内气体吸出，然后泵入脱气蒸馏水，使病灶浸在水中，将 12MHz 小探头从内镜活检孔插入，进行 360° 扫描。发现病灶均为低回声肿块影，8 例病灶局限于黏膜层，4 例位于黏膜层与黏膜下层之间。选择隆起型病灶＜ 2cm 者，采用 0.1％肾上腺素 1mL 加生理盐水 9mL 的混合液，取 6mL 做局部病灶黏膜下分点注射，使病灶隆起。然后胃镜前加用黏膜吸管，病灶吸引形成假息肉，再用尼龙绳套扎，高频电凝切除，全瘤送检。选择扁平型病灶及凹陷型病灶将内镜注射针经内镜活检孔刺入病变周边黏膜下层，采用 1∶10000 肾上腺素分点注射，每点 1 ～ 2mL，总量 8mL，注射后可见病灶隆起，且周围组织呈苍白，用圈套器套住隆起组织行黏膜切除。将切下的局部病变组织由内镜取出。大头钉固定切除组织，标明切除部位，送病理检查，于切除组织各边缘切片，了解是否完整切除。

2. 标本评估

一次将整个病灶完全切除者称为整块切除；将病灶分几部分多次切除者称为分块切除。内镜下切除之标本一般为 8 ～ 30mm，应常规做组织病理学检查，并每隔 2mm 连续切片，以确定切除是否完全及病变浸润深度。日本学者提出确定内镜切下的黏膜标本边缘无癌细胞存在应符合下列标准：①每一切片边缘均未见癌细胞；②各切片长度应大于相邻近切片中癌的长度；③癌灶边缘距切除标本的断端在高分化管状腺癌应为 1.4mm，中分化管状腺癌应为 2mm，若癌灶边缘与切除断端的最短距离≥ 2mm（相当于正常腺管 10 个以上）为完全切除；④而＜ 2mm 为不完全切除；⑤当切除断端仍有癌细胞残留时则为残留切除。若第一次完全切除后随访内镜又发现肿瘤组织则为局部复发。

EMR 后以下情况宜尽量手术：①病变浸润至 SM；②有淋巴管或血管侵及；③不完全切除的低分化型腺癌。对不完全切除的高分化型腺癌若未累及 SM，可再做内镜切除治疗。

3. 术后并发症

EMR 对早期胃癌的治疗较安全可靠，但仍存在一些并发症。采用 EMR-C（高张肾上腺素盐水注射的内镜切除术）方法出血率为 2.4%～11.6%；穿孔率为 0%～2.4%。另有 3.4%切到了固有肌层。采用双腔内镜法出血率为 1.2%，穿孔率为 0.4%。另据 111 例操作统计，术中术后腹痛 58 例，出血 1 例，无穿孔发生。在病变黏膜下注入生理盐水后，可使局部黏膜下层厚度增加，电阻增大，高频电流的凝固作用仅局限在黏膜下层而对肌层损伤很小，可有效地减少穿孔等并发症的发生。同时，注射液中的肾上腺素可防止切面凝固不全时的出血。此外，局部注入生理盐水后若黏膜不能有效隆起，则需警惕黏膜下广泛浸润的可能。有多种注射液，其中以注射生理盐水、无离子水效果最好，其不损伤深部组织，使术后医源性溃疡仅达黏膜下层，固有肌层不受影响。

4. 并发症的处理

（1）出血的处理：可采用内镜下乙醇注射止血。也可用局部凝固治疗来处理或通过钳夹或者手术处理。Yamaguchi 等随机将 57 例 EMR 术后的患者分为法莫替丁组和奥美拉唑组，以观察预防术后出血的情况，静脉用药 2 天的结果显示出血率（18VS14）无统计学意义，但从成本效益的角度来讲法莫替丁具有更好的性价比。Satoh 等比较了静脉注射和口服的法莫替丁对 EMR 术后出血的预防，研究结果显示用药后 2 天内，在静脉注射和口服的出血率分别为3%和4%。提示口服和静脉注射法莫替丁都可预防EMR术后出血。

（2）穿孔的处理：Miami 等报道了 1987—2004 年，2460 例行 EMR 的早期胃癌患者，穿孔率为 4.9%，采用内镜下钛夹封闭穿孔，约 98.3%的获成功，建议对 EMR 过程中穿孔的患者，可在内镜下非手术治疗。

5. 疗效评估

来自日本 12 家医院的 1832 例对 EGC 行 EMR 的资料显示：75.8%者得以整块切除，24.2%者为分块切除；73.9%者获完全切除，26.1%者为不完全切除。对符合常规适应证者行 EMR，取得了 97.7%的完全切除率；而那些扩大适应证者完全切除率为 46.9%。对那些未获完全切除者，12.7%再行 EMR；19%行激光切除治疗；0.8%行再次 EMR 联合激光治疗；15.2%者行乙醇注射联合热疗；1.5%者行单纯热疗。共有 120 例患者在不完全切除后又做了外科根治手术。多中心汇总资料显示：1.9%（35 例）在完全切除后又复发。复发时间隆起型平均为 16 个月，凹陷型平均为 3 个月。在为期 4 个月至 5 年的随访期间，仅一例因胃癌转移而死亡，32 例死于肿瘤以外的原因，故正确的生存率为 99.0%。造成内镜不完全切除或残留切除的主要原因有：①病变周围伴有Ⅱ b 型病变，术前未能准确地估测病变范围；②病变直径＞20mm，因部位原因造成操作困难。据统计，完全切除率胃大弯最高，达81.8%，其次为前壁65%，小弯54.5%，后壁31.6%，胃窦66.7%，胃角40%。为达到内镜下完全性切除，术前准确地估计病变的大小及浸润深度和仔细地寻找多发癌灶十分重要，必要时可喷洒亚甲蓝溶液染色确定病变范围。术后第1年需在1、6、12个月及以后5年内每年一次内镜随访加活检检查，以免遗漏局部复发和残存病灶。若早期胃癌黏膜切除术后2年内胃镜随访观察未见局部癌复发，则认为治愈。

6. EUS在EMR中的应用

EUS已成为胃癌临床诊断及分期的最准确方法，在治疗前行EUS可预测EMR治愈早期胃癌的可能性。若EUS示肿瘤侵及黏膜下层，则为EMR禁忌证；若局限于黏膜层或黏膜肌层，则可行EMR根治，可使患者免于行标准外科根治术。但EUS仍存在以下一些问题：①难以区分肿瘤浸润及溃疡纤维瘢痕；②难发现微浸润灶；③难于判别淋巴结远处转移；④纤维瘢痕内微小浸润、腺管内浸润诊断亦很困难。利用图像分析技术通常可以区分系肿瘤浸润或溃疡纤维瘢痕，除非肿瘤已浸润至瘢痕组织或图像扫描不完全。一些浸润至SM层的微小病灶易被EUS漏诊，此问题有望在使用三维EUS（3D-EUS）后得以解决。但EUS评判淋巴结远处转移的敏感性仍存在问题。

（三）局部注射

局部注射药物治疗。通过内镜及导管针将化疗药物注入病灶，起到局部消减癌灶作用。局部注入药物可选用氟尿嘧啶、丝裂霉素、多柔比星、平阳霉素或博来霉素、顺铂或卡铂等，均有一定效果。

（四）内镜微波治疗

方法为将微波治疗头通过内镜活检钳通道插入与病灶接触进行多次点灼。使病灶部位呈白色凝固。适于直径＜1cm的息肉或高分化腺癌。

（五）激光治疗

内镜激光治疗。激光照射组织后使组织水肿，血管扩张，继之凝固，胶原纤维收缩，组织皱缩，EGC组织表面产生碳化、蒸发、气化而被清除。用于内镜的激光器有：ND：YAG激光器、氢离子激光器、铜蒸气激光器等。绝大多数用ND：YAG激光。

参考文献

[1] 贺延新 . 新编消化内科学 [M]. 上海：上海交通大学出版社， 2018.

[2] 杨甲梅 . 实用肝胆外科学 [M]. 上海：上海人民出版社，2009.

[3] 陈孝平，陈汉 . 肝胆外科学 [M]. 北京：人民卫生出版社，2005.

[4] 高贵云 . 实用临床外科诊疗新进展 [M]. 济南：山东大学出版社，2021.

[5] 杨东红 . 临床外科疾病诊治与微创技术应用 [M]. 北京：中国纺织出版社，2021.

[6] 顾同进，等 . 现代内科疾病诊断与治疗 [M]. 上海：上海科学技术文献出版社，2004.

[7] 赵华，皮执民 . 胃肠外科学 [M]. 北京：军事医学科学出版社，2011.

[8] 杨志宏 . 临床内科疾病诊断与治疗 [M]. 长春：吉林科学技术出版社，2010.

[9] 马栋娥 . 临床内科疾病综合诊疗 [M]. 青岛：中国海洋大学出版社，2020.

[10] 王东 . 临床内科常用技术和诊疗要点 [M]. 长春：吉林科学技术出版社，2010.

[11] 吴开春 . 消化内科 [M]. 西安：第四军医大学出版社，2014.

[12] 林三仁 . 消化内科 [M]. 北京：中国医药科技出版社，2014.